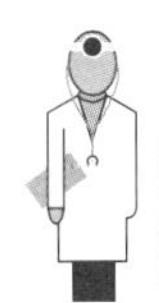

卫生职业教育康复治疗技术专业教材

作业治疗学

主　编　刘梅花
副主编　李　渤　盛幼珍
编　委（以姓氏笔画为序）
王　强（内蒙古兴安职业技术学院医学分院）
刘梅花（山西省运城市卫生学校）
刘　敏（湖北省咸宁市卫生学校）
李　渤（聊城职业技术学院）
陆建霞（江苏省盐城职业技术学院）
郭桂华（聊城职业技术学院）
盛幼珍（湖北省职业技术学院医学分院）

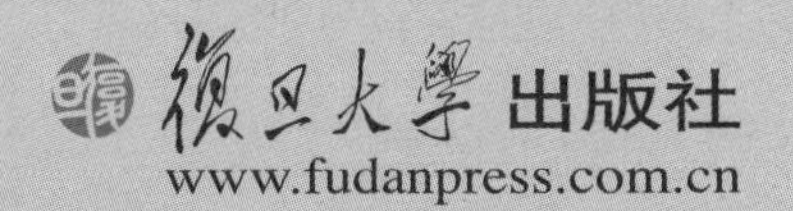

Writes elucidation

编写说明

随着我国国民经济的发展和人民生活水平的不断提高，20世纪80年代初，康复医学引入我国，康复医学教育也随之逐渐发展。为了适应21世纪现代化建设和我国卫生事业改革与发展的需要，全国各地高等职业教育院校及卫生学校陆续开设了康复治疗技术专业，培养了一批批康复治疗技术专业的学生，在国内形成了一定的规模。为进一步提高康复治疗技术专业的教学质量，培养"理论够用，技能过硬"的康复治疗技术专业应用型人才，加强康复医学专业教材建设，全国卫生职业教育康复技术专业研究会聘请中国康复医学会康复教育专业委员会主任委员励建安教授为顾问，组织国内部分院校具有丰富教学经验的教师，编写出版了康复治疗技术专业目前急需的专业课教材，使康复治疗技术专业终于有了配套教材。

全国卫生职业教育康复技术专业研究会组织编写的卫生职业教育康复治疗技术专业教材共12本，将于2009年秋季出版。这套教材包括《功能解剖生理学》、《康复医学概论》、《康复功能评定学》、《物理治疗学》、《作业治疗学》、《言语治疗学》、《传统康复治疗学》、《假肢与矫形器技术》、《康复心理学》、《临床医学基础》、《临床疾病概要》、《临床康复学》。

教材内容全面、深入、新颖，具有较强的理论性和实用性，充分体现了教材"五性三基"的基本要求，即科学性、思想性、先进性、启发性和实用性，以及基本理论、基本知识和基本技能。这套教材适用于康复治疗技术专业的高等职业教育及中等职业教育，也可作为康复医学工作者的专业参考书。

由于编写时间仓促，因此难免出现不当之处，敬请指正，以便再版时修订。

这套教材的编写得到了全国卫生职业教育康复技术专业研究会各位领导和会员的大力支持，在此表示感谢！

全国卫生职业教育康复技术专业研究会

2009年3月

Foreword

前　　言

康复治疗是康复医学的重要组成部分，而作业治疗是康复治疗的重要措施之一。它是利用有目的的活动，即日常生活的“作业”为主要治疗手段的一种疗法，是康复治疗技术专业一门重要的专业课。

《作业治疗学》是全国卫生职业教育康复治疗专业主干教材中的一本，由全国各地卫生职业院校中从事康复治疗专业教育并有丰富临床经验的一线教师参加编写。编写的出发点本着“高职够用，中职实用；紧扣目标，强调操作；学生好用，教师好用”的原则。本书涵盖了作业治疗的整个范畴，书中系统地介绍了作业治疗的理论基础与实际操作方法。通过本教材的教学与培训，使该专业的学生成为掌握基本作业治疗技术的实用型人才。

由于作业治疗学职业教育方面目前可借鉴的内容很少，加之各位作者的教学任务重，尽管我们作出了艰辛的努力，但书中的疏漏、不足甚至错误在所难免，恳请使用本书的师生及同道批评指正。

本教材由湖北省咸宁卫生学校的李贻能老师主审，对李老师为本书付出的辛劳致以诚挚的谢意。安徽省安庆医药高等专科学校的胡忠亚老师对这套教材的编写提出了宝贵的建议，特向胡老师致以衷心的感谢。在编写过程中，参考了有关作业治疗的书籍，我们对这些书籍的作者表示真诚的谢意。

本教材主要供卫生职业教育康复治疗技术专业使用，也可供广大基层医务工作者参考。

刘梅花

2009 年 2 月 25 日

Contents

目 录

第一章 绪　论

学习目标

1. 熟悉作业疗法的概念。
2. 了解作业疗法的分类及发展简史。
3. 掌握作业疗法的目的、特点及对象。
4. 熟悉作业治疗师的职责。
5. 熟悉作业疗法与运动疗法的区别。

第一节　作业疗法的概念

作业疗法译自英文 occupational therapy(OT)，是 1914 年由美国医生 George Edward Barton 提出来的。occupational 指从事的活动或事件，therapy 包括治疗疾病或残障。在早期作业疗法可以理解为利用劳动来治疗疾病。其实质是应用有目的性的活动，包括游戏、运动、手工艺来使用肢体和脑，使其提高灵活性，从而对人类的健康产生影响。劳动、运动和娱乐是作业疗法的基础。

1994 年，世界作业疗法师联合会给作业疗法的定义是："作业疗法是人们通过具有某种目的性的作业和活动，来促进健康生活的一种保健专业。"其定义随作业科学的发展不断赋予新的内涵。发展至今，通常认为作业疗法是让患者参与经过选择与设计的、有目的性作业活动，使其尽最大可能改善和恢复身体、心理和社会方面的功能，以达到日常生活、工作与社会交往的独立性。可选择与日常生活、工作有关的活动或者工艺过程，也可以利用各种材料、工具、器械，指导患者进行训练，并产生某一特定效果。重点在于提高手的灵活性、两手与眼的协调性、动作的控制能力与准确性以及工作耐力，目的是帮助患者恢复或获得正常的生活方式和工作能力，进一步消除残疾，促进康复。这里指的正常的生活方式和工作能力包括：生活自理能力，对外界环境的适应能力，工作、娱乐、社交活动时所需要的耐力。

要帮助患者恢复或获得正常的生活方式和工作能力，必须让患者自己动手完成各项活动，为将来独立生活和回归社会打下基础。所以说作业疗法的最大特点是，在治疗过程中，患者是活动的主体，必须积极主动参与。

由此，作业治疗过程中要做到以下几点：作业活动应着眼于帮助患者恢复或获得正常的生活方式和工作能力；选择与设计作业活动时，必须符合患者需求，并随着治疗的不同阶段而调整；作业活动能让患者感兴趣，使其能积极主动地参加；作业活动要能综合、协调地发挥躯体和心理及认知等方面的作用，使其功能得到最大限度的改善。所以说作业疗法是患者回归家庭重返社会的桥梁。

第二节　作业疗法的发展简史

在古代，人们就逐渐认识到适当的劳动、运动和娱乐对某些患者身心状况的改善有益。公元前2000年的古埃及人描述了娱乐治疗疾病的方法，考古中发现玩具、绘画、雕刻等用于治疗的遗迹，石刻碑文上有拔河比赛、华丽舞蹈、乐器演奏等描述。中医也在2 600年前就认为有些疾病是由器官的不活跃而引起的，故利用练功来延年益寿。也就是说，劳动、运动和娱乐早已是古代人生活的一部分，但对此还缺乏规律性的认识和系统的研究。

18世纪以后，随着人道事业的兴起，才开始了作业疗法的实践与研究。18世纪末，法国内科医师Philpes Pinel提出，精神障碍患者需要有系统的训练计划，并在其著作中说明了训练方法。这一观点在欧洲和美洲被逐步认可。可以说早期的作业活动主要在精神病患者的治疗中进行探索，所以称其为精神疗法、道德疗法、功能疗法等。最早将其命名为作业疗法（occupationa therapy）的是被称为作业疗法之父的美国医生William Rush Dunton，后来在1914年被修改为occupational therapy，这一名字被广泛接受，一直沿用至今。

第一次世界大战中，作业治疗在救治伤残军人时发挥了重要的作用；战后，作业疗法逐渐在英美等国的一些大医院普及。美国波士顿、费城等地于1919年创办了世界第一批作业疗法学院，作为培养专业人才基地。将作业治疗的对象从过去仅注重精神病患者，扩展到注重肢体障碍患者。

第二次世界大战后，随着医学的进步，伤残者的需求被社会所认识，人们的健康观念也发生了很大的改变。特别是随着康复医学的兴起，全面康复概念的提出，作业疗法在治疗观念、治疗对象、治疗技术以及理论知识等方面都得到了发展。从事作业疗法的人员明显增加，作业治疗已成为康复医学的一个重要组成部分。1954年成立了"世界作业疗法师联合会"。1959年，世界作业疗法师联合会加入世界卫生组织。

20世纪60年代后，随着社会的进步，医疗水平的提高，健康观念的改变，作业疗法的领域进一步拓展，逐步向心脑血管病、神经系统病、先天畸形、骨关节病、代谢性病等慢性疾病方面转化，服务模式也从医院走向社区。作为一门学科，作业疗法的基本理论逐步得到完善。

我国在古代已有关于作业疗法治疗疾病的记录。新中国成立后，在一些精神病院、疗养院也开展了一些作业治疗，如编织、游戏、娱乐等活动。20世纪70年代末，现代康复医学在我国兴起，作业疗法逐渐在我国得以发展，但是从业人员数量、学科教育以及技术水平，与国际先进水平相比还存在很大差距。如何结合国情，学习与借鉴先进经验、提高和发展具有中国特色的作业疗法是从业者的当务之急。

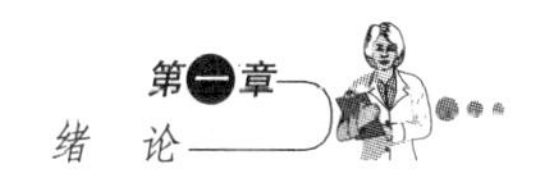

第三节 作业疗法分类

作业疗法的种类很多，就工作内容，不同版本的教材分类方法也不相同。本书综合各家之长提出以下分类。

一、按作业的性质与对象分类

（一）功能性作业疗法

功能性作业疗法是指为了改善和预防躯体功能障碍或残疾，提高肢体的活动能力而进行的治疗活动。根据障碍的程度、残存功能和兴趣爱好有针对性地采用适当的作业活动，如手工艺、木工、雕刻、计算机、编织、绘画、游戏等，从而改善关节活动度，提高肌力及耐力，提高运动的协调性和灵活性，达到治疗的目的。

（二）心理性作业疗法

心理性作业疗法是指为了改善患者精神状态和情绪而进行的治疗活动。患者在身体出现功能障碍时，往往会继发心理障碍，如否认、愤怒、沮丧、抑郁、焦虑、失望等，根据患者心理异常的不同阶段，设计相应的作业活动，帮助患者摆脱心理障碍，向心理适应期过渡。对有沮丧、抑郁的患者，可以设计轻松有趣的消遣性活动；对有愤怒、不满情绪的患者，可以设计金工、木工等活动，通过敲敲打打进行宣泄。

（三）精神疾患作业疗法

精神疾患作业疗法是为了使精神病患者在出院后能够适应家庭生活及社会环境而进行的治疗活动。精神病患者在生活技能、心理和行为、社交和职业上存在一定困难，使其能适应出院后在家庭和社会生活、学习、劳动和社会环境，可以采用日常生活行为训练、文体娱乐训练、社交技巧训练、职业能力训练等。

（四）儿童作业疗法

儿童作业疗法是用于治疗有发育障碍或其他残疾的患儿，使其掌握日常生活技能，提高社会生活能力而进行的作业活动。发育障碍或残疾儿童往往不能与正常儿童交往、游戏，需要通过专门训练、游戏、文娱活动、集体活动等促进感觉及运动技巧的发展，充分挖掘潜力，提高生活及学习能力。儿童作业疗法要做到以下几点：重视对其父母的培训，发挥父母的影响力及继续训练作用；重视应用各种辅助器具；训练内容更具有趣味性，重视使用玩具游戏作为治疗手段；训练中多给予鼓励，提高患儿的积极性。

（五）老年病作业疗法

老年病作业疗法是为了改善老年病患者的日常生活及社会生活能力而进行的作业活动。通过日常生活的教育和训练，教会使用辅助器具和适应性技巧，以代偿和弥补运动、视听等功能的缺陷。对记忆力、辨向力衰退患者要进行认知训练；对于慢性病长期折磨失去生活信心的患者，使用消遣疗法促进心理精神卫生，改善社会生活能力。

二、按作业的目的分类

1. 用于减轻疼痛的作业　如使用加热的黏土、玻璃温热箱内的棋子游戏等。

2. 用于增强肌力的作业　根据要训练的肌肉不同，作业的种类也不同。通过捏橡皮泥、黏土等训练手的抓握与捏力，通过踩万能木工机等训练股四头肌。

3. 用于增强耐力的作业　所有的作业操作都可以反复进行。

4. 用于增强协调能力的作业　拧铁丝、捻线、缠线、踩踏缝衣机、套圈、滚球等作业。

5. 用于改善关节活动范围的作业　线框挂线、编织打结、打锤等。

6. 用于改善精神状态的作业　玩牌、下棋等。

7. 用于转移注意力的作业　绘画、下棋、猜谜语、藏物品游戏等。

8. 用于改善整体功能的作业　音乐表演、球类运动等根据各人的情况选择应用。

三、按实际要求分类

1. 维持日常生活所必需的作业活动　衣食住行、个人卫生等活动。目的是提高独立的生活能力。

2. 能创造价值的作业活动　通过作业活动能够制作出有用的作品，如编织、刺绣、雕刻、泥塑等。目的是获得一定的技能。

3. 消遣性作业活动　棋牌、书画、游戏等。目的是转移注意力，丰富生活，愉悦心情。

4. 教育性作业活动　对一些青少年采用一些教学活动、舞蹈、书法、琴类等。目的是在训练的同时获得各种技能。

5. 矫形器和假肢的训练　对于有肢体残缺或畸形，或者有可能发展为畸形需佩戴假肢或矫形器的患者，佩戴前、后选择特定的作业进行适应训练。目的是熟练掌握佩戴方法及佩戴后自如地进行日常活动及工作。

第四节　作业疗法的基本理论

理论是指在某一活动领域中联系实际推演出来的概念或原理，是经过逻辑论证和实践检验并由一系列概念、判断和推理表达出来的知识体系。

一、构筑作业疗法的理念

作业疗法相信人通过自己的作业行为，即人、环境和作业性活动的相互作用，促进身心发展。因伤病导致作业功能障碍的人，可通过参与有治疗性的作业活动减轻及改善疾病或创伤带来的永久性的残损，提高其功能。如永久性残损导致的作业障碍者，则可通过作业活动提高作业技能和在家庭与社会生活中的独立能力，调整个人信念、目标与价值观，建立适应环境要求的生活习惯。作业治疗先驱 Reilly 指出："人可从内在精神意志得到力量，用双手去影响自己的健康状况。""作业治疗建立于相信人有一种要去掌握、控制及改善自己及环境的天性。"这两点可谓作业治疗最重要的信念。

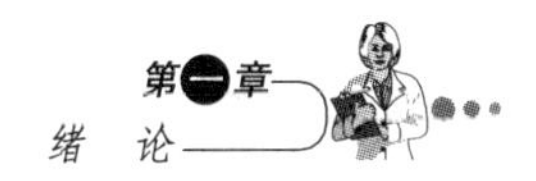

二、作业疗法理论的形成过程

在康复医学领域中，作业疗法理论的形成有3种不同的方式。

1. 理论→实践→理论　这个过程是指把早期的作业疗法理论应用在作业疗法的实践中，使其向作业疗法的新理论发展。

2. 实践→研究→理论　这个过程是指在作业疗法实践中发现问题，并对问题建立一个理论性假说，通过研究来对假设的正确与否进行证实，并利用研究结果对理论进行修正和发展。

3. 理论→理论→研究/实践　这个过程是指对早期的理论与发展后的理论进行比较，在检验的过程中，形成新的理论，并通过研究和实践进行检验。

三、作业疗法理论的几个流派

作业疗法的理论体系尚未完善，还处于探寻、分析、比较、完善和统一的阶段。在此介绍近几十年来国际上较为流行的作业疗法模式。

（一）发育模式

这一模式是 Lela A. Llorens 博士在1970年提出来的。

（1）人类在神经生理学、神经心理学等方面的发育会受到家庭环境、社会环境、人际关系的影响。

（2）人类的发育是有序的、循序渐进的、累积的和可以预见的。

（3）疾病、伤痛、不满的环境或者脆弱的人际关系有可能妨碍成长与发育。

作业治疗师的工作对象是发育落后或退行者，根据发育规律，促进患者发育，提高生活能力。

（二）作业活动模式

该模式主要是 Mary Reily 在20世纪70～80年代倡导的。

（1）不同角色的社会需要，通过学习与社会整合。

（2）患病时丧失某些技能，可通过学习重新掌握，多种技巧之间相互影响。

（3）技巧的掌握要循序渐进，并且连续进行，可使得开始的有意识动作逐渐成为习惯动作。

主要是强调作业活动要重复进行，各种技巧之间相互影响。

（三）人类作业模式

该模式是由 Gary Kielhofner 在1997年提出来的。他提出：作业是人类健康不可缺少的基本活动，设定好目标后，在意志控制下完成，能使患者产生能力感与控制感，增加应付环境的信心，提高适应环境的能力。

（四）精神动力模式

该模式是由 Gail Fidler 倡导的。主要是研究个体个性和动机的起因，以促进个体获得自知和成熟的方法。他认为：此类患者的行为动机是不自知的或是由于过去不良的经验，病态人格、缺乏经验、缺乏技巧、精神疾病、对现实的不止确埋解使患者不能正确认识和表达自己的需要和愿望，不能与他人构成一定的联系。该模式不管是评定、治疗，以及治疗目标的设定都侧重于精神层面，时刻关注患者的心理感受。

（五）感觉统合模式

该模式是 A. Jean Ayres 博士在 20 世纪 60 年代提出来的。特点是：不直接针对具体的障碍，而是针对能力障碍的原因；从感觉系统的整合过程中寻找障碍原因；研究发展了感觉统合检查为主的检查工具，使诊断、治疗联系在一起。

感觉统合模式的主要对象是有学习障碍的儿童。

治疗的顺序：①调整感觉输入；②促进姿势反应；③促进运动策划；④双侧整合；⑤视空间、形态知觉、听觉-语言能力的促进。

（六）认知能力障碍模式

该模式的治疗对象：颅脑损伤、脑卒中、智力障碍、抑郁症、焦虑症、强迫状态、恐惧症、痴呆患者等。

通过对认知能力的评定，找出障碍所在，设计作业活动，传授健康、有效、正确的认知方法。

（七）康复模式

康复模式的基本观点是：对因伤病引起的暂时性残损，治疗重点放在残损的治疗及控制方面；对永久性残损，当训练后无法恢复时，可以指导患者用新的技巧来代偿，必要时使用辅助器具或者通过环境改造使患者达到最大限度的独立水平。

第五节　作业疗法的适应证

作业疗法的适应证包括所有能导致在自理、工作或休闲娱乐活动等方面出现功能障碍的各种疾患，以下各系统疾患均为其适应证。

1. 神经科疾病

(1) 中枢神经系统损伤：脑卒中、脑外伤、脑瘫、脊髓损伤。

(2) 周围神经损伤：小儿麻痹后遗症、外伤引起周围神经损伤。

2. 运动系统损伤　骨折、截肢、各种关节炎、关节置换术后、肌肉肌腱损伤等。

3. 烧伤。

4. 心肺疾患　呼吸系统疾患、心血管疾病。

5. 发育缺陷　精神发育迟滞、先天性畸形。

6. 学习障碍　诵读困难、学业落后。

7. 老年病　老年痴呆、帕金森病。

8. 精神障碍　情绪异常、焦虑症、抑郁症、精神分裂症等。

第六节　作业疗法的目的

(1) 在现有功能的基础上，最大限度发挥残存功能。

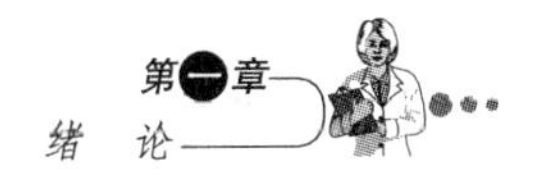

(2) 改善精神状态,提高认知能力。

(3) 进行日常生活活动能力训练,提高生活质量。

(4) 为患者设计及制作日常生活活动的辅助用具及环境改造。

(5) 给患者提供职业前技能训练,提高作业活动能力。

(6) 提高独立能力,强化患者自信心。

第七节 作业疗法的特点

一、作业疗法的活动特点

1. *训练目标明确* 用于治疗的作业是经过选择的、有目的的活动,治疗师要以患者的需要为中心进行作业选择。

2. *患者应参与活动的制订及实施* 患者作为训练的主体,对自身的需求、对自己的感觉、对自己的问题最了解,所有的康复训练,患者都是主动参与者,而不是被动接受者。

3. *要考虑患者的兴趣* 训练需要较长时间的坚持,没有兴趣的训练是很难坚持到底的,有兴趣的训练才能激发患者的热情,调动其积极性,激活神经细胞,提高训练效果。

4. *预防功能减退,改善生活质量* 作业治疗应着眼于帮助患者恢复或获得正常的、健康的、有意义的生活方式和生活能力,这是作业治疗的主要目的。

5. *活动要与提高患者将来生活能力密切相关* 作业疗法的一个主要内容就是提高患者日常生活活动能力的训练,脱离了提高患者将来日常生活能力的训练是无意义的。

6. *活动应与患者在社会中的作用有关* 患者作为社会的成员,其需要不仅有个人日常生活的,而且还有家庭生活、社会和职业等方面的需要。选择作业活动一定不能脱离患者所处的环境。

7. *根据训练情况调节训练内容* 训练目标有短期目标与长期目标,因此训练计划的制订也是分阶段的,达到目标后就要重新制订训练计划;如果训练效果不满意,就要调整训练计划。

8. *必要时要用辅助器* 对残疾程度重的患者,经过训练很难恢复其功能,就要用各种辅助用具,以补偿其功能不足。在使用器具的情况下经过训练,帮助恢复其生活和劳动能力。

9. *利用环境改造提高独立能力* 对于一些永久性残疾患者,经过训练,在现有的环境下很难独立生活,应根据患者功能障碍情况,提供装修意见,如厨房、浴室门槛、门的宽度、厨具高低、有无扶手等必要时进行改造,通过环境改造来提高患者独立的生活能力。

二、儿童作业疗法的特点

由于儿童在生理、心理、社会行为等方面尚未成熟,因此在进行作业疗法时,要注重开发潜能,纠正不良习惯。功能恢复无望时,设计制作辅助器具要考虑到成长的因素。对患儿要做到以下几点。

（一）治疗-游戏-教育三结合

病残往往给儿童身体与心理都会带来不利影响，随着儿童年龄的增长，这种影响会更加严重，而儿童时期身体与心理的可塑性也最大，越在早期进行纠正与训练，效果越好。

1. *治疗与教育* 不能因为治疗而影响孩子的教育，教育包括患儿知识，技能教育和与人相处、合作的社交能力教育。治疗计划的制订要具有知识性与趣味性，还要考虑独立训练与集体训练相结合。使患儿在有兴趣的训练中既能学到知识，而且还能培养协作精神。随着患儿年龄的增长，应将知识与技能贯穿在日常训练中。

2. *治疗与游戏* 游戏是儿童的天性，通过游戏可激发患儿的积极性，使其能积极地参与治疗活动中。治疗性游戏要达到纠正异常姿势、异常运动、异常行为的目的，所以游戏的选择必须根据患儿的情况，既要让患儿乐在其中，又要起到训练作用。

（二）治疗中应充分重视家属参与的重要性

父母是孩子的第一任老师，又是孩子最熟悉、最贴心的人，而且是能够伴随其左右的人。因为患儿的训练不是几天、几个月就能结束的，大多数需要长期进行，只有教会父母训练方法，才能保证患儿训练的连续性。因此，父母要参与患儿的功能评估、训练计划的制订、训练计划的实施全过程。要对父母进行培训，使其掌握训练要点，并且教会其利用现有的资源对患儿进行训练。

（三）康复辅助具的设计应注重儿童发育的特点

病残儿童在康复过程中，常需要借助一些辅助具，限制异常活动，维持姿势，预防与矫正畸形。辅助具的设计与选择要做到：对于确实不能维持正常姿势、不能进行正常活动的患儿才使用辅助具；辅助具要量体定做，必须起到它的作用；辅助具只是替代已丧失的功能，不可过分依赖；辅助具应随着孩子的生长而更换。

三、老年人作业疗法的特点

这里的老年人，是指因衰老而引起体力和精力明显减退的人。世界卫生组织把成年后划分为5个时期：≤44岁为青年人，45～59岁为中年人，60～74岁为年轻的老年人，75～89岁为老年人，≥90岁为长寿老年人。根据世界卫生组织对年龄的划分，老年人在我国已是退休人员，所以，老年人作业治疗的目的就是避免依赖，避免因废用而进一步衰退，尽可能地生活独立。因此，对老年患者应做到以下几点。

1. *应充分了解老年疾病的特点* 老年患者大多数长期受慢性病的折磨，容易有烦躁及悲观情绪；或者刚从领导岗位上退下来，容易产生失落感。可以通过聊天的形式了解患者的身体情况以及心理需求，让其产生亲近与信任感，这样才能被接受，产生积极的训练效果。

2. *制订合理的治疗计划* 老年患者不要求功能完全恢复，只是在现有的基础上最大限度地改善。它的目标不是提高就业能力，而是达到生活独立，提高生活质量。因此，训练计划的制订要以提高日常生活活动能力为重点，辅以娱乐活动，使得老年生活丰富多彩。

3. *训练中要注意患者身体特点* 老年患者大多数都有骨质疏松、感觉迟钝等问题，所以训练过程中，要充分考虑这一特点，防止出现意外损伤。

4. *要注意多病共存的特点* 因为老年人各系统功能都存在不同程度的衰退，往往会出现两个及两个以上系统病变。训练过程中要充分考虑这些问题，训练强度要适当，避免出

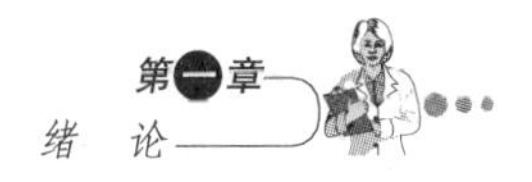

现不良后果。

第八节 作业疗法与运动疗法的区别

作业疗法与运动疗法是康复医学的重要组成部分，在康复治疗中作业疗法与运动疗法具有同等重要的作用和价值。作为独立的专业，它们有各自独立的学科体系。在治疗目的、方法、治疗侧重点、训练器材以及介入的时机均有区别。表1-1为作业疗法与运动疗法的区别。

表1-1 作业疗法与运动疗法的区别

项 目	作业疗法	运动疗法
目的	恢复躯体功能、认知和生活自理能力	恢复运动功能
方法	应用认知、自理生活、生产和文娱等经过选择和设计的作业进行训练	应用增强肌力、耐力、关节活动度、协调平衡和心肺功能的活动进行训练
训练特点	认知和感知训练比重大 精细运动比重大，粗大运动比重小 与自理和生产技能的关系密切 注重操作和认知能力	认知和感知训练比重小 精细运动比重小，粗大运动比重大 与自理和生产技能的关系不密切 注重活动能力
训练工具	自理生活用品用具、生产性工具、文娱工具、认知训练用品、自行设计制作的矫形器	增强肌力、耐力、关节活动度、平衡能力和心肺功能的器械
介入时间	一般比运动疗法晚	较早
治疗师	作业治疗师	运动治疗师

第九节 作业治疗师的职责

(1) 对患者进行有关日常作业能力的评估，如日常生活活动能力、认知能力、职业能力及社会生活能力等的评估，并根据评估结果制订作业治疗计划。

(2) 指导患者进行日常生活活动训练，改善日常生活自理能力。

(3) 指导患者进行感知觉训练。

(4) 指导患者进行手功能训练，改善手细致的、协调的、灵巧的功能性活动能力。

(5) 指导患者使用生活辅助器具、轮椅、假手、矫形支具及其他辅助性用品用具等，补偿或扩展活动功能。

(6) 指导患者进行认知康复训练。

(7) 指导患者利用“工作简化法”和“体能节省法”善用身体剩余功能，防止劳损和过劳。

(8) 指导患者进行手工制作治疗(如陶塑、纺织等)，改善手功能及调整心理状态。

(9) 指导患者进行文娱治疗、音乐治疗、书法绘画等艺术治疗，调整精神及心理状态。

(10) 指导患者进行一些职业性的活动练习(如机件组装、电脑操作、办公室文秘工作)。

(11) 指导患者对家居建筑、设施、住所条件等有不适合残疾情况者进行必要的调整。

(12) 对患者进行改善日常生活作业能力的训练,提高生活质量的保健康复宣传教育。

小 结

本章主要介绍作业治疗的概念是利用有目的性的活动,即日常生活的"作业"为主要治疗手段的一种疗法。主要治疗对象:神经科疾病、关节疾病、内儿科及精神科疾病。目的是:在现有功能的基础上,最大限度发挥残存功能;提高患者生活活动能力,为患者设计及制作日常生活活动的辅助用具及提供职业前技能训练。特点是:选择与设计作业活动必须符合患者需求,并随着治疗的不同阶段而调整;作业活动能被患者接受,使其能积极主动地参加;对小儿及老年患者要充分考虑他们的特点,调动他们训练的积极性;作业活动要能综合、协调地发挥躯体、心理及认知等方面的作用,使其功能得到最大限度的改善;作业活动应着眼于帮助患者恢复或获得正常的生活方式和工作能力。它与运动疗法的区别,以及作业治疗师的职责:对患者进行有关日常作业能力的评估,指导患者进行日常生活活动训练,改善日常生活自理能力,指导患者进行感知觉训练、手功能训练,指导患者使用生活辅助器具、轮椅、假手、矫形支具及其他辅助性用品,进行认知康复训练及进行职业能力及社会能力的康复训练。

思 考 题

1. 何谓作业治疗学?
2. 作业疗法的目的是什么?
3. 作业治疗有哪些特点?
4. 如何能成为合格的作业治疗师?

阅读资料

1. 王刚,王彤.临床作业疗法学.北京:华夏出版社,2005
2. 卓大宏.中国康复医学.北京:华夏出版社,1990
3. 梁和平.康复治疗技术.北京.人民卫生出版社,2002
4. 于兑生,恽晓平.运动疗法与作业疗法.北京:华夏出版社,2006
5. 周天健.康复技术全书.北京:北京出版社,1989
6. 范振华,周士枋.实用康复医学.南京:东南大学出版社,1998

(刘梅花)

第二章
作业疗法功能评定

学习目标

1. 解释作业疗法功能评定的含义及目的。
2. 描述作业疗法功能评定的工作流程。
3. 说出手的功能位和休息位。
4. 解释日常性作业活动评定目的及方法。
5. 掌握 Barthel 指数与 FIM 评定的内容、方法及结果的判定。
6. 熟悉职业能力评定。
7. 掌握家庭环境与社区环境评定的内容。

作业疗法的功能评定是作业治疗师获取患者作业能力信息、发现存在问题、分析影响作业活动的因素,并提出治疗目标和治疗计划的过程。作业疗法的决策同其他康复治疗决策一样以评定为基础,作业疗法专业主要是关注患者的作业活动功能状况。患者无论是何种原因导致的功能受限或残疾,作业治疗师的工作目标就是帮助患者重新参与对其十分重要的日常活动、工作和学习及社会交往活动。因此,作业治疗师通过对患者的评定,了解患者有关作业活动方面存在的问题。如果不能完成某些特定的作业活动,作业治疗师要进一步分析限制完成该活动的原因,最终制订出科学合理的治疗目标和治疗计划。早期的作业疗法没有独立的评定体系,常用临床医疗评定方法取而代之。随着作业疗法的不断发展和完善,已形成相对独立的作业疗法评定体系,它与物理治疗评定、临床评定同等重要,并且紧密相关,是康复评定的重要组成部分之一。

第一节　作业疗法功能评定的目的

(一) 反映患者的综合功能和作业能力

临床上,由于各种疾病或损伤所导致的患者功能障碍,会不同程度影响患者的作业能力。人体的作业能力总体上分为两种:一种是有生命的生物所固有的吃、喝、睡、行;另一种是高级智能生物所特有的教育、工作、娱乐、交流、人际间的相互影响等。它是机体各种功能的综合体现,具体表现如下。

(1) 有随意运动功能,能按实际活动的要求完成各种随意运动。

(2) 有精细地协调控制躯体、肢体和手功能的能力，能够完成各种复杂和高难度的活动，如进食、骑车等活动。

(3) 有控制身体平衡和稳定的功能，才能保证患者完成坐、站体位下的各种作业活动，如站立位穿衣、烹饪等。

(4) 具备大脑的高级功能，主要包括言语交流，感知、认知功能（包括躯体认知、注意力、记忆力、判断力、逻辑推理能力、解决问题能力），社交等复杂作业活动，如购物、工作等。

(5) 具有接受外界信息的一般感觉（痛觉、温觉、触觉、压觉、本体感觉）和特殊感觉（如视、听、嗅、味觉等）。

(6) 保持躯体、四肢肌肉正常的肌张力和肌力，只有徒手肌力检查在3级以上才具备完成作业活动的能力。

(7) 保持全身各关节的功能活动范围，能够使机体完成各种日常功能活动。人体四肢关节的功能位为上肢肩关节屈曲45°、外展60°、旋转处于中立位；肘关节屈曲90°，前臂旋转处于中立位；腕关节背伸30°～45°，并轻微桡偏；各掌指关节和指间关节稍屈曲；下肢髋关节伸展，旋转处于中立位；膝关节微屈曲；踝关节位于中立位。

(8) 具备完成作业能力的心肺等多系统功能，对于心脏、呼吸功能差的患者，作业活动会不同程度地受到限制。

以上的机体功能常体现在日常活动、工作及学习、娱乐和社会交往中，并根据活动需要组合起来。机体的日常活动可以全面、具体地反映上面提到的各种功能，通过观察其每天基本生活活动完成的情况，客观地评估个体的精细、协调、控制、平衡能力和感知及认知功能。

（二）了解患者功能障碍的严重程度及对作业活动能力的影响

患者在进行作业治疗之前首先要进行作业评定，通过评定可以了解患者功能障碍的严重程度，以及功能障碍对其作业活动能力的影响，并确定患者哪些方面作业活动存在缺陷，获取患者在进行作业活动时身心各方面受影响程度的指征。

（三）指导制订康复治疗计划

从作业治疗师的角度，对作业对象的评定、作业活动的分析、作业环境等评定所获取的信息和资料，是制订合理的治疗目标和选择科学有效治疗方法的基础。促使评定者制订出更为全面、综合的治疗计划。发现患者哪些方面需要帮助，如何提供帮助，容易早期发现问题。同时全面和系统的评定，有利于康复治疗团队成员间的相互交流，也为其他康复治疗师治疗计划的制订提供依据。

（四）动态观察患者功能障碍的发展变化和预后

通过不同时期的作业评定，可以观察患者功能障碍的发展变化，及时发现作业治疗中存在的问题，帮助治疗师客观、全面地了解患者的功能状态发展变化，预测患者功能恢复的预后。采用各种物理检查（如肌力、关节活动范围、平衡协调能力等）对病损结局评估，采用日常生活活动能力、生活质量、环境评定进行失能结局的评估，准确了解患者生活能力的独立水平是完全独立、部分独立，还是完全依赖，充分理解和认识残疾结局；对残障结局进行评估，采用职业能力评定、就业能力评定等，主要确定患者社会交往和今后的就业

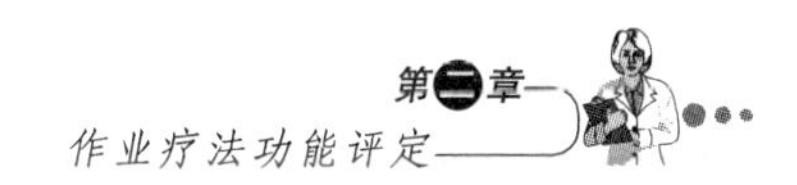

问题。

（五）判断康复疗效和调整治疗方案

在阶段性治疗后进行再次评定，评定结果与初期评定结果相比较，可以判断疗效的优劣、治疗方法是否正确，以及下一步的治疗计划是否需要修改。当治疗无效时，应重新详细评定，确定原来的作业活动有无治疗作用；疗效好时也应考虑是否需要进行作业活动改造，来提升作业活动的难度，并能达到特定的治疗目的，使患者不断提高功能水平，以上两种情况都需要调整治疗方案。一种治疗性的作业活动对患者功能障碍的改善是否有效，可以通过评定反映出来。阶段性作业评定，有利于修改和调整治疗方案。

（六）加强患者对自身状况的了解和认识，增强康复治疗的信心

从患者的角度考虑，定期的作业评定，可以及时把患者作业能力的改善反馈给他，提高患者对自身功能状态的认识，增进对自身参与作业活动能力的了解，帮助其理解治疗目标，看到康复治疗的效果，充分调动患者的主观合作性，提高治疗效果，增强患者康复治疗的信心和与治疗人员合作的力度。

（七）通过环境评定了解患者的作业潜能，为治疗师帮助患者适应、改造环境及简化活动提供依据

患者出院后回归家庭生活，能否真正独立参与社会生活，除了身体因素，环境也是重要的影响因素。居住环境、工作环境以及社区环境，包括建筑物的结构设计、可利用空间、服务与公共交通以及安全问题等都可能阻碍患者完成作业活动的消极因素。例如，需用轮椅代替步行的患者，住在按正常人设计的普通楼房，外出活动不如住在有电梯、楼门口有坡道的楼房方便，这甚至会形成制约患者外出活动的原因。完全下蹲困难的患者，用坐厕可以自己解决大、小便，用蹲厕则无法自行大、小便。所以，适当的环境改造，就可能提高患者的日常生活活动能力。在进行作业评定时，必须考虑环境因素对患者作业能力的影响，适当的环境改造可能会成为患者今后作业能力提高的重要因素之一。

（八）促进学科发展和社会对残疾的重视

从学科发展的角度考虑，通过系统作业评定，可以获得大量信息与资料，帮助医务人员进行综合分析和研究，比较各种治疗效果，摸索新的评定和治疗手段，寻找疾病和功能障碍的发生、发展、控制规律，从而推动康复医学的发展，完善作业疗法的评定与治疗体系。针对社会而言，对残疾者进行生活能力、就业能力、环境条件等评定，了解残疾者对社会的需求程度，以增强社会在政策法规、就业职能、环境状况、服务质量上提供帮助力度，从社会的角度为残疾人康复创造条件。

第二节　作业疗法功能评定的工作流程

一、评定的工作流程

作业疗法评定的工作流程与物理疗法的工作流程主体上基本相同，如收集、归纳并分析资料，作出诊断和制订治疗计划等。但在某些环节上体现出作业疗法专业的特点，比如在收

集资料时，首先对患者的作业活动能力进行评定，同时在此基础上还应分析影响作业活动的各种因素（包括躯体、精神和各种环境因素的评定），通过全面细致的检查，发现哪些日常生活活动受到影响，找出影响作业活动的因素，提出有针对性的治疗计划。作业疗法功能评定的工作流程如图 2-1 所示。

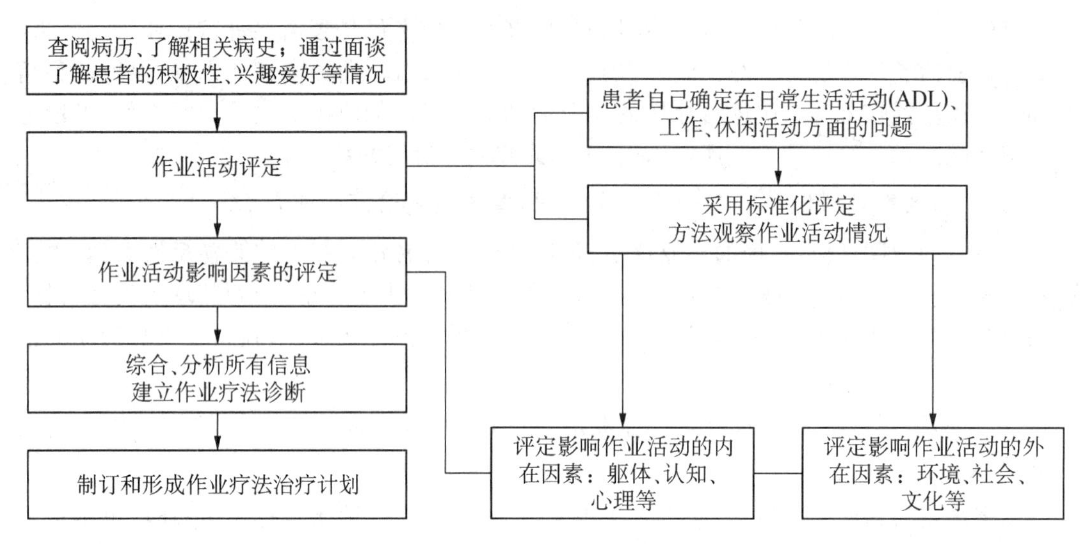

图 2-1 作业疗法功能评定的工作流程

二、评定方法

评定首先是进行病史采集和资料收集。从病史、面谈、临床观察各种活动的过程，标准测试，特定作业活动和动作分析中逐步获取资料。通过回顾医疗记录、面谈、观察，对患者有一个大概的了解，确认所收集的资料，了解患者康复需求、学习接受能力、参与治疗的积极性等，确定患者目前的功能水平。资料的来源可以从以下途径获取。

（一）回顾病史

从病史中获取资料是评定的重要部分。医疗记录可以提供年龄、性别、职业、诊断、病史、医疗史、治疗经过、护理记录、注意事项、社会交往、心理变化和有关康复治疗等方面的资料。治疗师在评定前详细了解医疗记录内容，有利于其选择合理、准确的评定方法，客观地反映和评价患者功能障碍的部位和严重程度。通过对病史和疾病诊断的了解，首先，有助治疗师分析下一步选择何种类型的检查。比如脑卒中引起的偏瘫患者，治疗师可能考虑选用痉挛的评定而不是肌力评定。其次，可以使治疗师提前考虑在评定与治疗过程中应注意的问题，从而避免发生不良反应。比如脑卒中患者伴有高血压或心脏病，那么进行训练时要掌握好作业活动的强度以免血压升高或增加心脏负荷。

（二）面谈

通过与患者面谈可以加强治疗师和患者之间的相互了解，这对评定十分重要。通过面谈，治疗师可以了解患者功能障碍的情况、治疗的需求和目标。患者同时可以了解治疗师的作用和相关的治疗内容，认识到自身在治疗中角色的作用。初次面谈的环境应安静和确保隐私。面谈开始，首先治疗师做自我介绍，介绍自己是一名职业疗法治疗师，简要描述自己在治疗中的角色，然后具体介绍这次面谈的目的和要问的问题。通过面谈，治疗师可以感受到患者对残疾的治疗积极性与态度。患者自我表达他认为所存在的主要问题及康复的目标，而不是由治疗师精确判断得出的目标，来作为今后康复治疗的目标。了解患者一天的活动情况。面谈的过程中尽可能获取患者更多的资料，如家庭状况、文化程度、职业兴趣、个人爱好、学习能力、接受能力等。面谈结束时，治疗师应让患者知道：治疗的下一步是什么？跟患者约好下次的治疗时间。

面谈的成功与否取决于治疗师的知识面和倾听技巧，要求治疗师具有较好的洞察力和把握度，善于捕捉问题的关键部位，正确理解患者提供的每个信息，而不要强加自己的观点、判断、分析和劝告。这些能力需要不断地学习、实践和积累。

（三）观察

通过询问患者哪些动作能做、哪些受限作为筛选方法，以确定需要观察的动作。但单纯凭询问来评定患者的情况是不够准确的，因为患者功能障碍后很少从事日常活动。他回想起的是发病前的情况，很可能会夸大或缩小其真实的能力。较好的方式是治疗师在患者活动的场所和时间里注意观察，进行动作评定和分析。通过观察患者在现实或模拟的环境中自我照料、家务管理、活动、转移等动作的操作速度，技巧，安全性以及所需的辅助器具，决定其作业能力的独立水平和进一步训练的可能性。患者只有在充分相信和信任治疗师的前提下，才能发挥活动潜能完成动作。首先观察较简单、安全的动作，然后观察较困难、复杂的动作。动作的观察有时可分几个阶段完成。有些方面患者往往不愿让治疗师查看，如触摸自己的身体、如厕、洗澡等动作，此时治疗师不可强求，可私下进行。

（四）分析资料

综合分析所收集的资料，列出主要的功能障碍和存在的问题，寻找引起障碍的原因，分析妨碍功能恢复的因素。

1. 活动的一般分析　包括活动名称、完成活动的步骤及具体要求，所需的关键动作及体位及所需的环境条件（如工作台、灯光）。

2. 活动的运动分析　在进行动作时，各关节的活动范围和肌肉力量、耐力等，肌肉收缩形式（如等长、等张）；如何增加或减轻活动难度。

3. 活动的感觉分析　检查从活动中获得的感觉刺激（如身体和关节的位置变化、运动速度感觉体位）。

4. 其他分析　包括认知、社会心理因素、活动安全性、环境因素、就业能力分析等。

第三节　作业疗法功能评定的内容

一、手功能的评定

人类活动离不开手，各种原因使手功能缺失都会直接影响其生活质量，所以手的功能评定是作业疗法评定的重要内容。

（一）正常手的功能与姿势

1. 手的功能模式　手的正常抓握功能有赖于腕与手部骨和关节运动链的完整性、手的内在肌和手的外在肌间协同与拮抗的平衡关系，以及手的各种感觉正常输入。手的功能模式可分为力性抓握和精细抓握两类。力性抓握是拇指与手部尺侧的环指和小指共同用力屈曲所产生的动作；精细抓握则是拇指、示指和中指3指之间相互参与产生的较精细的功能动作。无论力性抓握还是精细抓握，拇指对掌位是任何手功能的必要条件。手的具体功能如图2-2所示。

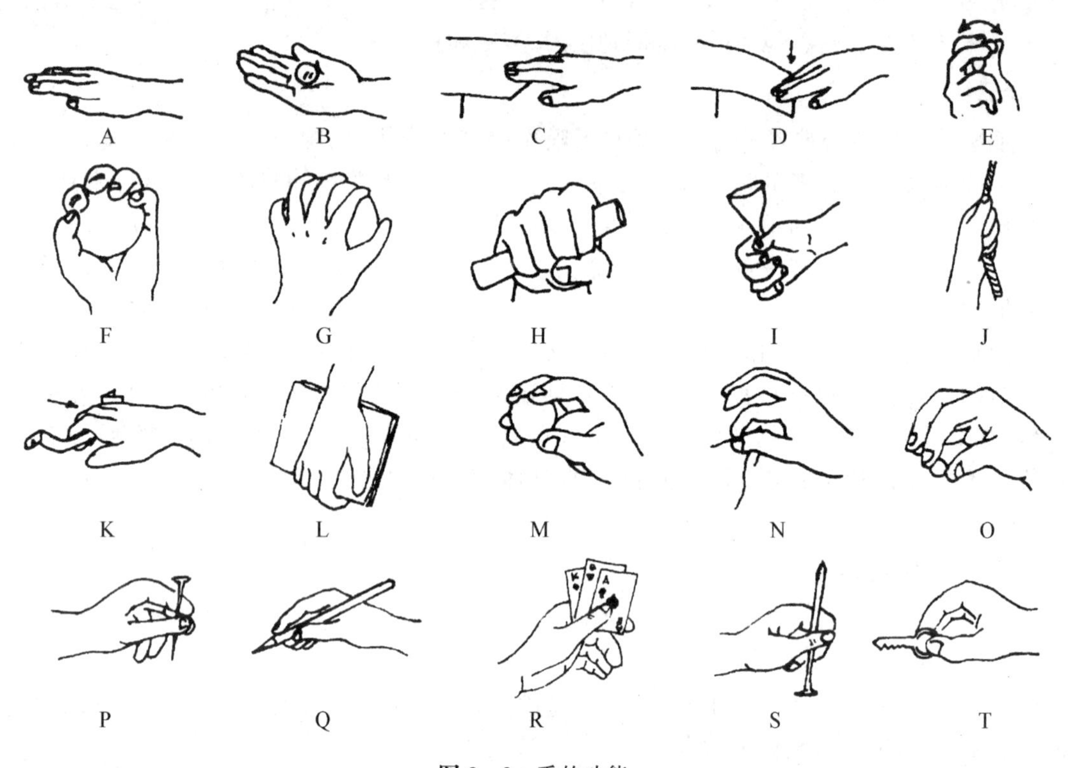

图2-2　手的功能

A. 悬浮；B. 约束；C. 触；D. 推、压；E. 操作；F、G. 球形抓握；H、I、J. 圆柱状抓握；
K、L. 钩状抓握及拉；M. 精细抓握；N、O. 指尖捏；P、Q. 3指捏；R、S、T. 侧捏或钥匙捏

2. 手的姿势

(1) 手的休息位：正常情况下手不用任何力量时，手的内在肌和外在肌的肌张力处于平衡状态。这种情况下，手的自然位置称为手的休息位。手在休息位时腕关节背伸10°～15°，并有轻度尺偏；手指的掌指关节和指间关节呈半屈状态，越向尺侧，屈曲越多；各指尖端指向舟骨结节，拇指轻度外展，指腹接近示指远端指间关节的桡侧。

(2) 手的功能位：手的另一个重要姿势是手的功能位，主要表现是腕关节背伸10°～30°，拇指处于对掌位，拇指的掌指关节及指间关节微屈；其余4指略微分开，掌指关节半屈，指间关节微屈。手的功能位是保持关节侧副韧带尽量拉长和紧张的位置，避免其短缩后限制关节活动。手在功能位上能够很快做出不同的动作，如张开、握拳等。所以手的功能受损后应尽可能使手处于功能位，否则会影响手的功能恢复。

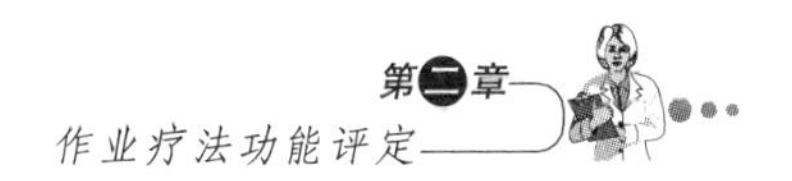

（二）评定内容

1. 手的灵巧性测定　常用9孔插板试验，用于年龄>20岁的成年人精细动作灵巧性的测试。手指协调的9孔插板试验：一块13 cm×13 cm的木板上有9个孔，孔深1.3 cm，孔间距3.2 cm，孔直径0.7 cm；插棒长3.2 cm，直径为0.64 cm圆柱形，共9根。测验时，在测试的木板旁放一浅皿，将9根插棒放入其中，让受试者用测试手一次一根地将木棒插入孔中，插完9根后再每次一根地拔出放回浅皿内，计算完成试验所需时间。测定时先利手，后非利手。

2. Carroll的手功能评定　Carroll的手功能评定法又称上肢功能试验，共有33个检查项目，分为Ⅰ～Ⅵ 6类。Ⅰ～Ⅳ类主要检查抓握和捏的能力，Ⅴ、Ⅵ类检查协调和整个上肢的功能。该评定评分采用0～3级的等级评分，正常值和等级标准很明确。评定结果见表2-1。

表2-1　Carroll的手功能评定标准

功能等级		分值(分)
Ⅰ	微弱	0～25
Ⅱ	很差	26～50
Ⅲ	差	51～75
Ⅳ	功能不完全	76～89
Ⅴ	完全有功能	90～98
Ⅵ	功能达到最大	99(利手)、96(非利手)

3. 7项手功能测试　又称Jebsen-Taylor手功能测试，由7个分测验组成：①写字(写一句话)；②翻卡片(模仿翻书)；③拾起常用的小物品；④模仿进餐；⑤堆放棋子；⑥拿起大而轻的物品；⑦拿起大而重的物品。通过比较患者完成7种日常生活动作所用的时间来判断手的功能情况。此法用于检查粗大运动的协调性。

4. Purdue pegboard测试　检查用品包括一块模板，上有两列小孔，每列25个孔，还有细铁柱、垫圈和项圈。坐位检查，测试由4个分测验组成：①右手；②左手；③左、右手同时操作，即将细铁柱尽快插入小孔内，30秒内将细铁柱插入小孔内的数量即是被检查者的得分；④装配，即要求被检查者将一个垫圈、一个项圈、再一个项圈依次套在铁柱上，1分钟内的装配数量即为得分结果。此法用于检查精细运动的协调性。

二、日常性作业活动的评定

日常性作业活动是人在独立生活中反复进行的、最必要的、最基本的日常生活活动(activities of daily living, ADL)。日常生活活动能力对每个人都是至关重要的。对于一般人来说，这种能力是极为普通的；而在残疾者，往往是难以进行的高超技能。狭义ADL是指人们为独立生活而每天必须反复进行的、最基本的、具有共同性的身体动作群，即进行衣、食、住、行、个人卫生等的基本动作和技巧。广义ADL能力还包括与他人交往，以及在经济上、社会上、职业上合理安排自己的能力。这里所指的ADL是狭义的ADL，它是作业疗法功能评定的重要项目，通过ADL能力评定，可为作业治疗提供目标和方向，并为评定作业治疗效果提供客观依据。

（一）评定目的

(1) 确定在 ADL 方面是否独立。

(2) 确定独立程度如何。

(3) 拟定目标，确定治疗方案。

(4) 评价疗效，修订方案。

(5) 比较治疗方案优劣。

(6) 判断预后。

(7) 增强患者和治疗师的信心。

（二）评定过程

1. 日常生活活动能力评定的内容　主要包括自理、运动、家务、交流 4 个方面。

(1) 自理：进食、修饰、洗澡、脱穿衣，括约肌控制。

(2) 运动（移动）：床上的运动（身体向上、下、左、右移动，体位变化）、转移、坐、站、步行、上下楼梯、与劳动有关的运动（如弯腰、跪、蹲、推拉等）。

(3) 家务：做饭、家庭卫生、理财、购物、洗衣服、药品使用、时间安排等。

(4) 交流：阅读书报、用笔书写、使用辅助交流工具、打电话等。

2. 评定方法

(1) 直接观察法：直接观察法就是由评定者亲自观察患者进行 ADL 的具体情况，评估其实际活动能力。评定时由评定者向患者发出动作指令，让患者实际去做。比如对患者说“请你做一下洗脸动作”，“让我看看你是怎样穿衣服的”等。要逐项观察患者进行各项动作的能力，进行评估及记录。对于能直接观察的动作，不应采取询问的方式，了解能做什么，不能做什么及完成的程度，而要竭力做到客观，避免主观，以防止患者夸大或缩小他们的能力。

(2) 间接评定法（提问法）：在不方便采用直接观察法时，通过提问的方式来收集资料进行评价，包括口头和问卷提问。可以在电话中进行，或邮寄问卷，尽量让患者本人回答问题。比如通过询问了解患者是否能控制大、小便等。

3. 常用评定量表

1) Barthel 指数　该评定简单、可信度高、灵敏度高。不仅可以用来评定患者治疗前后的功能状况，还可以预测治疗效果、住院时间及预后，是康复医疗机构应用最广的一种 ADL 评定方法。

(1) 评定内容：Barthel 指数包括 10 项内容，分别是进食、洗澡、梳妆洗漱、穿衣、控制大便、控制小便、上厕所、床上转移、行走、上下楼梯。评定主要是根据患者是否需要帮助及帮助的量分为 0、5、10、15 分，4 个评分等级，总分为 100 分。得分越高，独立性就越强，依赖性就越小。虽然患者通过该评定达到 100 分，但并不意味着其能完全独立生活，可能某些方面的日常活动不能完成，比如烹饪、料理家务、去超市购物等，但其衣、食、住、行等基本日常活动不需要照顾，可以自理。

(2) 评分标准：见表 2-2。20 分以下者生活完全需要帮助，20～40 分者生活需要很大帮助，40～60 分者生活需要帮助，60 分以上者生活基本可以自理。通过 Barthel 指数评定 40 分以上者康复效益最大。

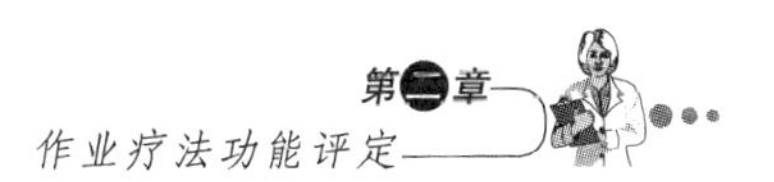

表 2-2 **Barthel 指数评分标准**

项 目	评分标准
进食	0 分(较大帮助或完全依赖) 5 分(需要部分帮助,如夹菜、倒水) 10 分(完全自理)
洗澡	0 分(依赖) 5 分(自理)
梳妆、洗漱	0 分(依赖) 5 分(自理,独立洗脸、梳头、刷牙、剃须)
穿衣	0 分(依赖) 5 分(需要一半帮助) 10 分(自理,独立系鞋带、扣扣子、穿脱肢具)
控制大便	0 分(昏迷或经常失禁) 5 分(偶尔失禁或需要器具帮助) 10 分(不失禁,如需要,能使用灌肠剂或栓剂)
控制小便	0 分(失禁或昏迷或需要他人导尿) 5 分(偶尔失禁或需要器具帮助) 10 分(不失禁,如果需要,能使用集尿器)
上厕所	0 分(依赖) 5 分(在穿脱衣裤或使用卫生纸时需要帮助) 10 分(独立用厕所或便盆,穿脱衣裤,擦净,冲洗便盆)
床上转移	0 分(完全依赖他人) 5 分(能坐,但需要最大帮助才能转移) 10 分(需要最小的帮助和监督) 15 分(独立完成从轮椅到床的行动,包括从床坐起、刹住轮椅、抬起脚板)
行走	0 分(不能走) 5 分(如果不能行走,能使用轮椅行走 45 m) 10 分(在帮助下行走 45 m) 15 分(能在水平路面独立行走 45 m,可以用辅助器具,但不包括带轮的助行器)
上下楼梯	0 分(不能) 5 分(需要帮助和监督) 10 分(独立完成,可以使用辅助器具)

2) 功能独立性测量　功能独立性测量(functional independence measurement,FIM)在反映残疾水平或需要帮助的量的方式上比 Barthel 指数更详细、精确、灵敏,是分析判断康复疗效的一个很好的指标,它可用于各种疾病或创伤者的日常生活能力的评定。采用 FIM 测量患者时,所检查的主要是目前的实际情况。必要时可根据专业特点,将 FIM 分为几个部分,由不同专业人员进行测量。如作业疗法(OT)师评定自理性活动和认知活动,由护士评定大、小便控制功能,由理疗师(PT)评定转移活动,交流能力可以由言语治疗师来评定。

(1) 评定内容:FIM 包括 6 个方面,共 18 项,其中 13 项运动性 ADL 和 5 项认知性 ADL,见表 2-3。

表 2-3　FIM 评定内容

Ⅰ. 自理活动	1. 进食	2. 梳洗修饰	3. 洗澡	4. 穿上身服装
	5. 穿下身服装	6. 如厕		
Ⅱ. 括约肌控制	7. 排尿管理	8. 排便管理		
Ⅲ. 转移	9. 床椅间转移	10. 转移至厕所	11. 转移至浴盆或沐浴室	
Ⅳ. 行走	12. 步行/轮椅	13. 上下楼梯		
Ⅴ. 交流	14. 理解	15. 表达		
Ⅵ. 社会认知	16. 社会交往	17. 解决问题	18. 记忆	

(2) 评分标准:FIM 评分采用 7 分制,即每项最高分为 7 分,最低分为 1 分。总分最高分为 126 分,最低分为 18 分。得分的高低以患者独立的程度、对辅助具或辅助器械的需求及他人给予帮助的量为依据。基本评分标准主要是根据患者进行 ADL 时独立或依赖的程度,将结果划分为 7 个等级,见表 2-4。

表 2-4　FIM 评分标准

能　　力		得分	评 分 标 准
独立	完全独立	7	能独立完成所有活动,不用辅助设备和帮助,并在合理的时间内完成
	有条件的独立	6	能独立完成所有活动,但活动中需要用辅助设备或需要比正常长的时间;或有安全顾虑
有条件的依赖	监护或示范	5	患者在没有身体接触性帮助的前提下,能完成活动,但需要他人监护、提示或规劝;或者需要他人准备或传递必要用品,帮助穿戴矫形器等
	小量身体接触性的帮助	4	给患者的帮助限于辅助或患者在活动中用力的程度>75%
	中等量帮助	3	需要较多的辅助,患者在活动中用力的程度达到50%~75%
完全依赖	大量帮助	2	患者在活动中用力的程度为 25%~50%
	完全帮助	1	患者在活动中用力的程度为 0~25%

(3) FIM 功能独立分级。126 分:完全独立;108~125 分:基本独立;90~107 分:极轻度依赖或有条件依赖;72~89 分:轻度依赖;54~71 分:中度依赖;36~53 分:重度依赖;19~35 分:极重度依赖;18 分:完全依赖。

4. **评定记录**　对日常生活活动能力评定的结果,必须作出客观记录,记录要完整、可靠。工作中可以根据确定的 ADL 能力分级法,自行设计简便、实用的记录表格。

5. **评定注意事项**

(1) 进行 ADL 评定时应首先了解患者目前的肌力、关节运动范围(ROM)、平衡协调性、肌张力、感觉、感知、认知等情况,因为这些因素会不同程度影响日常性作业活动的完成。

(2) 通过观察患者实际操作能力,来确定什么能完成,什么不能完成,而不只是单方面听患者的回答。

(3) 在评定过程中必要时给予帮助,并记录帮助方法与帮助量。

(4) 评定的顺序由易到难,由简到繁。

(5) 选择合适的时间和地点:按照患者的生活习惯安排评定内容,如在早晨起床时观察其穿衣服、洗漱动作等;评定的地点尽量选择患者熟悉的生活环境(患者家里)或实际生活环境(洗脸、刷牙在洗漱间,如厕在卫生间)以求真实。重复评定时最好在原来评定的环境中进行。

(6) 评定不应时间过长,以免引起疲劳,致使评定失实,可分几次完成。

(7) 对于不能独立完成的项目,应分析其不能完成的影响因素(如肌张力、关节活动度等)。

三、职业能力评定

职业是个体在社会活动中的重要内容,人们在从事职业的各项活动中,一方面可以体现其在社会活动中的地位和价值;另一方面反映其生命的意义和目的。职业涉及个人、专业教育、社会等多个方面,只有角色和职位的和谐统一,才能使个体充分发挥才能,并能使其恰当履行社会角色。职业的选择应遵循个别差异的原则:首先,从个体的角度来分析其职业行为,包括个人的需要、能力、兴趣、价值观、人格等因素,强调个人特征与职业特征相匹配,以科学发展的观点来研究个体职业行为;其次,遵循劳动社会学的原则,重点研究影响个人职业选择和职业发展的家庭与社会环境因素。

任何一个职业岗位都要求从事这一职业的劳动者应具备该职业所需的特定条件(如教育程度、职业的专业知识与技能水平、体质状况等)。职业的选择应遵循综合取向原则:即在职业选择时对个人、家庭和社会环境因素进行综合考虑。

职业能力评定的目的是为了评定残疾人的作业水平和适应职业的可能性。职业能力评定是一个综合性的过程,涉及身体、心理和职业适应性 3 个方面,主要内容包括对残疾者的兴趣、个性、气质、价值观、态度、身体能力、耐力、学习及工作的适应性等的评定。通过职业能力评定,可以诊断、指导和预测残疾人职业发展的可能性,并为科学的职业指导、训练与制订职业康复计划提供依据。

1. *就业前的初步评定* 评定者应对患者的临床医学相关资料充分了解后再进行评定,评定时还应对患者以往的情况进行全面细致的了解,包括教育程度、个人兴趣、以前的职业情况等;还应充分考虑患者是否具有谋取职业所需要的 4 种技能,包括工作技能、智能、与人交往能力、工作时的举止行为;同时根据实际需要掌握患者肢体目前所具有的功能,比如手眼协调性、手的灵巧性、上肢精细和粗大的运动能力、步行能力等。

(1) 根据个性取向选择职业:应达到人的个性、需要、兴趣、态度、价值观与职业相匹配。现代心理学一般认为,个性就是指人的整个心理面貌,是个体在物质活动和交往活动中形成具有社会意义稳定的心理特征系统。个性影响人的职业行为,包括需要、动机、兴趣、态度、价值观和理想的倾向性,是在后天的社会化过程中形成,较少受生理素质的影响。另外气质、人格等心理特征不同程度受到先天素质和后天知识教育的影响,他们对人的行为表现起到较持续、较特定的影响。按照美国职业指导专家 Holland 在 20 世纪 60 年代所创立的人格类型论,将多数人的人格区分为实际型、研究型、艺术型、社会型、企业型、传统型 6 种类型,见表 2-5。

表 2-5 人格类型、特点和相适应的职业

类 型	人格倾向	典型的职业
实际型	是喜欢有规律的具体流动和需要基本操作技能的工作,但缺乏社交能力,不适应社会性质的职业	技能性职业(一般劳工、技工、修理工、农民等)和技术性职业(摄影师、制图员、机械装配工)
研究型	是具有聪明、理性、好奇、精明、批评等人格特征,喜欢智力的、抽象的、分析的、独立的定向任务这类研究性质的职业,但缺乏领导才能	科学研究人员、教师、工程师
艺术型	是具有想象、冲动、直觉、无秩序、情绪化、理想化、有创意、不重实际等人格特征,喜欢艺术性质的职业和环境、不善于事物工作	艺术方面(演员、导演、艺术设计)、音乐方面(歌唱家、作曲家、乐队指挥)与文学方面(诗人、小说家、剧作家)
社会型	是具有合作、友善、助人、负责、圆滑、善交际、善言谈、洞察力强等人格特征,喜欢社交,关心社会问题,有教导别人的能力	教育工作者(教师、教育行政人员)、社会工作者(咨询人员、公关人员等)
企业型	是具有野心、独断、乐观、自信、精力充沛、善交际等人格特征,喜欢从事领导及企业性质的职业	政府官员、企业领导、销售人员等
传统型	是具有顺从、谨慎、保守、实际、稳重、有效率等人格特征,喜欢有系统、有条理的工作任务	秘书、办公室人员、记事员、行政管理、图书馆员、出纳员、打字员等

Holland 认为最理想的职业选择,就是个体能找到与其人格类型相匹配的职业环境,即实际型人格的人在实际职业环境中进行工作。

(2) 根据能力选择职业:职业活动中所需的能力称职业能力。职业能力由职业专门技术能力和职业关键能力组成。职业专门技术能力是指完成主要职业工作任务所应具备的专门技术能力,主要是运用专门技术和掌握该技术所需的基础知识从事基本的职业工作能力,如教师备课、写教案、书写板书等能力。职业关键能力又称发展能力,是指除职业专门技术能力以外,职业人才所应具备的跨行业、跨专业、跨职业的基本能力,分为“学习能力、工作能力、创新思维和能力”3 个方面。职业能力的形成与发展不在于先天,而是取决于后天的环境、教育训练及实践活动。

(3) 根据工作的强度选择职业:不同的职业工种,其工作量存在差异,在进行职业评定时,应针对患者的实际能力来选择相应强度的工种。工作强度和所需耐力对残疾者十分重要,直接关系到患者能否适应该项工作,所以要考虑患者的体力耐力,对工作究竟能坚持多长时间和承担多大的工作强度来选择工作。

2. 就业能力的评定　大多采用 Crewe 和 Athelstan 拟定的功能调查表,该表对视、听、言语、行走或活动等 31 项内容进行检查,每项分 0、1、2、3 4 个分数,根据得分将职业能力损伤划分几个等级:0～5 分,为职业能力无明显损伤;6～31 分,为职业能力轻度损伤;32～62 分,为职业能力中度损伤;63～93 分,为职业能力严重损伤。通过该表可以全面细致评定残疾者的功能状态,了解其就业能力的受损程度和残存的功能状况。

总之,通过职业评定,可以诊断、指导和预测残疾人职业发展的可能性,并为科学的职业指导、训练与制订职业康复计划提供依据。

四、环境评定

环境(environment)是指周围所存在的条件。对不同的对象和科学学科,环境的内容也不同;而作业疗法的环境主要是指人类生存空间及其中可以直接或间接影响人类生活和发展各种要素的总称。一般包括家庭环境、社区环境、工作/生产环境和社会环境等。人们每天都必须与若干不同的环境接触,而这些环境大多数是为非残疾人设计的,并未考虑各种功能障碍残疾人的便利。环境评定主要是针对残疾人自身的功能水平,对其即将回归的环境进行实地考察、分析,找出影响其活动的因素,提出修改方案,最大限度提高其独立性。

(一)评定的目的与方式

1. 评定目的　通过评定了解患者在家中、社区和工作环境中的功能水平,舒适程度及安全,向患者的家庭、工作单位及管辖社区的政府机构提出适当的建议,哪些环境需要改造处理、需要增添哪些设备等,最大限度提高其功能水平和独立性。

2. 评定方式　环境评定是以通过现场评定的方式来完成,因为现场评定可以了解到患者在实际环境中活动完成情况,准确找出影响患者活动不能完成的因素,能够为环境改造提供科学的依据。常用的评定器械与用具有皮尺、直尺、纸、笔、照相机等。

(二)评定内容

1. 家庭环境的评定　家庭环境是人的主要活动环境,几乎大部分设施都与人的活动有关。患者返回家庭后,或多或少存在不同的功能障碍。家中环境必须进行适当的改造,才能方便生活。具体可按下述方面进行评定。

(1) 室内设计:室内的活动空间对轮椅使用者比较大,一般用于90°转弯的空间应为1.4 m×1.4 m,而做180°转弯时所需的空间应为1.4 m×1.8 m;而偏瘫患者使用轮椅和电动轮椅360°旋转时需有2.1 m×2.1 m的空间,转90°需1.5 m×1.8 m的空间。家具摆设时要留通道,以便患者能够从一个房间到达另一个房间。室内地面应防滑,不应铺地毯。门把手应改造成向外延伸的横向把手以利于开关。卧室内的床要保证牢固不动,可以把床靠在一个角落里或者一边先靠墙,也可以在每一个床腿下垫一个橡皮垫。床垫要坚固、舒适,不应过软。床的高度应便利于患者上下和转移。根据患者情况可建议床边放一个小柜子,高度与床高相同,并在上面放一盏台灯、一部电话和必要的药品,如需要也可以放一个传呼铃。卧室内的床边、柜前应有1.6 m的活动空间,以便于轮椅旋转,应付各移动的需要。坐在轮椅上,手能触及最大高度、伸手下探的最低高度、侧方探身伸手的距离等存在个体差异,因此衣柜内挂衣架的横杆高度、衣柜的深度及最底层的隔板和抽屉、墙壁开关的高度等应根据患者的具体情况来设计,要使患者能够完成取衣物和开关灯等活动。学习桌和坐椅高度相匹配,通常人的肘部与工作面之间舒适的距离是25~30 cm,坐椅的深度适中、宽度稍宽些。

(2) 卫生间的设计:要分析患者家里的卫生间是单独的还是与浴室或洗手池在一起,考虑到房间的大小、通道是否允许轮椅移动,地面铺设的材料要防滑。卫生间的门最好是拉门,门宽应允许轮椅轻松通过(包括自己驱动轮椅)。如卫生间内有洗手池、马桶和小浴盆,则它的使用面积至少为2.2 m×1.5 m,马桶与洗手池的中轴线间距离不应少于70 cm,与墙的距离不少于45 cm,否则轮椅不能靠近。洗手池的底部不得低于70 cm,便于使用轮椅的患者大腿能进入池底，接近水池洗手和洗脸，水龙头采用长手柄式，池深不必>16 cm，排水口应放到患者够得着处。梳妆镜应中心面部相平。马桶一般采用坐式，高 40～45 cm，两侧安置相距 80 cm 的扶手。为了便于轮椅靠近，扶手采用可以移动的；为了便于扶拐的男患者小便，常采用落地式小便池，两侧离地 90 cm 处有扶手，正面 1.2 m 处也有一个横栏，有利于患者依靠和释出双手解开裤带小便。沐浴水龙头采用蛇皮管的手持式，最大高度应该位于坐在轮椅上患者够得着处；淋浴头的控制旋钮采用长手柄式，位置放在患者容易够得着处。浴盆根据患者情况进行适当改进，盆沿的高度与轮椅的坐高相近，盆周应有与盆沿同高的平台部分，便于患者转移和摆放一些洗浴用品。另外，部分盆沿应安置直径 4 cm 的不锈钢管扶手，便于患者抓握进行移动。

(3) 厨房和用餐设计：主要考虑通道、场地大小、操作台高度及摆放物品柜的高度，能否开关水龙头，电灯开关的高度与种类，台面要光滑便于移动物品，根据患者情况可以进行适当的炊具改造。要注意电炉、煤气灶的使用，避免引起火灾，最好改用电器。餐桌高度和椅子应根据患者的情况而定。

通过家庭环境的评定找出影响患者活动的因素，并有针对性地对其家庭环境进行改造，合理的室内和家具等设计，符合无障碍的要求，达到使患者在室内的活动安全、高效和舒适的目的。

2. 社区人工环境的评定

(1) 人行道：为了便于轮椅使用者通过，宽度不<1.2 m。如有斜坡，则斜坡长度与坡高比为 12∶1。路面以坚固防滑水泥，如以砖石铺设，则应平整紧密无缝。

(2) 斜坡：斜坡的高度为 3～30 cm，宽度以 1.2 m 左右为宜。如果斜坡过长或转弯，则中间应有一个缓冲平台。斜坡的路面应防滑，为防止轮椅冲出斜坡，其两侧边缘应有 3.5 cm 的台阶。

(3) 扶手：斜坡的两侧应装有扶手栏杆，对步行者以扶手的高度 90 cm 为宜，而对轮椅使用者则以 75 cm 为宜，扶手直径以 3 cm 为宜。

(4) 路边镶石：应呈斜坡状，便于轮椅通过。

(5) 台阶：每级台阶高度不应>15 cm，深度为 30 cm，两侧均有扶手，扶手的高度以 65～90 cm 为宜。如果扶手安装在墙上的，则与墙的距离不宜太远，以 5 cm 为宜。

五、作业疗法功能评定的注意事项

因作业活动涉及患者的躯体功能和心理功能等各个方面，故评定内容应包括运动、感觉、知觉、认知、心理、ADL、社会交往等方面的评定；同时还应充分考虑患者在生活、工作、社会活动中所遇到的障碍，因此对其所在生活、工作环境的设施情况做详细的调查了解，从而找出不利于患者生活和工作的设施问题及改造的可能。由此可见，作业治疗的评定应遵循以患者为中心的原则，具体注意事项包括以下几点。

(1) 选择标准化评定方案时需进行严格的培训。

(2) 在评定时注重观察患者的实际操作能力，而不能仅依赖其口述。

(3) 尽量避免不必要的检查。

(4) 作业治疗师应尊重患者，并与其建立友好关系。

(5) 重视和提高与患者、患者家属、其他专业人员的交流与沟通能力，只有良好的沟通，才可能获得更多、更准确的资料。

(6) 评定的过程中,充分考虑患者的家庭环境、兴趣、文化背景及其所扮演的社会角色等方面。

(7) 要充分认识到患者在治疗过程中自我的重要性。

(8) 进行职业评定来决定职业的需求时,应认识患者选择的必要性。

六、常用作业评定器械与设备

(1) 手指精细活动能力测试器具:如插板、插针等;国际市场供应的标准化测试器具,如Perdue插板测试器、O'Connor手精细活动能力测试器。

(2) Barthel指数和功能独立性测量评定的器具。

(3) 认知功能测量器具:包括记忆图片、实物、问卷,测量注意力用的数字表,测量解决问题能力的积木、拼图材料、故事图画卡片等。

(4) 职业能力测试器具:如Valpar综合职业技能要素测试器材,包括一整套工具和器材,可测试12项劳动技能要素,如协调性、反应性、手的精细活动能力、眼-手-足反应能力、独立解决问题能力等要素;又如职业能力偏性测量仪器,用于测量手的精细活动能力、瞄准力、组装能力、语言能力、计算能力、反应速度等。

小 结

作业治疗主要是为残疾者或具有浅在作业活动障碍的患者提供与作业活动相关的康复治疗服务,最大限度改善和提高ADL、工作和学习及社会交往活动能力。作业疗法功能评定是作业治疗的第一环节,它主要围绕患者有关作业活动方面存在的问题展开调查,包括作业活动状况的评定、影响作业活动的内在与外在因素的评定。作业治疗师只有通过对患者的评定,才能了解患者有关作业活动方面存在的问题,并进一步分析限制完成该活动的原因,最终制订出有针对性的、科学合理的治疗目标和治疗计划。作业疗法评定的流程反映了作业疗法的理念与思维方法,同时评定内容充分体现作业疗法的工作特点。初学者应正确掌握和理解,才能正确指导实施作业疗法。

思 考 题

1. 简述作业疗法功能评定的目的。
2. 说出手的功能位与休息位。
3. 简述作业疗法功能评定的注意事项。

阅读资料

1. 缪鸿石. 康复医学理论与实践. 上海:上海科学技术出版社,2000
2. 王刚,王丹. 临床作业疗法学. 北京. 华夏出版社,2005
3. 恽晓平. 康复疗法功能评定. 北京. 华夏出版社,2005

【实验一】 作业能力评定

[实践目的]

掌握功能独立性评定的自理活动中进食、梳洗修饰、穿上身服装、穿下身服装的评定方法及要点。

[实践时数]

2 学时。

[实验场地]

作业治疗实验实训室或家庭。

[实验器材]

进食(餐具、食物、水、防滑垫、万能袖带),梳洗修饰(牙膏、牙刷、梳子、剃须和化妆用品),上身内外衣与下身衣物(裤、裙、袜、鞋)及假肢与矫形器,转移用的床、椅以及轮椅和坐便器等。

[实践步骤]

1. 确定实验场地和准备实验用品。

2. 回顾 FIM 的评分标准。

3. 评定操作。

1) 进食

(1) 评定要点。把食物按习惯的方式放在桌上或盘中后,被检查者能够:①使用合适的餐具将食物送入口中;②咀嚼;③吞咽。

(2) 评分

7 分:完全独立。患者在正常时间内用叉子把食物送入口中,咀嚼并咽下。可处理任何种类的食物,能用杯子喝水,并且动作独立安全。

6 分:有条件的独立。进食时间延长,使用进食辅助具如防滑垫、盘档、万能袖带等,改变食物的形状或把食物切碎,或需考虑安全因素。另外,需非经口途径如经胃造瘘管或鼻饲管提供营养时,患者可以自己管理。

5 分:监护或准备。患者在没有身体接触性帮助的前提下,能完成活动,但需要他人监护、提示或规劝;或者需要他人准备或传递必要的用品。如穿戴自助具、切割食品、打开瓶盖、倒饮料等。

4 分:小量帮助。患者独立完成≥74%进食动作。

3 分:中等量帮助。独立完成 50%~75%进食动作。如他人帮助配戴自助具并把放入勺等餐具中,患者自己将其送到口中。

2 分:最大量帮助。仅独立完成 25%~49%的进食动作。

1 分:完全帮助。只能独立完成不足 25%的进食动作。如患者可以咀嚼、吞咽食物,但却不能把食物送到口中;或患者经胃造瘘管或鼻饲管提供营养时,完全需要他人帮助。

2) 梳洗修饰

(1) 评定要点:包括:①清洁口腔;②洗脸;③洗手;④梳头;⑤剃须或化妆。若平时不剃须或化妆,评分可以忽略。

(2) 评分

7 分:完全独立。患者可自己刷牙或装卸义齿(包括挤牙膏),用梳子梳头,能独立完成洗手、洗脸、剃须或化妆及所有的准备工作。

6分:有条件的独立。需使用特殊的辅助具(包括假肢或矫形器),完成动作的时间比平时多,或者存在安全因素。

5分:监护或准备。需要他人监护、提示或规劝;或者需要他人准备必要的用品,如准备特殊梳洗用具、将牙膏涂在牙刷上、打开化妆品盒等。

4分:小量帮助。患者可独立完成75%以上的梳洗修饰动作。患者的梳洗修饰动作包括5个方面,每个方面各占20%;若4个方面就各占25%。检查者应根据患者独立完成的比例进行评分。

3分:中等量帮助。患者独立完成50%~74%梳洗修饰动作,如5项动作自己只完成3项。

2分:最大量帮助。患者独立完成25%~49%梳洗修饰动作,如5项动作自己只完成2项。

1分:完全帮助。只能独立完成不足25%的梳洗修饰动作或全部需要帮助。

3) 穿上身服装

(1) 评定要点:包括穿、脱腰以上的各种内外衣或假肢及矫形器。动作要点包括拿衣物、穿脱衣和解系扣。

(2) 评分

7分:完全独立。患者独立穿脱上身衣服,包括从衣柜或抽屉中取衣服及穿脱胸罩、套头衫、前开襟衣服和穿脱假肢及矫形器,独立完成解系各种纽扣及开关拉链,并且完成动作安全。

6分:有条件的独立。需要使用辅助具如取衣夹、系扣器等,或完成穿脱衣的动作需要时间比正常时间更长,或取衣物时存在安全问题。

5分:监护或准备。需要他人监护、提示或规劝及由他人做准备工作如准备衣物及穿衣用具或者帮助患者穿戴假肢或矫形器。

4分:小量帮助。患者可独立完成75%以上的更衣动作。

3分:中等量帮助。患者可独立完成50%~74%的更衣动作。

2分:最大量帮助。患者可独立完成25%~49%的更衣动作。

1分:完全帮助。只能独立完成不足25%的更衣动作。大部分需要别人帮助或不穿衣服。

4) 穿下身服装

(1) 评定要点:包括穿、脱腰以下衣物(裤、裙、袜、鞋),也包括穿脱假肢和矫形器。

(2) 评分。

7分:完全独立。患者独立穿脱下身衣物,包括从衣柜或抽屉中取衣物和穿脱内外裤、裙、袜及鞋,解或系腰带、拉链、扣扣子及假肢和矫形器,并且动作安全。

6分:有条件的独立。需要使用辅助具如取衣夹、系扣器等,或完成上述动作需要时间比正常时间更长,或存在安全因素。

5分:监护或准备。需要他人监护、提示或规劝及由他人做准备工作如准备衣物及穿衣用具或者帮助患者穿戴假肢或矫形器。

4分:小量帮助。患者可独立完成75%以上的更衣动作,如仅需他人帮助系腰带或扣子。

3分:中等量帮助。患者可独立完成50%~74%的更衣动作。

2分:最大量帮助。患者可独立完成25%~49%的更衣动作。

1分:完全帮助。只能独立完成不足25%的更衣动作,大部分需要别人帮助或不穿衣服。

FIM评定标准如下。

7分:完全独立。能独立完成所有活动,活动完成规范,无须矫正,不用辅助设备和帮助,并在合理的时间内完成。

6分：有条件的独立。能独立完成所有活动，但活动中需要辅助设备，或者需要比正常长的时间，或有安全方面的顾虑。

5分：监护或示范。患者在没有身体接触性帮助的前提下，能完成活动，但需要他人监护、提示或规劝；或者需要他人准备或传递必要的用品。

4分：需小量身体接触性的帮助。给患者的帮助限于辅助，或患者在活动中用力程度>75%。

3分：中等帮助。需稍多的辅助，患者在活动中的用力程度为50%～75%。

2分：大量帮助。患者在活动中的用力程度为25%～50%。

1分：完全依赖。患者在活动中的用力程度为0～25%。

［注意事项］

1. 了解患者病残前的生活习惯及自理情况，作为评定时的参考依据。
2. 在评定时应观察患者的实际操作能力，不应只相信其口述。
3. 评定过程中要保证患者的安全性，若在评定时给患者带来损伤的危险时只得1分。
4. 患者在帮助下完成某种活动时，要对帮助的方法与帮助的量给予详细的记录。
5. 评定时避免因疲劳而失实，必要时可分几次完成，最好在同一地点进行。

（王　强）

第三章

作业疗法原则与计划的制订

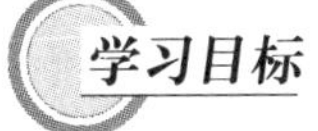

1. 掌握作业疗法的治疗原则。
2. 掌握作业疗法活动分析的内容和步骤。
3. 掌握作业疗法计划制订的内容和程序，熟悉作业疗法计划的模式。

第一节　作业疗法的治疗原则

一、治疗原则

在制订作业治疗方案时，首先通过对患者进行作业活动能力评价及影响因素评价，发现哪些日常生活活动受到影响并找出原因，明确治疗目标，提出针对性的治疗方案。为此，治疗中应遵循以下原则。

（一）选择作业治疗的内容和方法需要尊重患者的意愿

患者的愿望和要求是治疗师选择治疗方法的主要考虑因素之一。治疗师应主动和患者交流，并根据患者的身份、地位、文化层次、社会背景等诸多因素综合判断他们的愿望和要求，决定治疗目标和方法。要使患者能够主动、积极参与，充分发挥心理治疗在作业治疗中的作用。如让患者完成一件令其感兴趣的木工、烹饪、绘画、购物等作业，就可以调动患者的主观能动性，激发其机体内在潜能，改善心理障碍，这对患者的功能改善非常有益。

（二）残疾儿童作业治疗的内容和方法需要遵循儿童运动发育的规律

对于一些残疾儿童，在还不具有某些功能时就已残疾者。治疗师应根据儿童运动发育的规律和生活技能获得的正常程序，选择作业治疗内容。儿童生活技能的正常程序是进食、修饰、大小便控制、转移、卸装、着装、淋浴，因此康复训练应按此顺序进行。

（三）选择作业治疗的内容和方法需与治疗目标相一致

针对患者的障碍、残存功能、心理状态和兴趣爱好，设计和选择合适的作业活动，帮助患者恢复已丧失或部分丧失的功能，达到生活、工作、学习、交流等能力的完全自理或基本自理。如果患者功能障碍不能完全恢复，作业治疗中应有针对性地利用患者残存的功能，或借助辅助用具或适当进行环境改造提高患者的自理能力，达到日常生活能力部分自理，选择相应的工种实现就业。例如，偏瘫造成一侧手精细功能完全丧失，但患侧上肢仍有支撑功能，作业治疗中应训练患者借助患侧支撑能力完成穿衣、转移、进食等日常活动；完全性脊髓损伤截瘫患者，可以选择手工作业的工种解决就业问题；双下肢完全瘫痪可以借助轮椅训练实现轮椅代步；双上肢截肢可以安装假肢后完成进食等一般日常活动，也可以用足代手进食、写字等。

（四）作业治疗的选择需与患者所处的环境条件相结合

提高日常生活活动能力是作业疗法的主要内容。因此，治疗师根据患者的残疾和环境评定，采取相应的作业治疗，训练患者适应所处的生活环境；同时进行适当的环境改造，方便患者的生活自立。例如，对于截瘫患者，要训练其能够从床上转移至椅或轮椅或坐便器上，学会控制轮椅上坡、进门、过坎、转弯等；同时对住宅和相应设施也要进行必要的改建，如将床、椅高度降低，做到室内无障碍，门加宽，卫生间加扶手等。

（五）作业治疗既要考虑治疗的局部效果，也要重视治疗的整体作用

人体是一个有机的整体，各部分的功能是相辅相成的，所以作业治疗既要考虑治疗的局部效果，也要重视治疗的整体作用。如偏瘫是由于脑卒中、脑外伤、脑肿瘤等导致的，以一侧肢体随意运动不全或完全丧失为主要临床表现的综合征，偏瘫患者除了肢体功能障碍外，还有认知功能障碍。因此，在作业治疗时，不仅要训练肢体功能，还要注意"心理引导"提高脑功能，充分发挥作业治疗的积极作用。

（六）作业活动的强度和难度要适中

在制订作业治疗方案时，应根据患者的损伤程度等具体情况，选择强度和难度适中的作业活动。一般而言，选择患者能完成80%以上的作业活动，随着患者作业能力的提高逐渐增加作业难点和强度。若选择的活动水平在患者能力范围之内，不具有治疗价值；活动难度过高，既不现实也会使患者灰心。因此，作业治疗方案必须对患者目前的水平和能力有挑战性，通过努力和反复实践使患者的能力得到提高。

二、作业治疗量的选择

患者个体情况不同，选择的作业治疗量就不一样。治疗师应根据患者身体的耐力情况，在康复医师指导下开出作业治疗处方，选择患者能够承受的作业活动强度、时间和频率。除此之外，还要考虑作业治疗体位、用具等多方面因素。

（一）不同作业项目决定作业治疗量

作业治疗项目不同，则作业治疗量也不同，作业项目决定作业治疗量的大小。轻强度作业有擦桌子、磨砂板、绳编、绘画、刺绣等；中强度作业有购物、烹调、木工、推拉锯等；重强度作业有推重物、园艺等。治疗师应遵循作业治疗的原则，根据每个患者功能状态和作业治疗的目标选择合适的作业项目。例如，为改善患者身体平衡协调控制能力，身体耐力较差者可以选择练习擦桌子、跳棋、磨砂板、绳编、绘画、刺绣等轻强度作业活动；身体耐力较好者可以练习打排球、跳舞、木工、拉锯、皮革、陶器制作、驾驶等中重强度作业活动。

另外，作业用具的改变、使用作业材料种类、性质及大小、患者的体位和肢位、作业台面

的高度和位置等也是决定作业治疗量的重要因素。

（二）作业治疗时间和频率是构成作业治疗量的基本要素

作业治疗时间和频率是构成作业治疗量的基本要素。例如，用于增强肌力的活动，可以通过逐渐增加速度或阻力；等张收缩训练时逐渐增加重复次数；等长收缩训练时逐渐增加持续时间来增加作业活动量。作业治疗时间和频度应结合患者实际情况制订。

（三）动作与方向影响作业治疗量

通过改变作业活动的动、静，方向可以增加活动难度。如抛球运动，对于平衡能力较差的人首先是近距离、单方向抛球，随着患者平衡能力的逐渐改善，可以远距离、多方向的抛球。当患者的平衡能力好转到一定程度，可以将抛球运动改为排球运动进行训练。

（四）辅助力量的大小改变作业治疗量

在作业治疗过程中，治疗师可以借助辅助装置或自己的身体辅助患者完成作业活动。因此，治疗师或者辅助设备助力的大小，不同程度改变了作业治疗量的多少。

第二节　作业活动分析

作业活动分析是对一项活动的基本组成成分以及患者能够完成该活动应具备功能水平的一个认识过程。活动分析将活动分解成步骤、动作直至运动类型以确定其基本成分，提取治疗要素。在选择一项活动时，患者的能力要与该项活动所要求的水平相符合。所谓符合包含两层意义：其一是指所选择的活动应向患者当前水平提出挑战；其二是指在目前的水平上获得成功。

作业活动分析是治疗师必须掌握的最基本技能。治疗师通过作业活动分析，观察和了解每个作业活动的基本动作组成和顺序，找出适合每个患者需求、兴趣和生活习惯的治疗性作业活动，观察患者完成作业活动的能力（如协调、平衡、耐受能力等），使患者熟悉和掌握活动技能，完成作业治疗的每一步骤，形成适合自身角色的行为模式。

一、分析的内容

作业活动分析不仅要考虑环境、年龄、性别、职业、文化教育背景、趣味性、适应性、安全性、时间和经费外，还要将作业活动从运动、感觉、认知、心理、社交多方面进行综合分析。简单来讲，主要包括以下几方面的内容。

1. 选择活动类型　分析哪种适合患者需要，能解决问题和引起患者兴趣。

2. 明确活动的特点　分析活动的基本动作和过程，是否借助器具，活动需要的位置，运动的类型和反应，认知功能状态。

3. 分析选择活动的理由　选择的活动应与训练目的、治疗目标紧密相连，不仅要满足患者躯体实际功能需要，还要满足患者心理、认知、工作和社交需要。

4. 确定活动的场地　选择患者可以活动的一个场地进行分析和治疗。

5. 参与对象　除患者和治疗师外，可以选择相应的助手或家人参加治疗。

6. 确定时间　进行活动的时间，应符合患者的需要和遵循其生活习惯。

治疗师在进行分析的过程中，还可以询问患者的一般感觉、活动量大小，是否需要分级，是否重复动作，能否耐受噪声，能否引起兴趣，有无职业和教育的价值等问题，以掌握更多的资料和信息。

二、分析的步骤

1. 提出治疗目标和选择一项活动。
2. 列出该项活动的每一动作步骤。
3. 分析完成该项活动所必须具备的功能和能力。
4. 分析完成该项活动的外部因素。

(1) 患者和使用材料或工具之间的相互位置关系。

(2) 完成该项活动的必要器皿、工具或材料。

(3) 完成该项活动的必要环境。

5. 将每一动作进一步分解为运动形式，并按照表3-1所列内容进行分析。在一项活动中，重复性的动作是活动中的治疗成分，在活动分析时应认真识别。

表3-1　作业活动分析的运动形式

运动类型	重复性	关节运动范围 (ROM)	原动肌	重力影响(辅助/抵抗/无影响)	完成该运动所需最弱肌力	肌肉收缩类型

6. 完成该活动所需要固定的关节以及固定方法。
7. 进行该活动的适合年龄(组)。
8. 该活动所需的最大运动耐量(METS)水平。
9. 利用该项活动进行治疗时的注意事项。
10. 该活动可达到的短期目标。
11. 分级方法　即采用何种方法逐渐增加该项活动的难度：①肌力；②主动关节活动度；③被动关节活动度；④协调性；⑤耐力；⑥时间与速度；⑦运动量。

第三节　作业疗法计划的制订

作业治疗计划的制订是作业治疗实施的核心部分。治疗计划是根据对每个患者的动作缺陷和特定情况进行分析后制订的。一个有效的治疗计划，取决于治疗师认真地进行评定和病史采集，仔细分析和总结评估资料。治疗师、患者及有关人员，应制订一个明确的、贯穿始终的治疗目标和目的，选择合适的治疗方法。因此，治疗计划应包括定期评定、资料收集、长期和短期目标的制订、治疗方法的不断改进和完善。

一、制订的程序

治疗计划制订的过程是发现问题、解决问题的过程，可以促进患者或残疾者恢复最佳功能状态。第 1 步是评估、分析、发现问题，提出解决问题的方法，确定康复目标，设计和实施治疗计划；第 2 步是评估治疗计划的结果，按需要调整计划；最后，当治疗计划完成后对康复疗效进行总结，并为今后的康复计划提出意见和建议。具体过程见图 3-1。

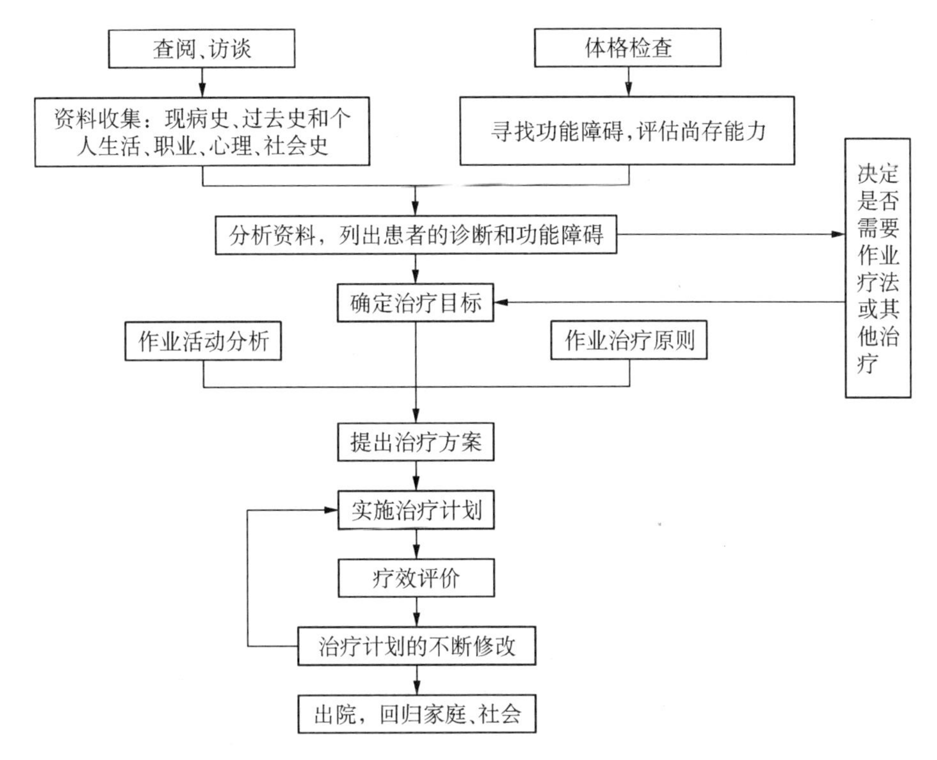

图 3-1 作业疗法计划制订的程序

二、制订的内容

1. 采集和分析患者资料　首先治疗师通过查阅患者的医疗记录及与其本人、家人和朋友交谈，获取病史资料（包括现病史、过去史和个人生活、职业、心理、社会生活史）。然后，治疗师对患者进行体格检查，包括肌力、感知觉功能、关节活动度、骨骼关节畸形、步态及体位转换能力的检查，平衡能力的检查，职业能力的检查，社会生活能力的评定等。

2. 确定治疗目标　对所有资料综合分析，全面了解患者的功能状况和障碍程度、致残原因、康复潜力，据此对患者进行功能和能力的评定。康复评定是康复治疗流程中的重要环节，是实施康复治疗计划的根据和基础。通过评定列出哪些动作缺陷或受限需要作业治疗，充分挖掘患者的潜能，确定作业治疗目标。

3. 提出治疗方案　明确治疗目标后，作业治疗师根据患者的具体困难设计环境改造方案，并根据现有的作业疗法设备，通过作业活动分析，遵循一定的原则提出针对性的治疗方案，并选择合适的作业工作量。

4. 实施治疗计划　治疗方案确定后，就可以实施治疗计划。作业治疗师在治疗过程中应不断鼓励患者，使其克服存在的问题，努力按计划接受治疗，发挥潜在技能。

5. 疗效评价及调整治疗计划　随着治疗计划的实施，需要经常评估治疗的效果，了解经过一段时间的康复治疗后，功能变化的情况并分析原因，以此调整治疗计划。治疗师通过观察和评定可以发现患者的功能变化，针对他的进步，需重新评定运动功能和动作技术，对开始制订的计划进行修改，包括治疗目的的修改，治疗量的调整如活动时间、强度、难度的调整。可以说，整个治疗过程就是治疗计划不断评定、修改、补充的过程。

6. 出院计划　治疗计划结束后，应开始启动出院计划。作业治疗师通过对患者的教育，让其知道现有的活动状况，回家后解决问题的最佳捷径，家庭环境改建和辅助、移动装置的使用、维护以及家庭活动或训练计划。并与所在社区医疗服务部门取得联系，帮助患者安排合适的社区康复场所、治疗人员。

一项治疗计划结束时，应对患者进行评估，即末期评定，对康复疗效进行总结，评定患者的功能状况，评价康复治疗的效果，提出回归家庭和社会或做进一步康复治疗的建议。

三、计划模式

作业治疗计划模式是由治疗师根据患者的诊断和功能障碍的了解完成的。具体框架和内容见表 3－2。

表 3－2　治疗计划模式和指南

项　目	治疗计划指南	
个人资料	从医疗记录和病例研究中获取以下信息：	
	姓名	障碍
	年龄	开始治疗的目标
	诊断	
其他服务	简要列出和描述患者所需的其他服务：	
	医生	心理/精神
	护理	教育服务
	呼吸治疗	精神咨询
	社会服务	社区小组/白天照料
	言语病理	家庭保健服务
	物理治疗	护工
	职业咨询	

续　表

项　目	治疗计划指南
治疗的路径/参考框架	陈述至少1个以上治疗的路径和参考框架
作业疗法评估	从以下选出将要评估的动作成分和动作范围，指明哪个评估由测试或观察获得 动作成分：感觉运动（肌力、关节活动范围、耐力、站立时间、行走时间、坐位平衡、不随意运动、运动速度、运动发育水平、平衡/防御反应、协调/肌肉控制、痉挛、强直状态、脑卒中运动恢复期、姿势反射、功能运动模式、手功能、吞咽/脑神经功能、温觉、痛觉、触觉、本体感觉、嗅觉、味觉、身体图解、运动计划、实体觉、视知觉中的视野、立体关系、空间位置、轮廓/背景、知觉恒定、视-运动协调、深度感、垂直感/水平感、眼球运动、功能性听知觉）、认知、认识整合（记忆、判断、警觉、解决问题的能力、动机、顺序、刚直、抽象思维）、功能性语言技术（言语、书写理解、表达能力、阅读、写字）、功能性计算技术（心理运算、书写运算）、社会心理、心理技术（自我辨认、自我概念、模仿技术、发育水平、对残疾的调整和认识、理想功能、交往技术） 动作范围：自我照料（进食、穿衣、个人卫生、转移、社区活动）、职业活动（工作习惯和态度、工作潜能、工作耐力、家务劳动、小孩照料）、文娱活动（既往和现在的文娱兴趣、放松方式）
评估总结	对检测和观察作出总结
潜能	列出患者具有的、能被调用促进其最大能力独立的潜在技能
列出治疗计划	问题：列出作业需要作业治疗解决的存在问题 目标：针对问题制订具体的治疗目的 方法：写出详细的治疗方法 治疗分级：简要陈述如何循序渐进治疗促进患者进步

参见王刚，王彤主编. 临床作业疗法学。

小　结

本章主要论述了作业疗法原则与作业治疗计划的制订。在制订作业治疗方案时，首先通过对患者进行作业活动能力评价及作业活动影响因素的评价，发现哪些日常生活活动受到影响并找出原因，明确治疗目标。然后了解作业疗法的常用设备，并根据患者的具体困难设计环境改造方案。最后通过作业活动分析，遵循一定的原则提出针对性的治疗方案，并选择合适的作业工作量。

作业治疗计划的制订是作业治疗实施的核心部分，包括定期评定、资料收集、长期和短期目标的制订、治疗方法的不断改进和完善。是发现问题、解决问题的过程，可以促进患者或残疾者恢复最佳功能状态。最后，由治疗师根据对患者的诊断和功能障碍的了解完成作业治疗计划模式，并顺利实施。

思 考 题

1. 作业疗法的治疗原则是什么？

2. 作业疗法活动分析有哪些内容？如何分析？
3. 制订作业疗法计划包含哪些内容？如何制订？

阅读资料

1. 南登昆.康复医学.北京:人民卫生出版社,2003
2. 王刚,王彤.临床作业疗法学.北京:华夏出版社,2003
3. 于兑生,恽晓平.运动疗法与作业疗法.北京:华夏出版社,2006

(郭桂华)

第四章

治疗性作业活动

学习目标

1. 掌握作业活动的治疗作用和应用原则。
2. 熟悉作业活动的改造。
3. 熟悉常用代表性活动。

作业活动是作业疗法所常用的基本活动，患者在反复实施和完成作业活动的过程中获得身心两方面的康复。治疗性作业活动是指经过精心选择的、具有针对性的作业活动，目的是维持和提高患者的功能、预防功能障碍或残疾加重、提高患者的生活质量。

第一节　概　述

一、作业活动的治疗作用

治疗性作业活动不同于一般的作业活动，它以治疗为目的，为最终获得独立的生活能力发挥独特的作用。治疗性作业活动的主要作用包括3个方面。

1. 躯体方面的治疗作用　在克服与改善躯体功能障碍方面，根据所选择的活动不同可以改善患者的运动功能、感觉功能和日常生活活动(ADL)能力。

(1) 增强肌力、体力和耐力。

(2) 改善关节活动范围。

(3) 减轻疼痛和缓解症状。

(4) 改善运动协调性与平衡能力。

(5) 促进手的精细活动功能的恢复，改善手的灵巧性。

(6) 促进感觉恢复。

(7) 提高日常生活活动能力。

2. 心理方面的治疗作用　可以调节情绪，消除抑郁，陶冶情操，振奋精神。

(1) 增强独立感、成就感。

(2) 转移或提高患者的注意力。

(3) 调节情绪，促进心理平衡。

(4) 改善认知与知觉能力。

3. 职业方面的治疗作用

(1) 提高劳动技能。

(2) 提高职业适应能力。

(3) 增强患者再就业的信心。

(4) 改善社会交往和人际关系。

二、作业活动的应用原则

治疗性作业活动是改善机体的功能障碍，以达到预期目标的方法。因此，治疗师首先要设计或选择一项适当的作业活动。也就是说这种活动可以与患者不同的功能水平相结合，当患者的功能水平恰好可以完成该动作时，使其获得成功的喜悦；随着活动难度的逐级提高，患者可以在掌握该活动的同时不断提高功能水平。如选择或应用不当则起不到治疗作用，甚至造成相反结果。因此，治疗性作业活动的选择和训练应遵循以下原则。

1. 能够产生特定的反应　即具有明确的治疗目的，能够针对性地克服或改善患者存在的功能障碍。如为了增加主动的关节运动范围，所选活动必须具有被治疗的身体部位反复向受限方向运动的特征。

2. 能够进行反应分级　即其难度可以从活动强度、时间、完成活动的方式等方面进行调节，使患者有望在下一个功能水平上继续进步。如当运动受限有所改善时，进一步扩大运动范围。

3. 对患者的能力具有挑战性　必须对患者目前的能力水平具有挑战性，通过努力和反复实践使患者的能力得到提高。为达到此目的，所选择的活动应具有趣味性，使患者能够主动参与其中。

4. 对患者应具有价值及意义　患者通过进行一项作业活动，能够从中发现该活动对自身具有特殊的重要性、价值以及目的。

5. 具有重复性以产生治疗效果　选择作业活动时要分析该活动中的某一具有治疗特征的动作是否具有重复性，如下棋、锯木等活动都具有这一特性。利用动作的重复性，在不知不觉中完成运动的再学习过程。

三、作业活动改造

作业活动改造是将常规的作业活动根据治疗需要进行修改，改造后的活动方式具有治疗价值，并且可以根据需要将所选择的治疗活动进行分级，从而达到治疗目的。在治疗过程中，活动的调整可从以下几个方面进行考虑。

1. 工具的调整　进行工具改造时，常用的方法是将手柄的形状与粗细进行变化。加粗手柄工具可使抓握功能稍差的患者较容易完成活动。在进行棋盘类游戏活动时，可通过改变棋盘、棋子的大小或形状来发挥治疗作用。如将象棋的底部粘贴尼龙搭扣以增加提取棋子的阻力，在游戏过程中训练手指的捏力或伸展力。

2. 材料的调整　在进行肌力的抗阻力训练时，可以通过改变材料种类或质地使阻力发生变化。如木工作业中开始可以在质地较软的材料上进行，逐渐过渡到质地坚硬的材料，通过加大阻力提高手指肌力和协调性。

3. 物品定位的调整　物品定位的调整同样会增强治疗的针对性，如将物品放到较高处时就可以诱发肩关节的屈曲或外展，将物品放在两侧则可以促进躯干旋转。肩关节水平内收和外展以及内旋和外旋；将物品放在较低的位置则可以促进躯干的前屈和侧屈。

4. 体位或姿势的调整　同样以下棋为例，站立下进行可增强站立平衡能力和站立的耐力，而为改善认知功能或提高视觉扫描能力，坐位下进行则比较容易完成。许多体育活动可以改为坐位，如坐在轮椅中打篮球、打乒乓球。必要时可以修改比赛规则以适应患者躯体功能状况。

5. 治疗量的调整　可从治疗的时间、频率、强度进行调整，以改变治疗量。如心脏病患者步行训练时，要严格控制运动量，速度不宜过快、时间不应过长，运动量以达适宜心率为度。而对运动员，运动量可大大超过前者。

6. 环境的调整　训练目的为改善认知功能时，需要比较安静的环境以避免注意力分散，但若为了提高环境适应能力、实际生活或工作能力，则应在真实环境中进行，如木工车间、金工车间。

第二节　常用的治疗性活动

作业疗法运用多种作业活动对治疗对象进行治疗。治疗对象通过对作品的认识和操作过程的了解，对各种器材、工具和材料的利用，制作出作品，达到提高精神和身体能力的目的。能够应用在作业疗法方面的作业活动可以说是数不胜数，本节着重介绍一些具有代表性的、相对比较容易应用于作业治疗的作业活动，作为进行作业治疗时的参考。

一、木工作业

木工作业是指利用木工工具对木材进行锯、刨、打磨、加工、组装，制作成各种用具或作品的一系列作业活动。木制品多见于日常生活中，可以作为装饰品来使用，也可以制成家具、玩具、艺术品等用具(图 4 - 1)。木工作业是我国现代作业疗法中应用最广泛、时间最长久的作业活动之一。

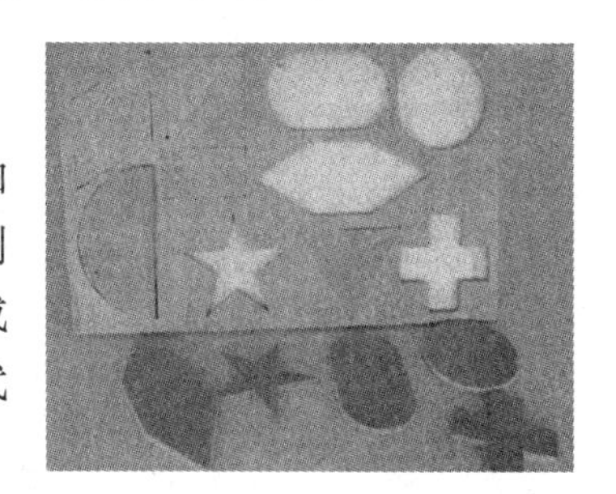

图 4 - 1　木质拼图

(一) 工具及材料

(1) 工具：木工台、桌椅、凳、锯、刨、锤子、螺丝刀、钻、钳子、钢尺、软尺、铅笔等。

(2) 材料：木板、合成板、木条、钉子、油漆、黏合剂、砂纸、刷子等。

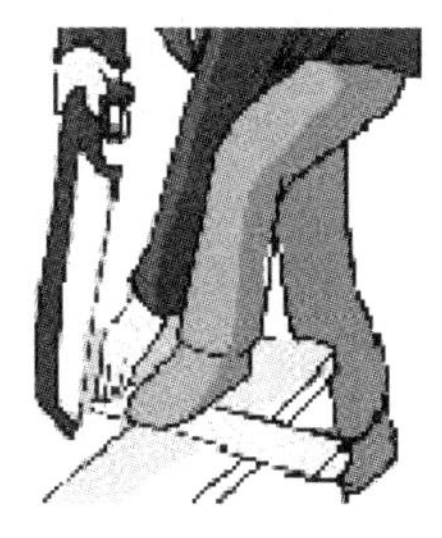

图 4 - 2　锯木

(二) 方法

木工作业动作较多，包括选料、量尺寸、画线、拉锯、刨削、钉钉子、打磨、组装、着色等，其中最具代表性的是锯木、刨削和钉钉子。

(1) 锯木：可用一侧下肢把小块材料踩于矮凳上固定或用台钳固定(图 4 - 2)，大块木材需专门固定装置进行固定；然后用单手或双手持锯，利用肩肘关节屈伸的力量平稳完成拉送动作。

(2) 刨削：用台钳将木材牢固地固定于水平桌面上，以保证所刨出的平面水平；双手或单手持刨利用躯干、肩肘关节屈伸的力量平稳完成推拉动作。

(3) 钉钉子：木材固定方法同上，钉子可用手指固定或钳夹固定。根据治疗目的不同可分别应用肩关节内旋、肘关节伸直、腕关节屈曲、腕关节尺偏的力量用力向下敲打(图 4-3)。

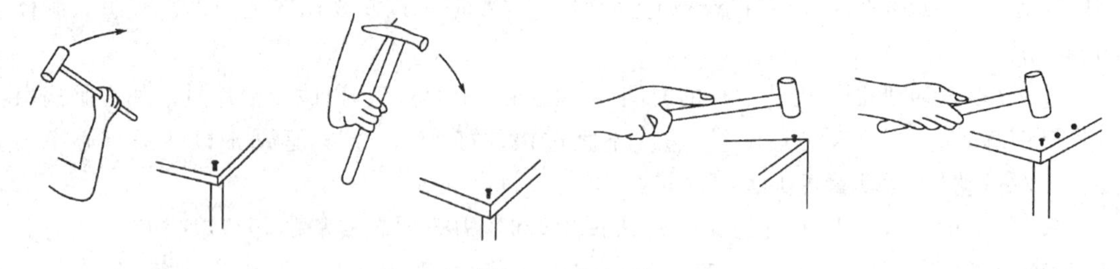

图 4-3 钉钉子

(三) 治疗作用

(1) 增加上肢、躯干肌力和耐力。

(2) 改善肩、肘关节和躯干活动范围。

(3) 提高平衡能力。

(4) 改善手眼协调性。

(5) 宣泄不平衡心理。

(四) 特征

(1) 材料、工具容易获得。

(2) 所生产的产品可用于日常生活或欣赏。

(3) 多数工序容易掌握。

(4) 根据木板的厚薄、大小以及质地坚硬度进行作业活动的分级。

(5) 除大型作业外，木工作业较为安全。

(五) 注意事项

(1) 进行木工作业活动相对要消耗较多的体力，注意调节活动时间，避免作业活动者产生疲劳。

(2) 注意安全防护，需要时戴安全帽，坐轮椅者需固定腰带，噪声大时需使用防噪声设置(如耳塞)。在涂油漆时会产生刺激性气体，应该随时通风换气，必要时佩戴口罩。

(3) 使用锯、刨等锋利工具时注意避免割伤，尤其手灵活性欠佳者和感觉障碍者。要注意工具的使用与管理。

(4) 打磨时注意避免磨伤手部皮肤(图 4-4)。

(5) 木工作业所用木材、塑料、油漆均属于易燃品，要注意防火。

(6) 因油漆难以清除，刷漆时为了避免污染其他物品，应该事先铺垫好废旧纸张等。

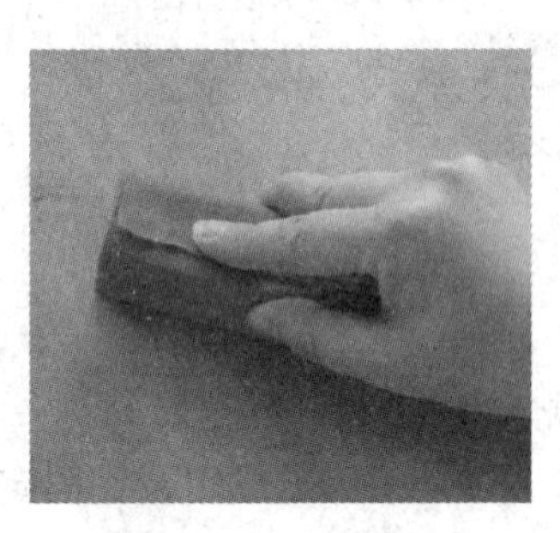

图 4-4 可用砂纸包裹木块便于抓握

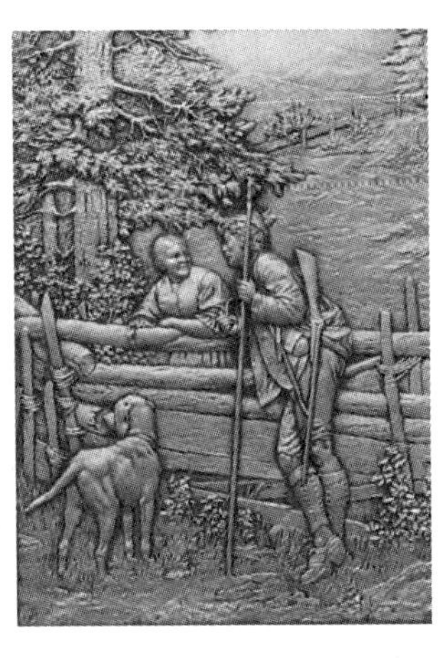
图 4-5 铜板工艺品欣赏

二、金工作业

金工为金属工艺的简称，是指用金属材料制作物品的过程或工艺。金工作业与木工作业一样，为我国早期作业治疗的常用方法，但因需专业工具和专门培训，加之安全方面的考虑，近年来多数工艺已不在作业治疗中应用。仅铜板工艺品制作因工具简单、做工精细、安全性好而继续应用于作业治疗(图 4-5)。

(一) 工具及材料

(1) 工具：金工用剪子、尺子、锥子、画线笔、铅笔、绘画用具、大小不等的木槌、钳子、大小不等的木柄锥子、钻子、成套图案。

(2) 材料：铜板(约 0.3 mm 厚)、木板、图案样本、复写纸、氧化剂(氧化钾)、砂纸、透明硝基漆、喷漆、各种吊环、铁丝或彩带、毡垫。

(二) 方法

(1) 将选好的图案临摹到铜板上。

(2) 根据图案的大小和工艺品的设计剪裁铜板。

(3) 把图案的衬底部分用钉钻砸瘪，使图案部分凸出。

(4) 根据喜好，可以将砸瘪的部分用蜡遮盖住，保留铜板的原色，将凸出的图案着色；也可以将铜板全部喷上黑色；还可将铜板表面全部用硫化钾水溶液涂黑。

(5) 用铁砂纸将凸出的图案表面黑色磨掉，再用细砂纸打光变成金黄色。

(6) 表面喷硝基漆。

(7) 裁装饰面板，将铜板工艺品镶在面板上。

(8) 面板背面装挂线或支架(图 4-6)。

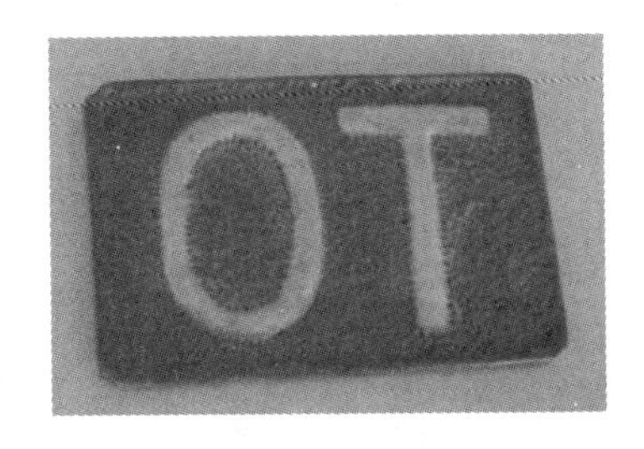

图 4-6 简单铜板工艺

(三) 治疗作用

(1) 维持和增强上肢肌力。

(2) 维持和改善上肢关节活动度。

(3) 改善双侧上肢和手、眼的协调性。

(4) 培养集中注意力，提高创造性。

(5) 宣泄过激情绪。

(四) 特征

(1) 制作过程相对比较简单。

(2) 图案样本及颜色的选择能够发挥个性。

(3) 该作业活动适于男性患者。

(4) 制作过程明确，比较容易划分难度级别。

(5) 完成后利用价值高，易于长久保存及使用。

(五) 注意事项

(1) 有攻击或自伤行为者禁用，以免造成人身伤害。

(2) 铜板裁切后,边缘锐利,防止外伤。

(3) 进行切割、锤打等会引起碎屑飞起,注意使用保护网而避免造成伤害。

(4) 接触锋利的刀具和工件时,必须小心,以免受伤。

(5) 使用喷漆等原料时注意空气流通。

(6) 由于制作过程有噪声,要选择合适的场所、桌面上垫橡胶垫等以免影响他人。

三、皮革工艺

皮革工艺是指利用雕、刻等的技法,对皮革材料加工,制作成工艺装饰品、日常用品的手工艺活动。可以用各种带有图案的模具在皮革上敲打出患者喜爱的花色,制成实用的工艺品(图 4-7)。方法简单,制品新颖、美观大方、有实用价值,患者会产生极大的兴趣。

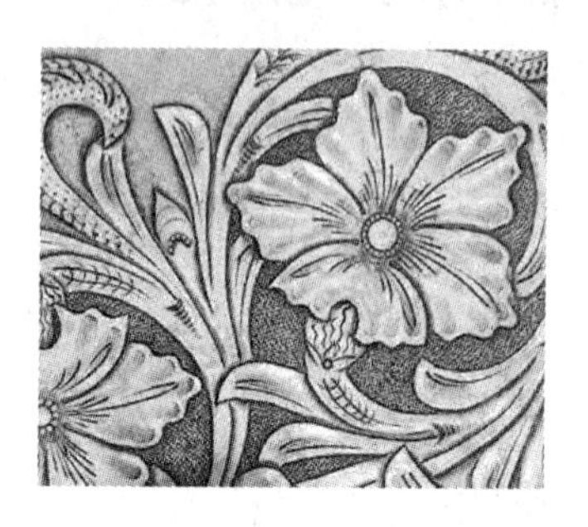
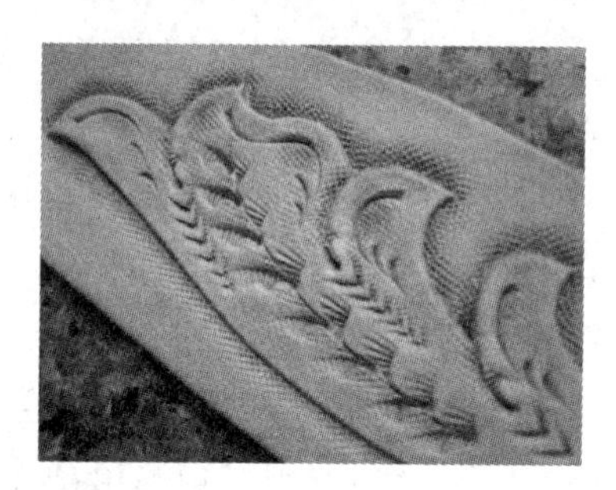

图 4-7 皮革工艺欣赏

(一) 工具及材料

(1) 工具:印花冲头、木槌、橡胶垫、笔、调色盘、裁皮革刀、针、剪刀、纸样、海绵、布等。

(2) 材料:小牛皮、成牛皮、猪皮、染料等(图 4-8)。

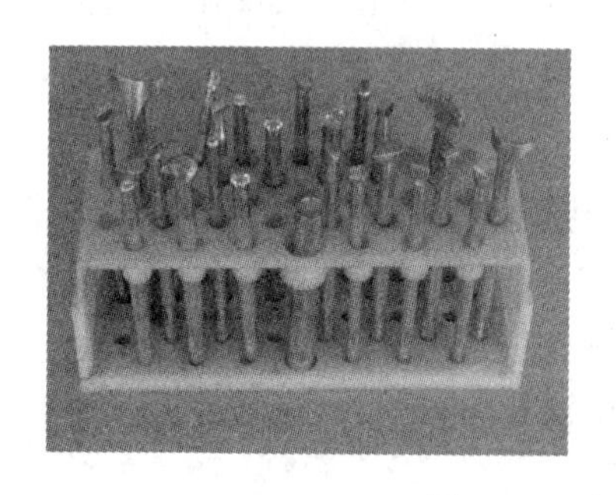
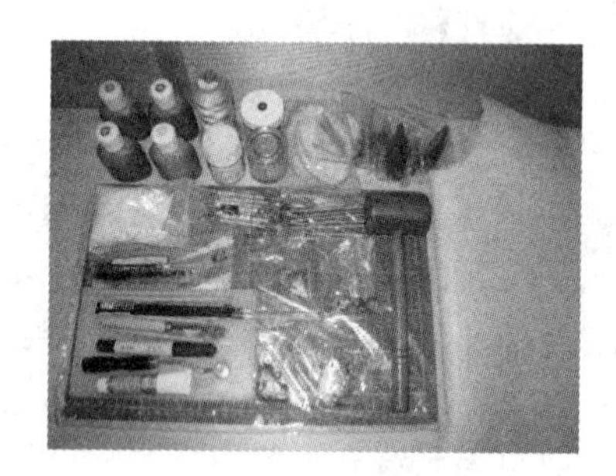

图 4-8 皮革工艺工具与材料

(二) 方法

(1) 确定制作的物品。

(2) 选择图纸,将纸样临摹到相应大小的皮革上。

(3) 将皮革置于橡胶垫上,使用木槌敲击印花冲头,将相应的图案刻于皮革上。

(4) 用蘸水的海绵将革的正、反面浸湿,用调色板调匀颜料进行染色。

(5) 染色风干后涂防水漆,干燥后再涂皮革用硝基漆。

(6) 最后根据制作的物品做进一步加工,患者可按自己的设计完成工艺品制作后的成品加工。

（三）治疗作用

（1）增强手指持握能力和上肢肌力。

（2）改善手指的灵活性和手、眼的协调能力。

（3）改善和维持关节活动范围。

（4）增强坐位耐力。

（5）培养集中注意力，提高创造性。

（6）改善精神状态，稳定情绪。

（四）特征

（1）制作过程相对比较简单。

（2）适合各种年龄和性别的患者。

（3）比较容易根据制作物品的大小与制作工艺的难易度进行分级。

（4）该活动程序复杂，要求水平高，不会使患者感到厌烦。

（5）完成后利用价值高，易于长久保存及使用。

（五）注意事项

（1）运动失调和随意运动严重障碍的患者不可采用此活动。

（2）注意裁革刀等危险工具的使用与管理。

（3）使用油漆、染料等有毒物质时注意通风，必要时佩戴口罩。

（4）选择适当环境，降低刻印皮革时发出的噪声。

四、制陶工艺

制陶是中国古代的伟大发明，有着悠久的历史，几千年来，匠师们创造了无数技艺精湛的瓷器珍品，成为文化宝库中的巨大财富。创作陶艺作品（图 4－9）是一个"认知—动作—认知"协调的过程。当双手从事精细灵巧的动作时，就会把身心每个区域激发起来，使大脑每个细胞、身体上每块肌肉都运动起来，从而使全身心得到很好的锻炼，促使手和脑更加紧密地配合。

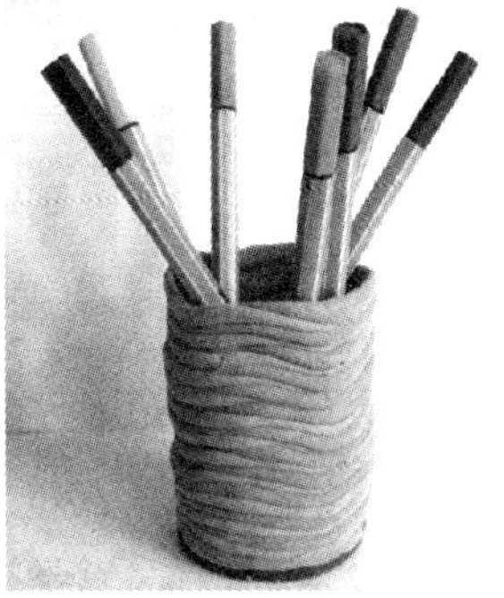

图 4－9 陶笔筒

（一）工具及材料

（1）工具：转盘（陶车）、面板、碾辊、金属棒、钢丝、竹刮板、针、拍子、圆规、瓷器刀、剪刀。

（2）材料：陶土、黏土（瓷土、陶土）、釉彩等。

（二）方法

1. 练土　取 2～3 kg 陶土不断地搓揉，直到搓成菊花状的样子，然后把陶土往桌面上摔到平滑为止。这样是防止陶土硬度不一，有空隙、气泡等，而没练过的陶土在干燥或烧制的过程中容易发生龟裂。

2. 成型　有泥条盘筑法、泥板成形法、拉坯成形法、徒手捏制法等。

（1）泥条盘筑法：搓一泥球并均匀地压成约 0.5 cm 厚（根据作品大小）的泥片作底，再取一泥块压成泥板后用刀裁切成条，搓成泥条（也可以直接用裁的方形泥条）。在做底的泥片上盘筑，边盘筑边把内侧抹平黏牢。继续盘筑，直到需要的高度。根据喜好装饰即完成作品

(图 4－10)。

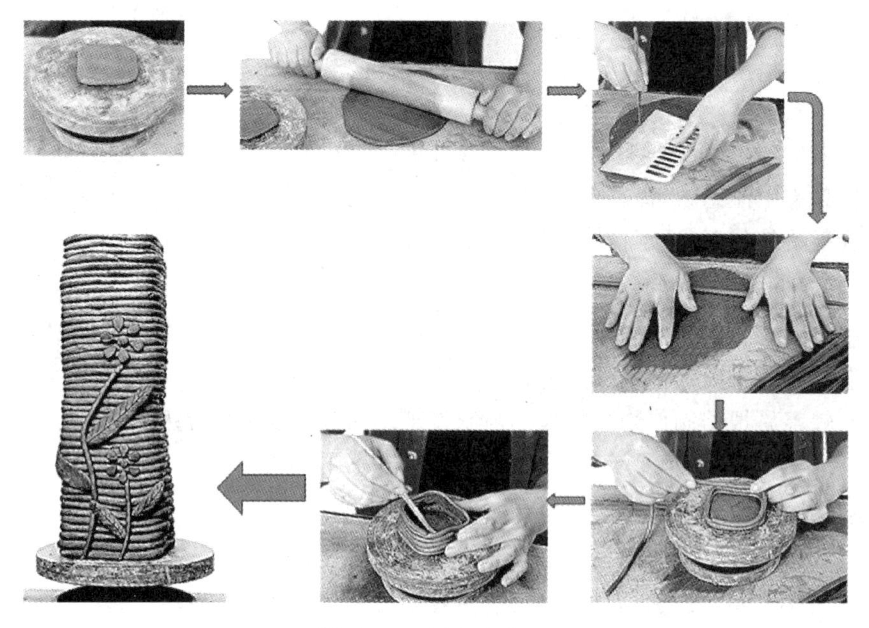

图 4－10 泥条盘筑法

(2) 泥板成形法:用碾辊或木搭子制成泥板,裁好作底。再取一泥块制成泥板,根据需要裁好。把裁好的泥板围在底上,并与底部粘连,继续制泥板向上围,并注意粘连。根据喜好装饰即完成作品(图 4－11)。

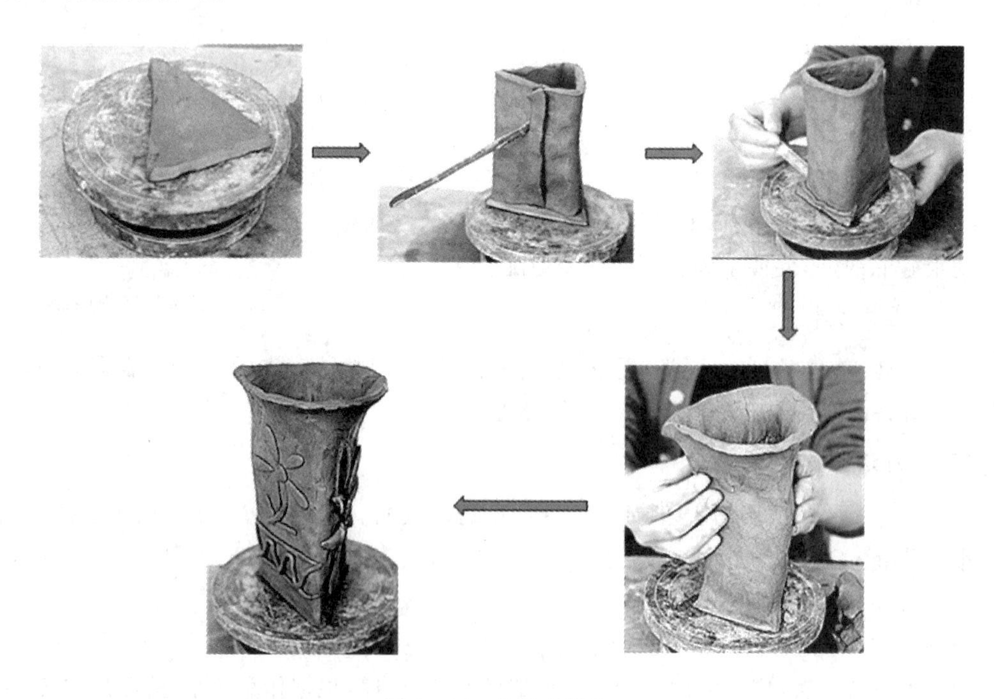

图 4－11 泥板成形法

(3) 拉坯成形法:将揉好的泥放在转盘中间,反复推压泥团使其围绕转盘圆心转动,直至扶正。用掌心从泥团圆心用力向下推压开孔,右手4指从底部逐步找平,将坯体厚薄调整均匀。双手将坯体拔高,左手示指弯曲和拇指相扣,配合右手示指关节,从泥坯底部夹着泥向上提拉。两只手配合使瓶子固定成为想要的形状,整理完成(图4-12)。

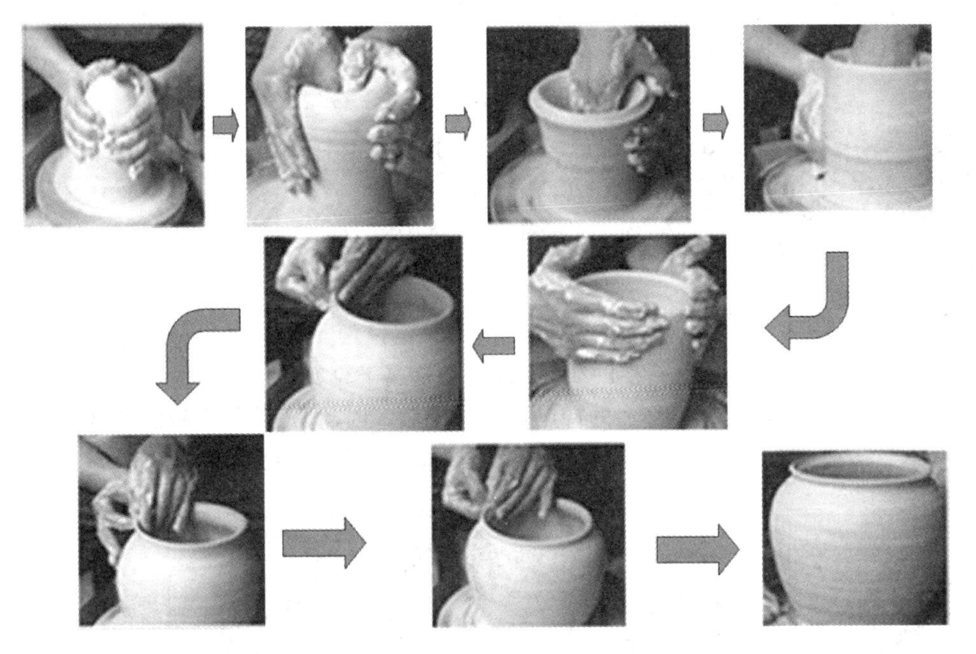

图4-12 拉坯成形法

(三) 治疗作用

(1) 增强手指持握能力和上肢肌力。

(2) 改善双侧上肢和手、眼的协调性。

(3) 增强坐位耐力,提高平衡能力。

(4) 培养集中注意力,提高创造性。

(5) 宣泄过激情绪。

(四) 特征

(1) 趣味性及操作性均较强。

(2) 对场地及材料要求不高。

(3) 根据作品大小及形状容易进行活动分级。

(4) 易于在作业治疗科开展。

(5) 作品经烧制后可长久保存。

(五) 注意事项

(1) 未用完的陶土应装入塑料袋,放在有盖子的容器中,防止受潮。

(2) 如陶土中出现气泡,及时刺破进行修补,避免在后面工序中破裂。

(3) 要尽可能地将坯件放置到坯架上阴干,不可暴晒。

(4) 注意刀、剪等工具的管理与使用。

五、绳编

手工编织在我国有着悠久的历史，古代用简单的木制织布机织粗布，用纵、横线交叉编织，可以织出五颜六色、变化万千的图案。随着材料和工艺的改进，编织工艺真正进入编织艺术时代。手工编织种类繁多，有草编、竹编、绳编等。因绳编工艺简单、操作安全，易于在作业治疗科进行，本书以绳编中国结为例进行介绍。

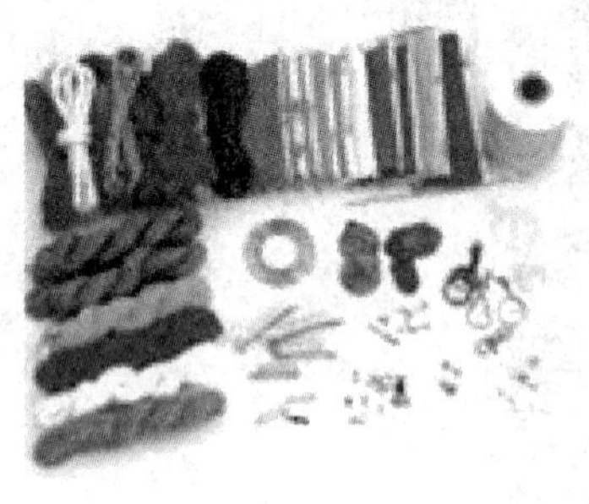

图 4－13 中国结工具及材料

（一）工具与材料

1. 工具　镊子、钩针、针、大头针、结盘或插垫、剪刀等（图 4－13）。

2. 材料　线、强力胶、各种玉石、金银、陶瓷、珐琅等饰物。

（二）方法

1. 双联结　即是以两个单结相套连而成，故名“双联”（图 4－14）。双联结是属于较实用的结，因为它的结形小巧，且最大的特点是不易松散。因此，常被用于编制结饰的开端或结尾，有时用来编项链或腰带中间的装饰结，也别有一番风味。

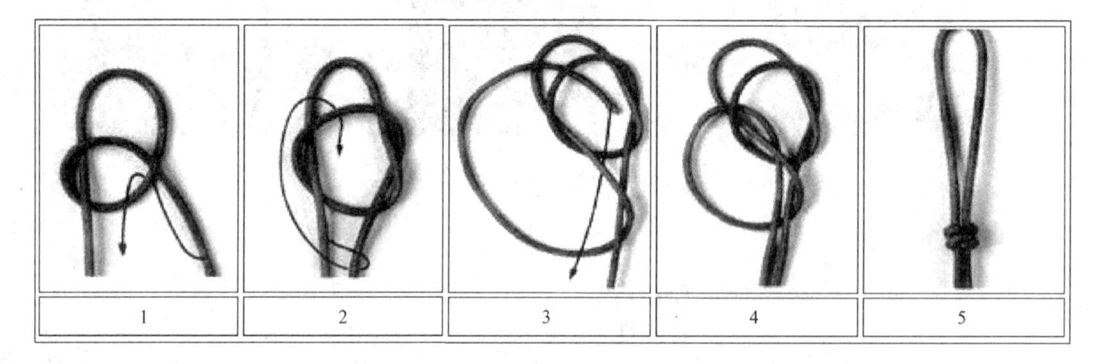

图 4－14 双联结

2. 酢浆草蝴蝶结

（1）编一个三耳酢浆草结。

（2）用右线做第 2 套，穿入第 1 套中，形成第 1 耳。

（3）做第 3 套，穿入第 2 套中，形成第 2 耳。

（4）单线穿第 3 套、第 1 套，钩住第 1 套后返回。

（5）编第 2 个三耳酢浆草结。

（6）左线用同样的方法编第 3 个三耳酢浆草结。

（7）左线穿入第 3 个三耳酢浆草结的外耳中。

（8）左线变成二耳酢浆草结。

（9）右线用同样的方法编二耳酢浆草结。

（10）用双线头编结法编一个三耳酢浆草结，最后调整蝴蝶的大小、形状和松紧度，使之更加美丽（图 4－15）。

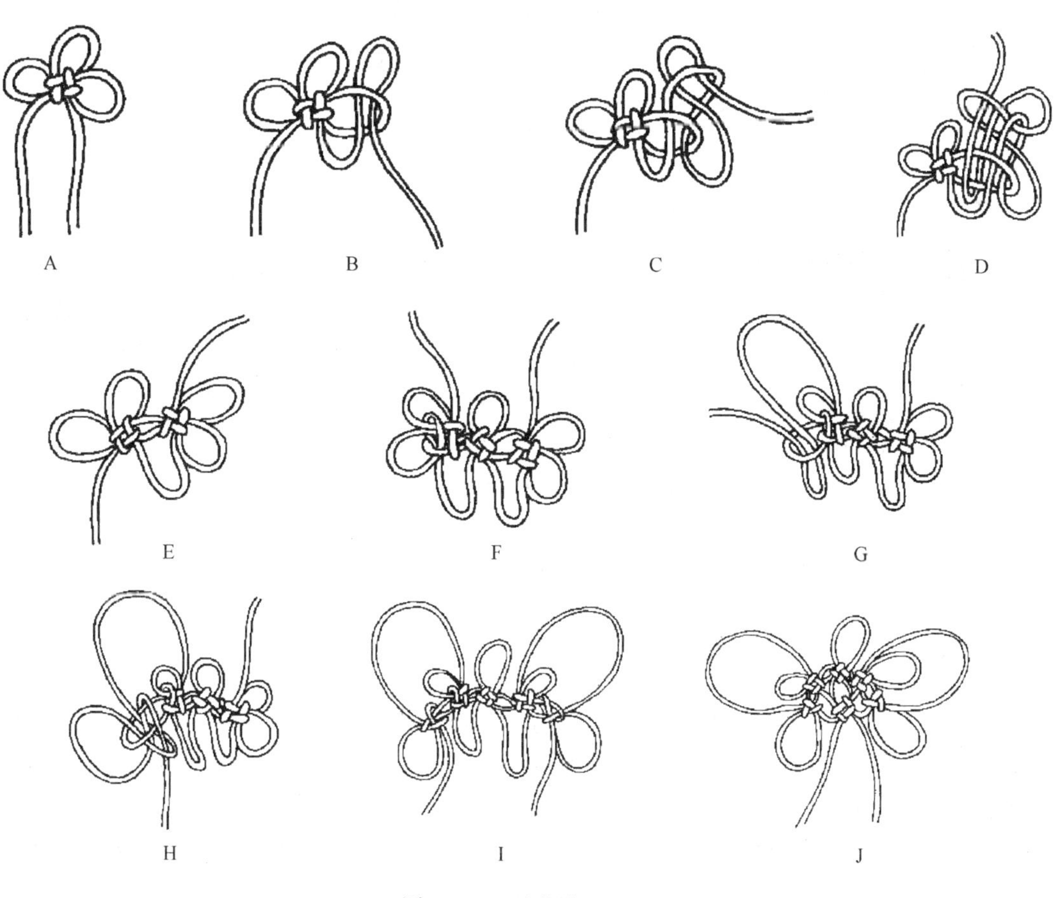

图 4-15 酢浆草蝴蝶结

（三）治疗作用

(1) 促进手指灵活动作及握持动作。

(2) 维持和改善肩、肘关节活动范围。

(3) 增强和改善上肢肌力和手指握力。

(4) 改善双手协调能力和手、眼协调能力。

(5) 改善理解力，发挥创造力。

(6) 改进耐心及集中注意力的能力。

（四）特征

(1) 工艺操作简便，不需要特定的场所和特殊工具。

(2) 绳编工艺无污染、无噪声、安全可行。

(3) 可根据作品的大小、花样难度的变化进行分级。

(4) 易于作业疗法开展。

(5) 产品丰富多彩。

（五）注意事项

(1) 需要洗净双手以免污染线、绳等。

(2) 编结时用力要均匀,避免因用力过大或过小影响作品效果。

(3) 钩针不可太尖锐,以免把线钩伤,产生起毛或出絮的现象,影响美观。

(4) 固定线绳所使用的大头针应注意统计数量,避免造成危险。

(5) 开始编结前,一定要预留足够长度的线绳。

六、剪纸

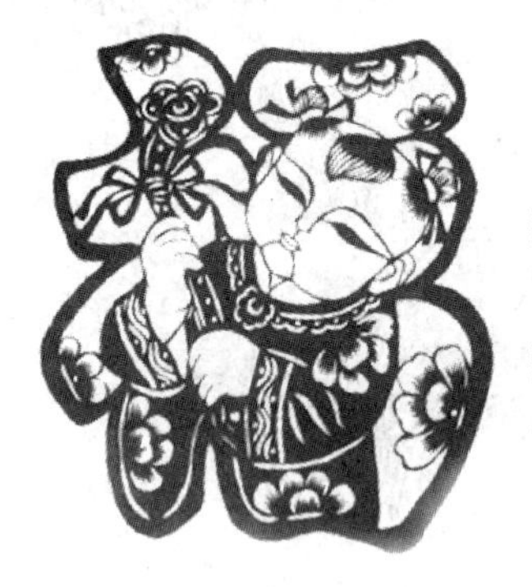

图 4-16　福字剪纸

剪纸是用剪刀或刻刀将纸镂空一部分之后形成一幅图画、图案或文字的过程,又称为刻纸、窗花和剪画。剪纸是中国最普及的民间传统装饰艺术之一。以刀代笔,通过剪刻,一切形象在玲珑别致的形式中塑造和展现,虚实相生,黑白分明,再加上诸多点染、着色技巧,打造成一件件精美的上乘艺术之作(图 4-16)。

(一) 工具及材料

(1) 工具:剪刀、刻板、刻刀、订书器、铅笔、橡皮、尺子、胶水、复写纸、彩色笔等。

(2) 材料:纸(单色纸、彩色纸、金箔纸、银箔纸、绒纸、电光纸等)。

(二) 方法

(1) 阳刻:通常是采用红纸或其他颜色的材料剪刻出来的单色剪纸作品。阳刻剪纸的特征是保留原稿的轮廓线,剪去轮廓线以外的空白部分。它的每条线都是互相连接的,牵一发动全身(图 4-17)。

(2) 阴刻:阴刻剪纸的特点与阳刻剪纸恰恰相反,就是刻去原稿的轮廓线,保留轮廓线以外的部分。所以阴刻剪纸的特征是它的线条不一定是互连的,而作品的整体是块状的(图 4-18)。

(3) 阴阳结合:根据画稿里的虚实关系需要采取阴刻和阳刻交叉的办法,能使画面效果更为丰富,主次更加分明(图 4-19)。

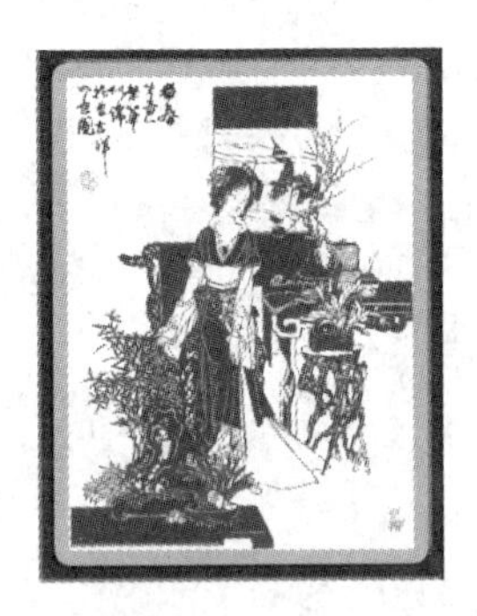

图 4-17　阳刻

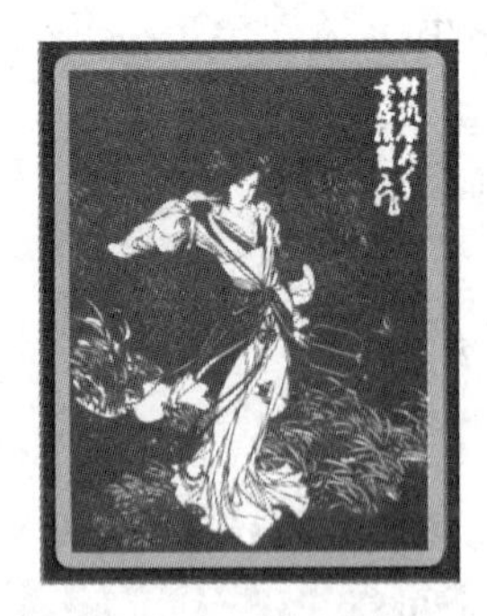

图 4-18　阴刻

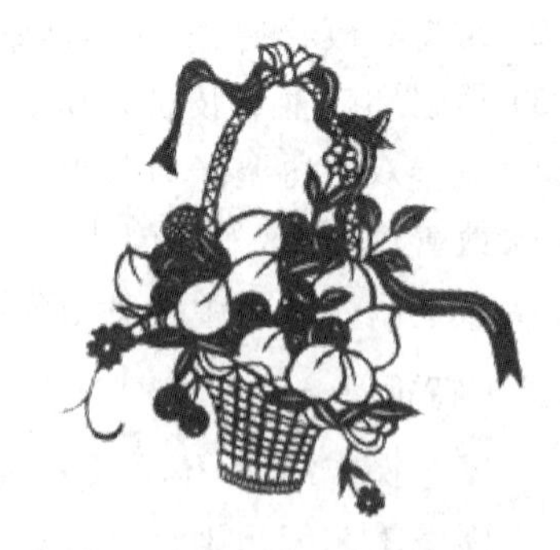

图 4-19　阴阳结合

(4) 折叠剪纸:通常把一张纸对折或多折叠起,剪出的图案叫折叠剪纸(图 4-20)。一般折叠方法:取一张正方形色纸,把带颜色的一面向里对折,每折一次就随即把折线压平。然后,在折叠好的纸面上画好图稿,再按画好的线条剪去要剪的部分即成。一般创作,纸的层数不宜太多,以 4 层为佳。如果想多折几次,最好选择软且薄的纸。

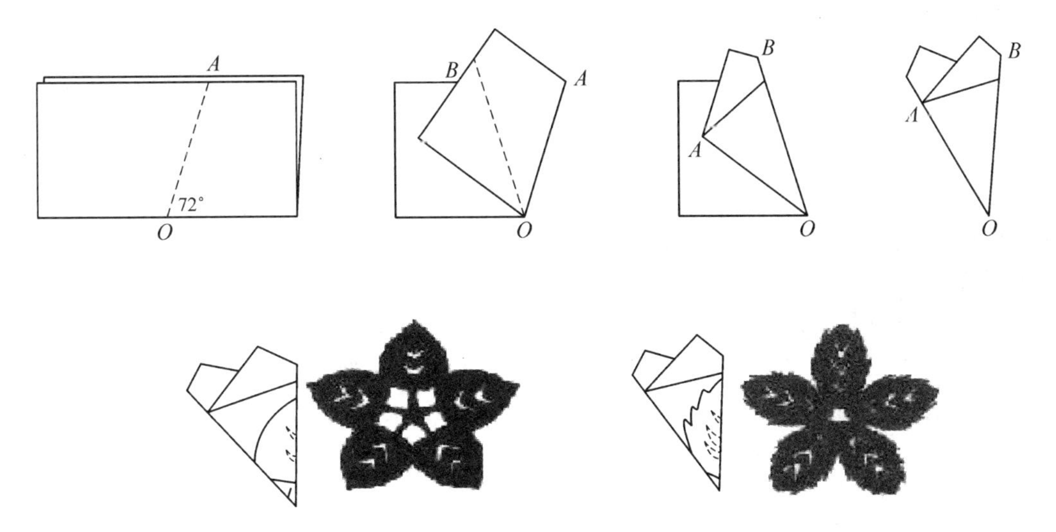

图 4-20　折叠剪纸

（三）治疗作用

（1）改善双手同时操作的能力。

（2）改善手指屈曲和伸展的能力。

（3）改善手、眼协调能力和手指灵活性。

（4）增强坐位耐力，提高平衡能力。

（5）培养集中注意力，提高创造性。

（四）特征

（1）简单易学，上手容易，趣味性强。

（2）工具材料简单，制作工序相对单一。

（3）作品丰富多彩，耗时少。

（4）可根据作品的大小、花样难度的变化进行分级。

（5）易于作业疗法开展。

（五）注意事项

（1）活动中注意刀具的管理。不使用时，刻刀应放在专用的盒子中，避免受伤。

（2）应注意保持刻刀刀刃的锋利。

（3）有攻击行为者可只选用撕纸而不用剪刀或刻刀，以免伤及他人或自伤。

（4）刻纸时刻刀要垂直向下以提高产品质量和防止刻刀断裂伤人。

七、粘贴工艺

粘贴工艺可使用各种颜色大小不等的陶瓷碎片、种子、碎布、铅笔屑等，根据选择的图案在一块面板上粘贴成各种精美的装饰品。所创作的作品立体感强、视觉效果独特而给人耳目一新的感觉。

（一）工具及材料

1. 工具　剪刀、槌子、镊子、马赛克钳、瓷砖刀具、圆规、笔、白乳胶、棉签、牙签、尺子、海绵刷、镊子等。

2. 材料　面板(三合板、铁板、塑料底板)、速干胶、石膏、马赛克、大理石、花岗岩、贝壳、合成树脂、蛋壳、各种豆类和粮食、各种丝线、彩纸、橡皮泥、油漆等。

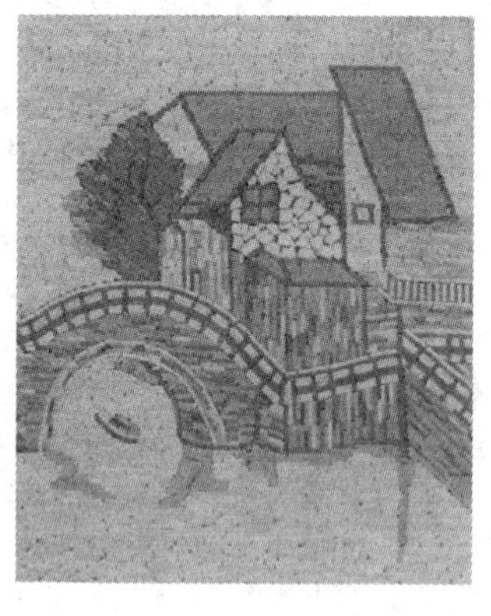

图 4-21　马赛克装饰品

(二) 方法

1. 马赛克装饰品(图 4-21)

(1) 把选择图案临摹成纸样。

(2) 将纸样复写到面板上。

(3) 去掉纸样,按原图案的色彩标注,必要时可做相应着色。

(4) 用钳子、槌子将各种颜色的马赛克敲成碎片备用。

(5) 用镊子夹马赛克碎片蘸上黏合剂,按面板上的颜色粘到相应的位置。

(6) 在通风处干燥后用石膏将缝补平。

(7) 待石膏完全干燥前,用湿毛巾将瓷片表面多余石膏擦拭干净,然后将作品自然干燥。

(8) 根据个人喜好及图案风格装饰面板。

2. 豆贴画(图 4-22)

(1) 把选择的图案复写到厚纸板或面板上。

(2) 按原图案的色彩标注,必要时可做相应着色。

(3) 用镊子夹各种豆类和粮食蘸上黏合剂,按面板上的颜色及形状粘到相应的位置。

(4) 将作品自然干燥。

(5) 根据个人喜好及图案风格装饰面板。

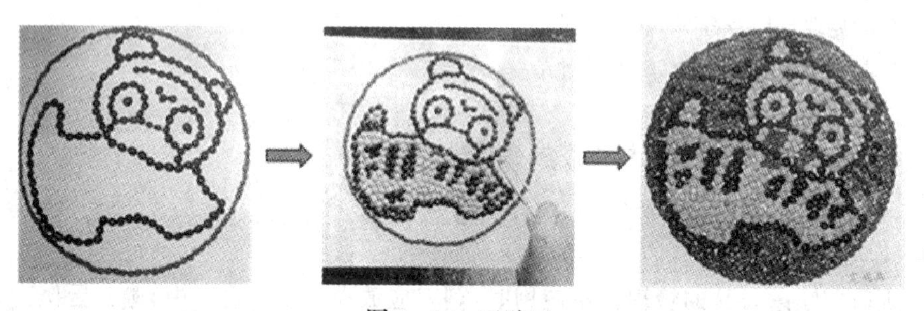

图 4-22　豆贴画

(三) 治疗作用

(1) 增强上肢肌力和手指的持握力。

(2) 改善手指的灵巧性和手、眼的协调性。

(3) 维持和改善关节活动范围。

(4) 消散攻击性。

(5) 提高耐心与耐力,集中注意力。

(6) 通过集体作业可以改善患者的自信心和协调人际关系。

(四) 特征

(1) 作品颜色丰富,趣味性和吸引力强。

(2) 操作简便,易于学习和创新。

(3) 可以就近取材。

(4) 适用于各种年龄、性别的患者。

(5) 可以根据患者情况将活动进行分级。

(五) 注意事项

(1) 注意刀、剪、钳、槌等工具的使用与管理。

(2) 呼吸系统、眼科疾病的患者要避免碎片和粉尘飞扬。

(3) 注意防止马赛克碎片和刃器造成手外伤。

(4) 注意环境卫生,不使用粉末状材料。

(5) 使用无毒黏合剂。

(6) 将用料根据种类、颜色分别放于适当的位置,以利于下一步操作并提高计划性。

八、绘画

绘画是用笔等工具,墨、颜料等材料,在纸、纺织物、墙壁等表面上画图或作其他可视的形象。绘画作为一种造型艺术,虽然表现的是现实生活的视觉形象,但是通过艺术加工,可以反映出作者对生活的感受,并激发起人们对生活的热爱并获得艺术美的享受。绘画活动需要用正确的方法观察事物,用大脑进行分析,再通过手的活动表现出来。

(一) 工具及材料

1. 工具　画笔(钢笔、铅笔、毛笔、水粉画笔、水彩画笔、中国画毛笔、木炭条等)、调色盒、画夹、直尺、小刀、橡皮、胶纸等。

2. 材料　画纸、颜料等。

(二) 方法

1. 涂色　在原有的图案上着色,可以采用彩色蜡笔、水彩笔、颜料等工具,既可以按照图书上的颜色涂色,也可根据喜好选择颜色(图 4-23)。

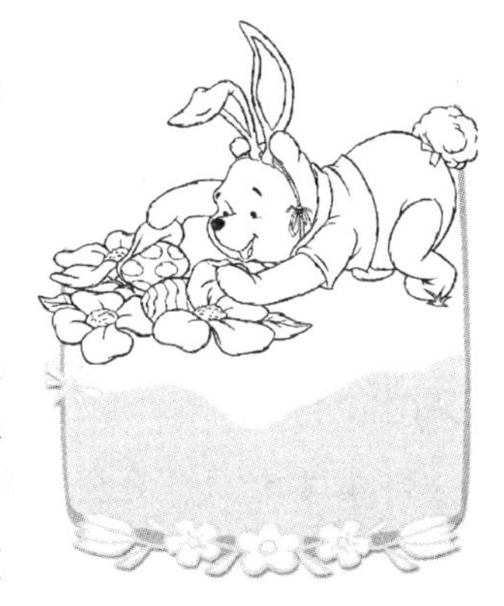

图 4-23　涂色

2. 临摹　按照原作仿制绘画作品的过程。临,是照着原作写或画;摹,是用薄纸(绢)蒙在原作上面画。较适合单人的治疗活动。

3. 素描　素描是一种单色画(图 4-24),常用于培养训练视觉思维和发展技能,是绘画的基础。在素描的练习过程中,素描必须着重光线、物体的关系,笔触的描绘手法,将眼睛所观察到的形体,具体而细致地呈现出来。采用素描进行绘画训练是最为方便的训练方法之一。

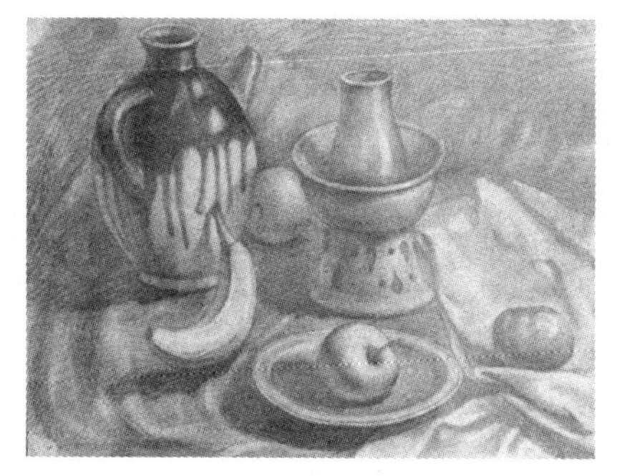

图 4-24　素描

(三) 治疗作用

(1) 改善上肢稳定能力。

(2) 改善手、眼协调能力,手指灵活性及握持能力。

(3) 提高身体的耐力。

(4) 可用于利手交换的练习。

(5) 陶冶情操、稳定情绪。

(四) 特征

(1) 不受场地限制,不需要特殊的工具、器材和材料。

(2) 组织活动的形式多样,既可以进行单人作业活动,也可以进行小组活动。

(3) 不受年龄、性别的限制。

(4) 可根据作品难度的变化进行分级。

(5) 易于作业疗法开展。

(五) 注意事项

(1) 作品不宜选择过于复杂的图案。

(2) 活动前做好充分的准备工作。

(3) 注意绘画和持笔姿势正确,避免长时间出现不良姿势。

(4) 需使用颜料时注意保持画面和治疗场所的清洁。

(5) 使用安全、无污染的材料和颜料进行创作。

九、十字绣

十字绣是一种在中国刺绣的基础上演变而来的手艺,最早起源于欧洲,具有悠久的历史,广泛流行于欧洲和美国以及亚洲等国家和地区。由于它是一项易学、易懂的手工艺爱好,更是艺术的创新,因此流行非常广泛。

(一) 工具及材料

1. 工具　十字绣绣针、穿线板、鹤形剪刀、线盒、绷架、十字绣图纸等。

2. 材料　十字绣线、十字绣绣布等。

(二) 方法

1. 基本针法　有全针绣、2/4 十字绣针法、3/4 十字绣针法、1/4 十字绣针法、锁边针法、法国结等(图 4-25)。

(1) 完整的十字绣针法:其实就是在绣布上用交叉组合成十字,这样多个的针法即组成了十字绣图。会这个针法即可以应付大部分图纸。

(2) 2/4 十字绣针法:即只绣(或)其中一个方向的针。

(3) 3/4 十字绣针法:即绣一个 2/4 针,再绣一个 1/4 针组合而成。

(4) 1/4 十字绣针法:在布的中间及其中一个孔洞里面,用这种针法会使绣图里面的过渡更自然,例如人物脸的边缘。

(5) 连续单个十字绣针法:先按数字的顺序走十字的下侧针法。把将左侧的针法走完后,然后再按数字的顺序走右侧的针法。连续的针法适合于某一种颜色、某一部位的针法相连时使用,这样绣的速度会比较快。

(6) 法国结:用于绣制星星、花蕊、眼睛等针法。卷得多,结粒就越大,最适合做眼睛。

2. 步骤

(1) 挑选图案:在准备绣之前,首先确定图案。

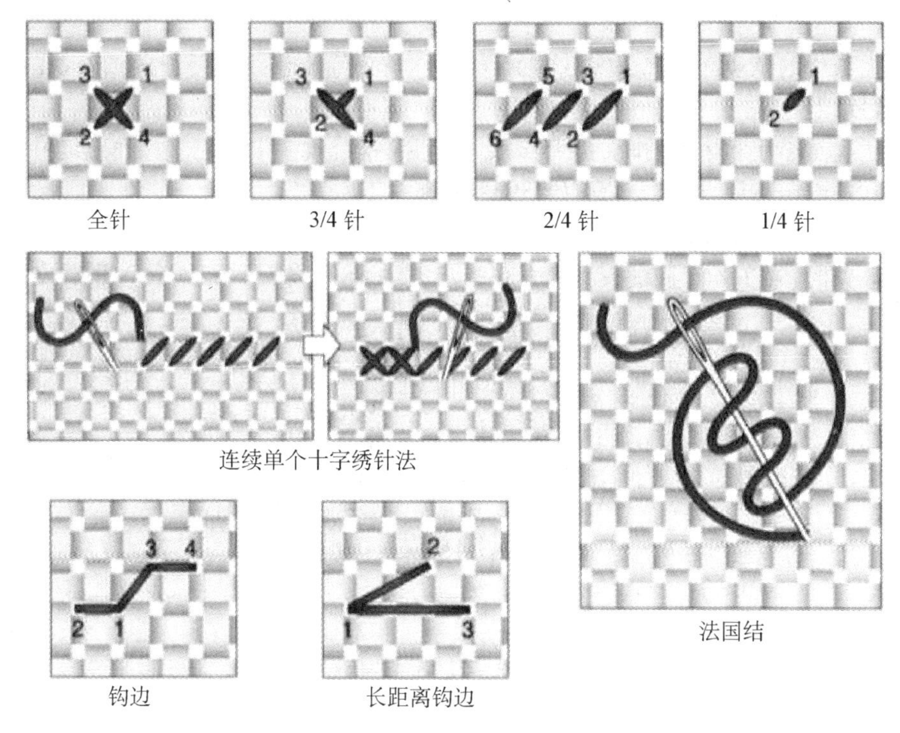

图 4－25 十字绣基本针法

（2）识图：十字绣图由十字绣效果图、十字绣意匠图、十字绣色线符号对照表三部分组成。识图主要指的是识十字绣色线符号对照表。

（3）开工：配齐与图相符合的线、布料、针及辅助材料，就可以开工。一般是从图案的中心动针，这样容易控制全局。绣完一种颜色再绣另一种颜色。

（4）后期处理：十字绣完后，会有些脏，可以用中性洗涤剂、凉水清洗，放在水中轻轻地按几下，不用揉搓。洗完后，用熨斗熨平。熨的时候应在桌上铺一块布，将绣品正面反过来，再在上面隔一层淡色面料熨烫，效果更好。温度不能高，以防止绣品熨坏。

（三）治疗作用

（1）改善手指灵活性及手、眼协调性。

（2）改善肩、肘关节的稳定性。

（3）改善身体的耐力。

（4）提高耐心，促进注意力集中的能力。

（5）改善人际关系。

（四）特征

（1）作品效果逼真自然。

（2）可以实现多种居家用途。

（3）丰富多变，富有创造性、娱乐性。

（4）适用于各种年龄、性别的患者。

（5）可以根据患者的情况将活动分级。

（五）注意事项

(1) 图纸中的色块并不代表实际的绣线颜色，请仔细辨认线标后面的纸号，按线号的要求选择绣线。

(2) 绣线通常为6股，刺绣时一般用2股，钩边用一股。如有特殊用量，请根据图中说明用线。

(3) 在一幅绣品中，刺绣方向应始终保持一致。

(4) 起针时先确定布的中心位置。

(5) 收针时，要在背面将线头空过去并相互压住，注意线头不要乱作一团(图4-26)。

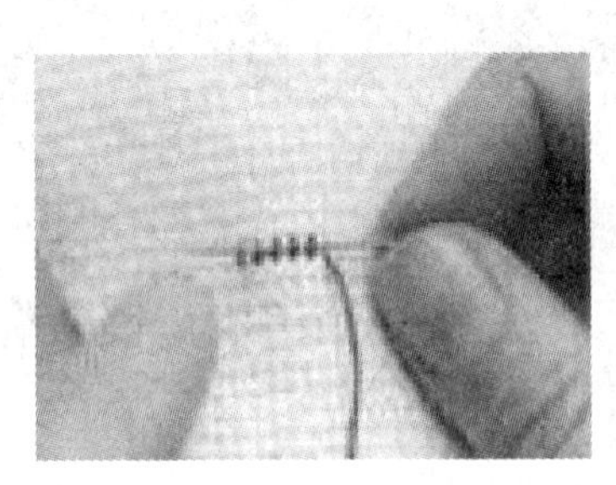
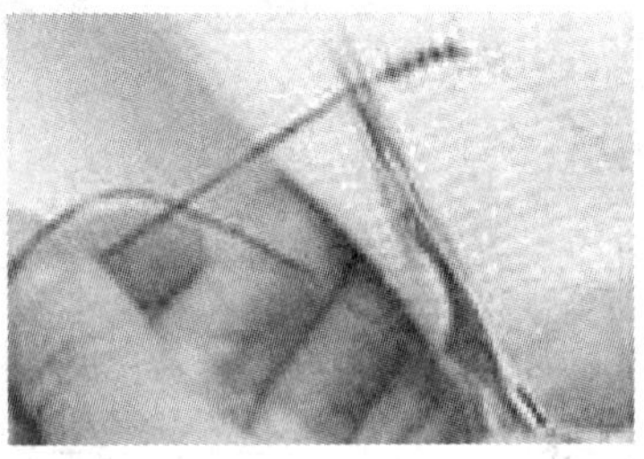

图4-26 收针方法

(6) 绣的时候要注意双手清洁。

十、门球

门球是在平地或草坪上，用木槌击打球穿过铁门的一种室外球类游戏。门球是高尔夫球与撞球的“混血儿”，不但规则简单、轻松有趣，而且可以激发脑力、促进身心健康，是目前经济实惠、老少皆宜的新运动。

（一）球场及器材

(1) 球场：门球场一般是20 m×15 m的长方形场地(有沙面地、草地和人造草地)，场内有3个球门，球门为∩型，门宽22 cm，门高20 m。球场中心装一根直径2 cm、高20 cm的中柱。四边设有比赛线和限制线，同时在一区设有开球区，场地外面有一块记分牌(图4-27)。

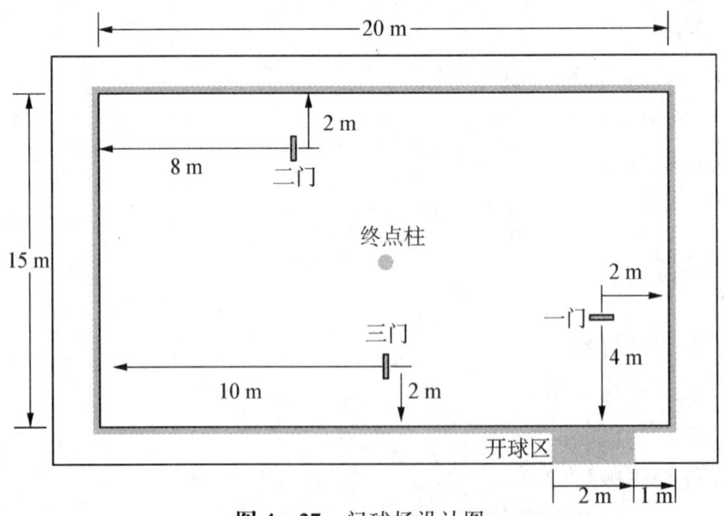

图4-27 门球场设计图

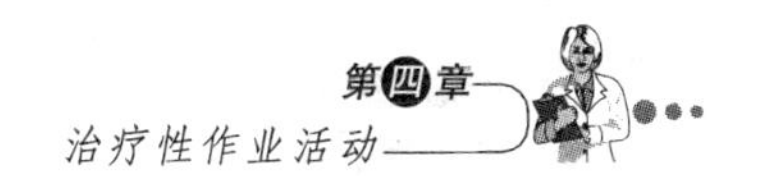

(2) 门球器材:门球、球槌、号码标志和队长、教练标志(图4-28)。

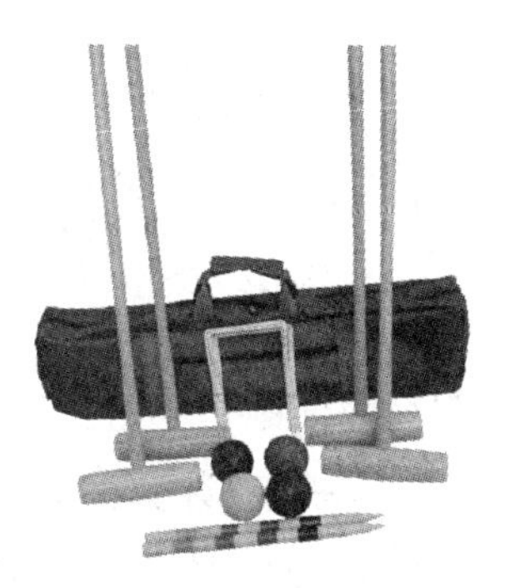
图4-28 门球器材

(二) 方法

(1) 规则:球队分为红队(单号球)和白队(双号球),参赛队员必须佩带号码标志,每人只能打一个与本身号码相同的球(称为“自球”,其他号码的球称为“他球”)。每场比赛时间为30分钟。比赛开始时,双方按1、2、3、4、5、6、7、8、9、10的顺序,轮流上场击球,直至比赛结束。每次击球所用时间不得超过10秒(从裁判员呼号或者球过门、撞击、闪击、续击等,待场内的球静止时开始)。球从开球区发球,按逆时针方向走,每过一扇门得一分,撞柱为2分,每个球员在30分钟内最多(封顶)得5分,球队满分为25分。最后两队的积分各自相加,得分多的为胜。

(2) 击球是队员利用槌头,用击球面打击静止的自球(一次),使自球过门、撞柱、撞击他球或者到达指定的位置,这就是合法的击球。

(3) 闪击球是自球撞击他球后,自、他球均在场内停止开始,捡起他球(指示方向)放在自己脚踩的自球旁边,通过打击自球,使自球的冲震力将他球震出,离开自球和脚下,直到踩球的脚离开自球为止的整个过程。

(4) 球员如果能使自球过门、撞击他球闪击成功后,将获得一次击球权。如果是击球员击出的球无过门、无撞击他球、自球出界、满分或犯规时,击球权即告结束,该球员应迅速退出限制线外。

(三) 治疗作用

(1) 改善平衡能力。

(2) 改善上肢及全身的协调能力。

(3) 改善双手的灵活性。

(4) 改善体力,提高步行耐力水平。

(5) 提高注意力及思维能力。

(6) 改善情绪,促进人际交流与协调能力。

(四) 特征

(1) 规则简单、轻松有趣的户外活动。

(2) 动静相间,强身怡神。

(3) 集体性强、配合性高的运动项目。

(4) 适用于各种年龄、性别的患者。

(五) 注意事项

(1) 参加门球活动前应把臂、腿、腰以及相应的关节充分活动开。

(2) 根据参加者的具体情况,可以对场地以及比赛规则进行适当调整。

(3) 注意对器具的清洁与保管。

(4) 保持场地平整。

(5) 参加门球活动,以安全适度、确保实效为原则。

十一、园艺

通过园艺活动达到治疗效果，可追溯到古埃及时代。当时医生让情绪波动的患者漫步花园，借以稳定情绪。在19世纪，美国开始应用园艺治疗精神病患者。20～30年代，园艺治疗被认为是一种治疗方法。从事种植花草的园艺活动对健康大有裨益。在种花、种草、种菜和培养果树的过程中，通过锄草、培土、浇水、施肥、剪枝等各项活动，起到防治疾病、强身健体的作用。

（一）工具及材料

1. 工具　花盆、铁锹、耙子、花剪、花铲、水桶、喷壶、喷雾器、浸种容器、手套、塑料薄膜等(图4-29)。

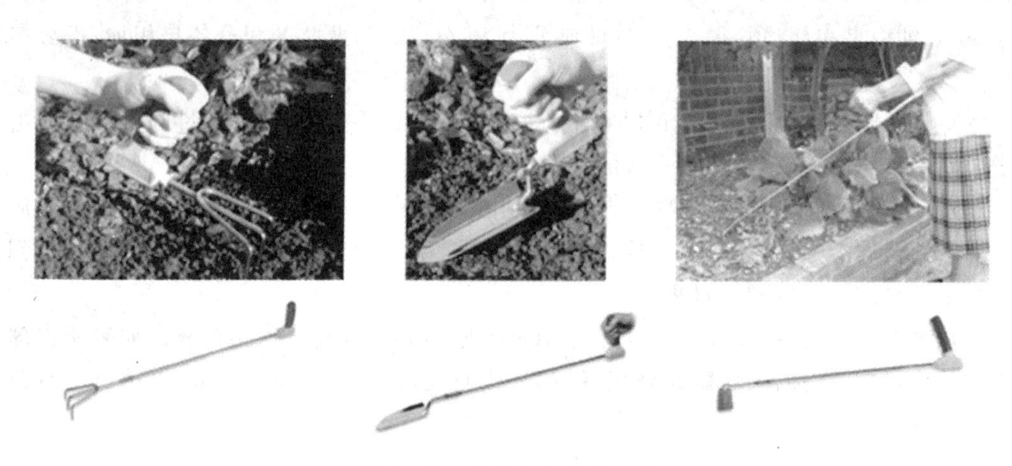

图4-29　改造后的园艺工具

2. 材料　营养土、园林植物、草花种子、肥料、杀虫剂等。

（二）方法

(1) 室外园艺活动：在户外进行的园艺活动包括播种、育苗、移植、松土、除草、修剪、施肥、采摘蔬果等(图4-30)。花卉种植是十分普遍的户外园艺活动。参加者可栽种一些多年生长植物，再加种一些时花，可使花圃五彩缤纷。花卉可种于园地、花圃、不同形状的花盆器皿，吊篮以增加视觉效果。蔬果种植也是一项热门园艺治疗活动，由种子成长至开花结果的整个过程，要求栽种者无比的耐心照顾。为方便老年人、行动不便及乘轮椅者栽种蔬果，可搭建不同高度的栽植花台。另外栽种时令的蔬果，能增加成功率。

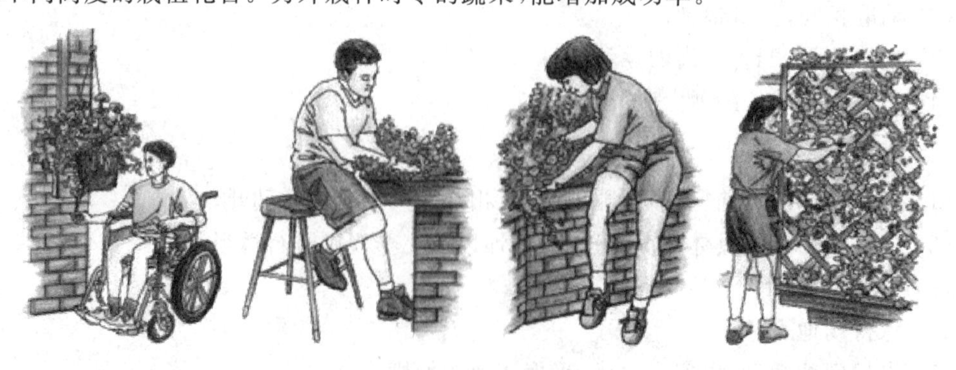

图4-30　园艺活动

(2) 室内园艺活动:包括室内栽种、瓶栽、干花、花卉摆设、压花(图 4－31)、花艺手工艺、烹调收成蔬果等。室内栽种,首先选择适合室内生长的植物。为吸取足够阳光,建议摆放植物于窗旁、窗台或露台。除光线外,栽种者亦需注意室内湿度、温度和植物的水分。

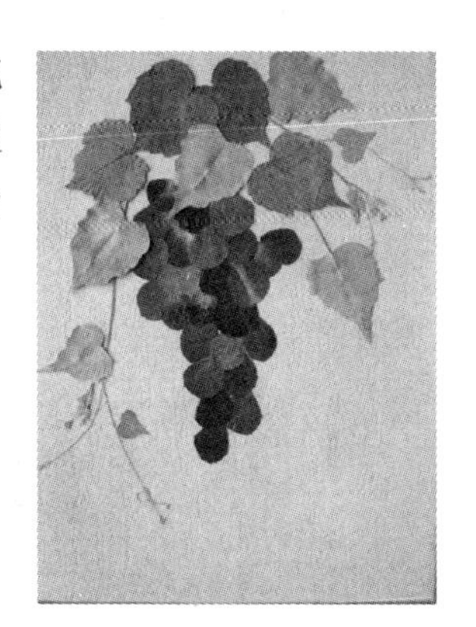

图 4－31 压花作品

(三) 治疗作用

(1) 改善身体及肢体的关节活动范围。

(2) 增强肌力,改善身体平衡能力。

(3) 改善手、眼协调能力。

(4) 改善精神状态,促进情绪稳定。

(5) 有助于协调并促进人际关系。

(四) 特征

(1) 活动多元化,能够因服务对象的能力和需要安排合适的活动,达到治疗效果。

(2) 适合不同年龄、不同背景及不同能力的对象。

(3) 治疗时间可持续延长。在治疗小组结束后,服务对象可以继续照料所栽种的植物,一起分享植物生长的状况,让园艺治疗的疗效可以持续下去。

(4) 可选择室内和室外场地进行训练。

(五) 注意事项

(1) 园艺场地可能存在不平整和有其他障碍物的情况,训练时要预防摔倒,平衡功能欠佳者尤其注意。

(2) 园艺及种植植物的种类繁多,种植的方法和注意事项也不尽相同。因此,应多方查看有关的参考书籍,选择恰当的种类。

(3) 部分工具较锋利,使用时注意避免造成人体伤害。有自伤和伤人者慎选此活动。

(4) 对初学者和情绪控制欠佳者不宜选用名贵花卉进行训练,以免造成不必要的损失。

(5) 注意不同植物对阳光、湿度的需求和控制。

(6) 对所使用的肥料及杀虫剂要进行严格保管。尤其是使用毒性大的农药类时,更要小心保管,正确使用,避免中毒。

十二、游戏

游戏是作业治疗最为常用的活动之一,一般是指有一定规则并可分胜负的娱乐活动。治疗性游戏种类繁多,既有富有民族色彩的传统游戏,也有近年来流行的诸如游戏机、网络游戏等新品种。作业疗法将一些室内游戏开发、应用到临床治疗中,主要是因为在游戏过程中能够获得治疗作用,促进身体功能、精神功能和社会活动能力的发展,因极具趣味性而深受患者的欢迎。

(一) 棋牌类游戏

棋牌类游戏是深受广大群众所喜爱的娱乐活动,具有很强的娱乐性和竞技性,是作业治疗常用和有效的媒介之一。

1. 种类

(1) 棋类游戏:包括象棋、围棋、跳棋、陆战棋、飞行棋等。

(2) 牌类游戏:包括扑克、麻将、牌九等。

2. 设计要点

(1) 棋类游戏:为抓握能力受限的患者,可改变棋盘和棋子的材料和大小。为增强手部肌力,可在棋盘和棋子上加上尼龙搭扣以增加阻力(图 4－32)。为增强站立平衡能力和站立耐力,可在站立位、坐位,甚至是蹲位下进行训练。根据患者不同程度的功能障碍,将棋盘格子由大到小、棋子由轻到重等从易到难进行设计。

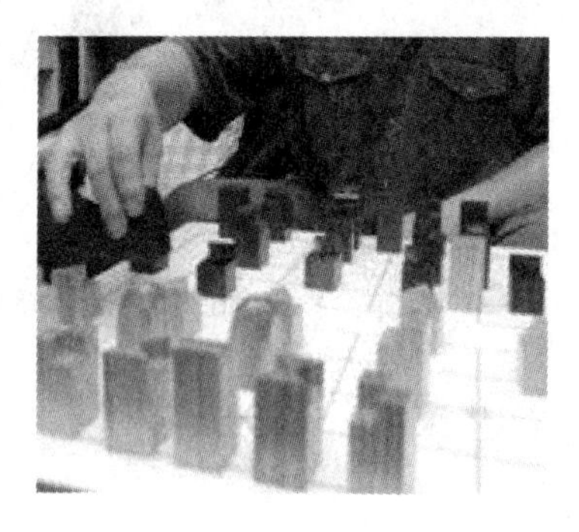

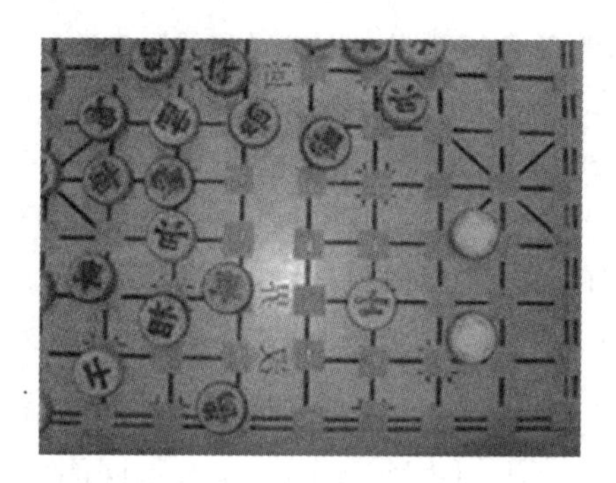

图 4－32 象棋

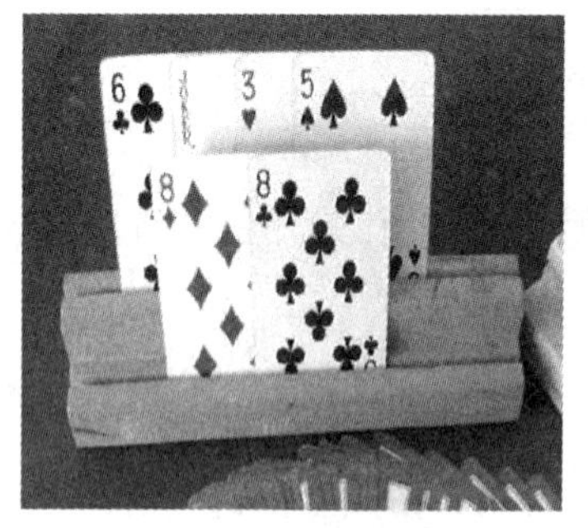

图 4－33 持牌器

(2) 牌类游戏:手功能不佳或截肢者可使用持牌器代替抓握(图 4－33),失明者可在牌上打上盲文,通过改变麻将、牌九的重量和粗糙程度来改变活动难度。可采用站立位、坐位和轮椅坐位进行训练。

3. 治疗作用

(1) 改善手的灵活性。

(2) 改善手、眼协调性。

(3) 提高患者的耐力。

(4) 改善患者的心理状态和人际关系。

(5) 改善思维能力和视扫描能力或转移注意力。

(6) 促进感觉恢复。

4. 注意事项

(1) 注意时间的控制。

(2) 注意保持正确的姿势。

(3) 注意情绪的控制,避免情绪过度激动。

(4) 避免大声喧哗以免影响他人正常治疗。

(5) 杜绝赌博。

(二) 拼图游戏

拼图游戏始于 18 世纪的英国,在欧洲开始广泛流行。200 年后的今天,拼图已成为老少皆宜的世界性游戏。

1. 设计要点　根据患者手指能力的不同,选择不同规格、不同种类材料的图块(图 4－34)。根据图块的花色、大小及数量进行活动分级。

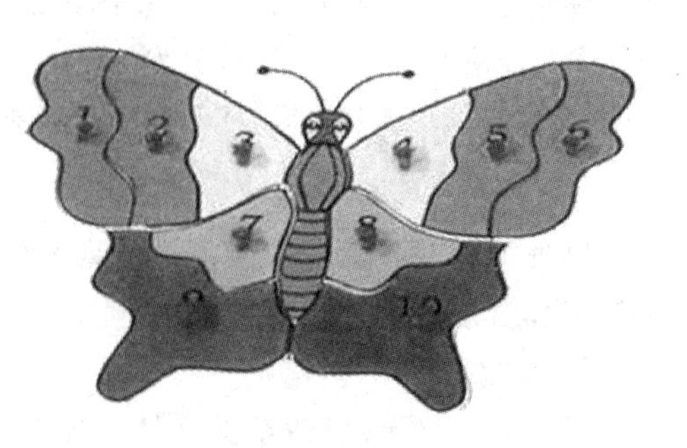

图 4－34 木质拼图

2. 治疗作用

(1) 改善手的灵活性。

(2) 改善手、眼协调性。

(3) 提高患者的耐力。

(4) 培养注意力的集中和耐心。

(5) 提高认知功能。

(6) 改善不良情绪,放松心情。

3. 注意事项

(1) 注意时间的控制。

(2) 注意保持正确的姿势。

(3) 拼图底板要摆放平稳,以免倾倒。

(三) 电脑游戏

电脑游戏题材丰富、有趣,独特的视听效果和引人入胜的情节深受大众的喜爱,可用于认知和知觉功能障碍,手、眼协调性障碍以及手功能障碍的训练。

1. 种类　单机游戏、网络游戏、Flash 小游戏、电子竞技。

2. 设计要点　可使用游戏控制手柄、特制手柄、改装键盘或鼠标进行输入和游戏。使用触摸屏以提高患者的直接参与,也可使用自助具帮助抓握困难的患者完成训练。

3. 治疗作用

(1) 改善注意力、视扫描能力和定向力:如迷宫游戏、大家来找茬、贪吃蛇等。

(2) 改善记忆力:如记忆大师、记忆翻牌等。

(3) 提高问题解决能力:如推箱子(图 4-35)、挖地雷等。

(4) 改善手灵活性和反应能力:如潜艇大战、连连看等。

(5) 改善情绪,宣泄不平衡心理:如郁闷发泄专家。

(6) 提高逻辑思维和耐心:如数独(图 4-36)、拼图游戏等。

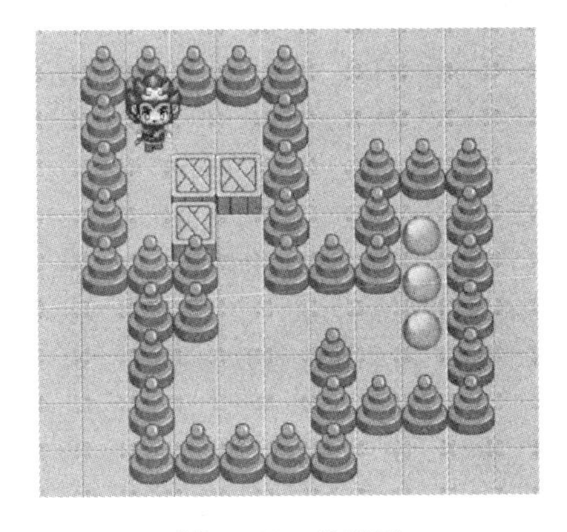

图 4-35　推箱子

	2	5	4		7		6	
		9		3		1	2	
	4				9			5
6		4		8	5			3
	8			9			1	
3					2	6		8
2			3				4	
	7	1		2		5		
	3		9		1	8	7	

图 4-36　数独

4. 注意事项

(1) 注意时间的控制。

(2) 注意保持正确的姿势。

(3) 分清现实和虚拟的关系，防止沉迷于虚拟世界。

(4) 治疗师应注意对游戏的控制，避免患者过于激动。

小　结

作业疗法在许多情况下与物理疗法具有相同的目的，如增强肌力、扩大关节活动度等。但是，作业疗法常常是利用一些作业活动，让患者在完成某项活动的过程中达到治疗目的，所以，选择什么活动能达到预期的目的，如何完成和怎样指导患者完成某项活动成为作业疗法能否成功的关键。治疗性作业活动不同于一般的作业活动，它以治疗为目的，患者在反复实施和完成作业活动的过程中获得身心两方面的康复，为最终获得独立的生活能力发挥独特的作用。作业疗法治疗师必须具备有关作业活动的知识，熟练掌握诸多的制作技术；同时还要深入浅出地教会患者要做什么，在什么地方做，为什么要做这些活动和怎样做好。要根据患者的年龄、性别、身体、精神障碍的种类、心理状态、兴趣、社会经历等各种条件选择活动项目，还应当与患者身体障碍相结合，以达到预期的目的。因此，作业活动是科学的严谨的治疗技术。本章重点介绍了几种治疗性活动的操作技术。

思 考 题

1. 试述治疗性作业活动的躯体功能方面的治疗作用。
2. 治疗性作业活动选择的原则有哪些？
3. 为增强肌力，可以选择哪些作业活动？
4. 为宣泄过激情绪，可以选择哪些作业活动？

阅读资料

1. 缪鸿石.康复医学理论与实践.上海:上海科学技术出版社,2000
2. 陈立嘉.基础作业学.北京:华夏出版社,2004
3. 柳宗悦.日本手工艺.桂林:广西师范大学出版社,2006
4. 窦祖林.作业治疗学.北京:人民卫生出版社,2008
5. 潘嘉来.中国传统木雕.北京:人民美术出版社,2006
6. 陈琳琳.现代纸艺术——现代手工艺丛书.南京:江苏美术出版社,2001
7. 孙晶.现代陶艺术——现代手工艺丛书.南京:江苏美术出版社,2001
8. 郑静.现代金属装饰艺术——现代手工艺丛书.南京:江苏美术出版社,2001
9. 金宁.文体疗法学.北京:华夏出版社,2005
10. 刘赦,徐伟灵.绘画素描.南京:江苏美术出版社,2006

(李　渤)

第五章
日常活动能力的训练

学习目标

1. 掌握穿衣、洗脸、进食等活动训练。
2. 掌握桥式运动、床上翻身等活动训练。
3. 掌握日常生活活动的简单操作方法。
4. 熟悉滑动转移活动内容。

日常生活活动(activities of daily living, ADL)是人在独立生活中反复进行的、最必要的基本活动,包括衣、食、住、行及个人卫生等方面。日常生活自理是脑卒中作业康复的最终目标。ADL 训练是偏瘫恢复期的最重要内容,ADL 能力的高低直接影响患者今后的生活质量,故是所有康复治疗的最终目标,也是判断综合治疗效果的客观标准。ADL 的训练一般在患者开始出现肢体部分分离运动时即可开始,若超过 1 个月尚未出现分离运动,则应开始着手健侧代偿训练。常用 Barshel 指数等评价表确定其能力范围,并根据 ADL 能力等级设计适合其完成的作业方法。如把 ADL 动作分解为若干个小动作,从易到难,从简单到复杂,结合晨间、日间护理,进行床边训练。患者在完成一项作业时,可能要花费很长时间,护理人员要有极大的耐心,对其每个微小进步,都要予以恰当的肯定和赞扬,鼓励其逐步适应居家的日常生活。由于偏瘫程度不同,训练时常需借助一些辅助用具,或需要对环境作适当调整。

ADL 的内容如下。

(1) 脱衣服、鞋、袜等动作。

(2) 进食、饮水等动作。

(3) 起居、室内移动:床上翻身、起坐、站立、床与轮椅间的移位动作,以及料理家务活动等。

(4) 行走、上下楼梯、操纵轮椅以及拐杖的使用。

(5) 个人卫生:如洗漱、整容、入浴、上厕。

ADL 训练的目的如下。

(1) 帮助患者维持原有的功能性独立活动水平。

(2) 重新学习和掌握 ADL 的技能。

(3) 找出新的、实用的操作方法,以解决实际问题。

(4) 省时、省力地进行某项功能活动。

(5) 在辅助性装置和用具的帮助下,达到最大限度的生活。

第一节　自我料理能力的训练

以脑卒中、脑外伤所致偏瘫患者为例,进行 ADL 训练。

一、更衣训练

1. 更衣

1) 穿上衣方法　①先穿患侧,将上衣拉到肩部,袖口尽量上提;②穿入健手袖口;③用健手整理,系扣。

2) 脱上衣方法　①先脱患侧的肩部;②再脱健侧;③最后脱患侧。

穿/脱上衣基本要求如下。

(1) 坐在有靠背的椅子或床边,靠自身的平衡能力完成穿上衣。

(2) 坐位下双足能平放于地上。

(3) 在穿衣训练前,治疗师应分析与评估患者的动态坐位平衡和认知功能。

穿/脱上衣活动成分见图 5-1。

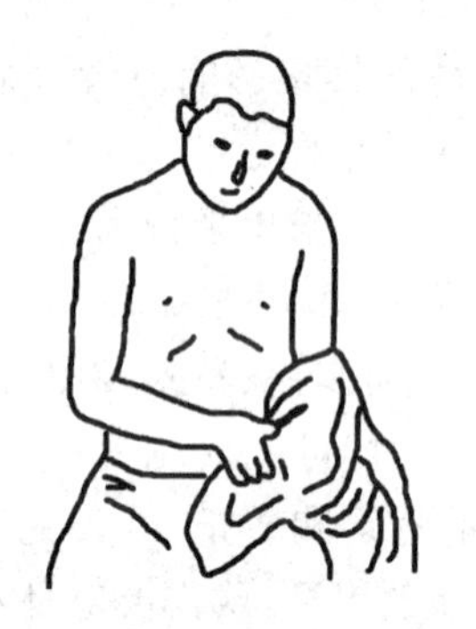
先穿患肢

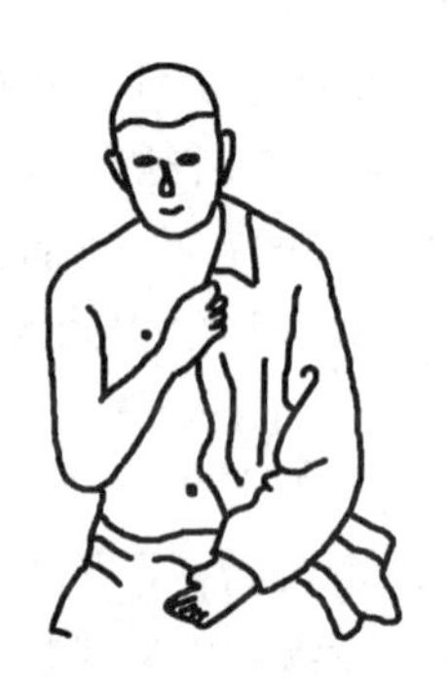
穿到肩部

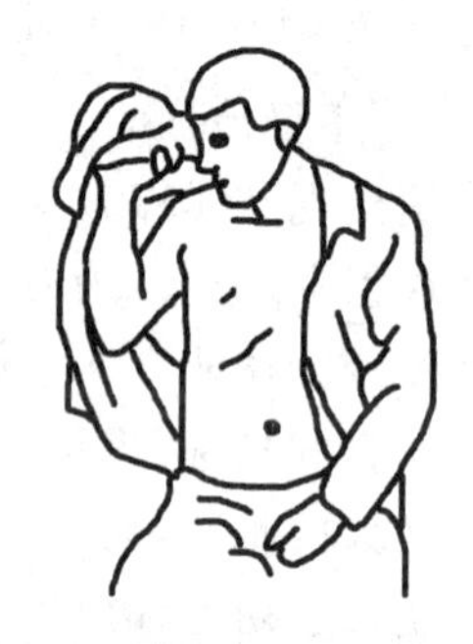
将健手转到后面穿上袖子

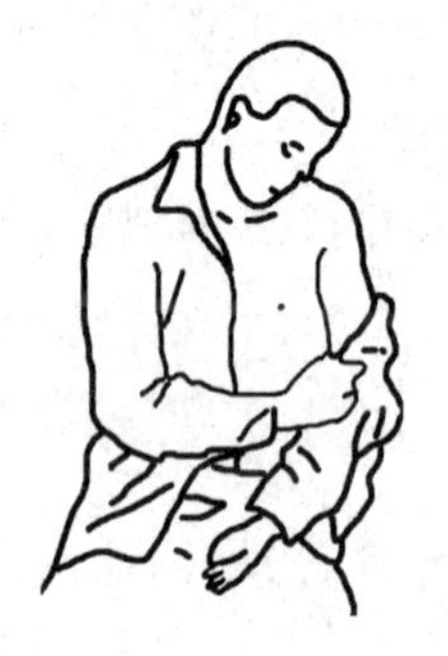
先脱患侧肩部

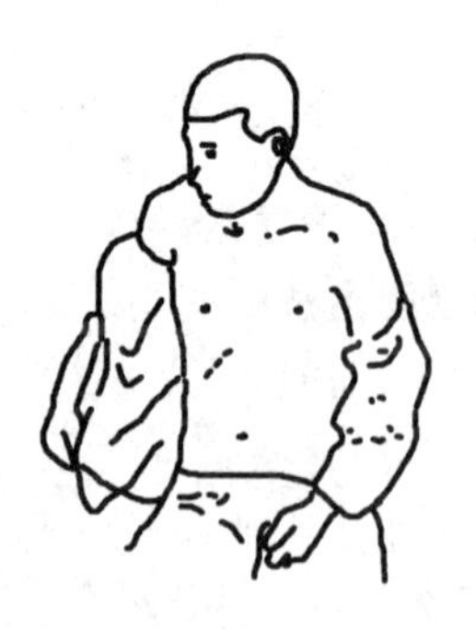
再脱健侧肩部,此时上衣脱到臀部

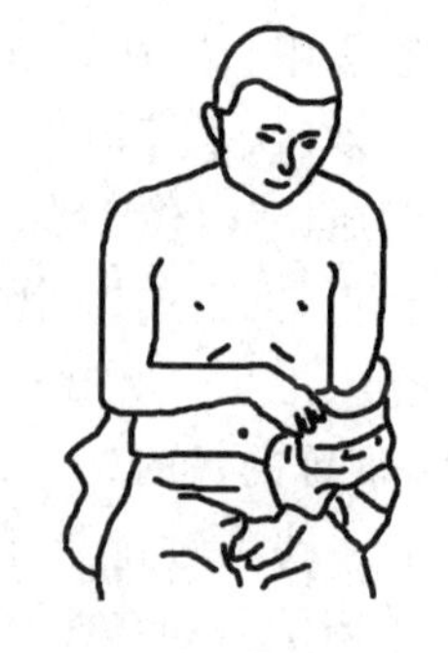
脱出健手,再脱出患手

图 5-1　穿/脱上衣活动成分

具体如下：

(1) 放好"衫衣"。

(2) 把患侧上肢和手穿进/脱出正确袖管。

(3) 把衣领拉到/脱到健肩。

(4) 穿上/脱下健侧上肢。

(5) 系上/解开纽扣。

注意事项：

(1) 建议选择宽松的开襟衫或套头衫。

(2) 尽可能地利用患侧主动穿衣。

(3) 不穿带拉链衣服——因为用一只手难以控制。

(4) 可用魔术贴替代——如果患者不能用一只手系纽扣。

(5) 用穿衣钩和扣钩可帮助穿衣和系纽扣——但要试着尽可能不用辅助设备。

(6) 在患者的后背和椅背之间留有一定空间——否则会使穿后襟感到困难。

套头上衣的穿法见图 5-2。

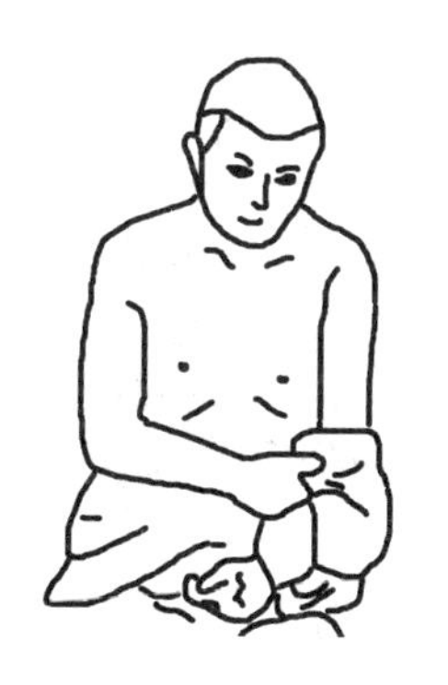

患手穿上袖子

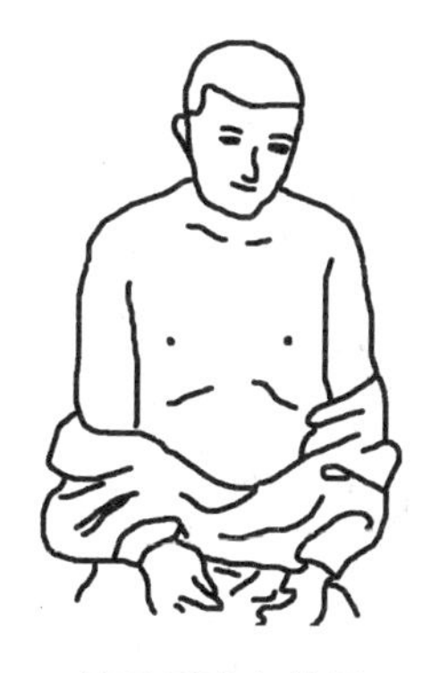

健手再穿上袖子

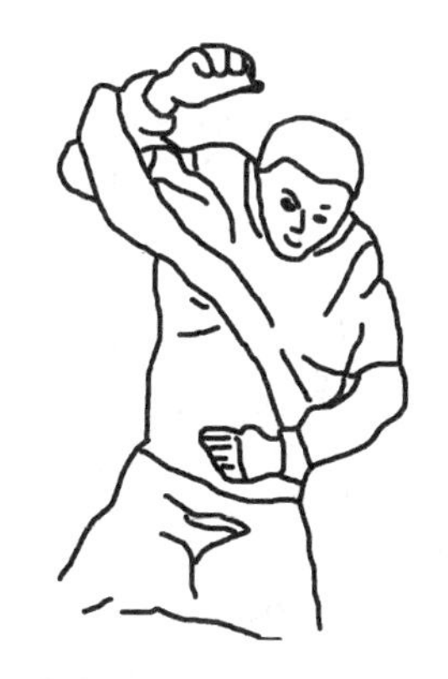

套在头上穿上，整理衣服

图 5-2 套头上衣的穿法

具体如下：

(1) 患者取坐位，分清上衣前后、上下位置，用健手将患肢套进衣袖，再将健手穿入袖口，然后健手将衣服套穿在头上，整理衣服即可。

(2) 患者取坐位，分清上衣前后、上下位置，用健手将患肢套进衣袖并拉至肩峰，然后套穿在头上，再将健手伸过袖子，整理完毕。

2. 穿裤子　穿裤子的卧位方法：①患者在床上呈坐位，先穿患腿；②再穿健侧腿；③从坐位变为仰卧位做搭桥动作；④用健手将裤子向上拉；⑤用健手整理。

穿裤子可在以下 3 种体位下完成。

(1) 卧位：适合腰背控制差的患者，而且是一种安全的方法(图 5-3)。

(2) 坐位：适合绝大多数患者(图 5-4)。

坐位方法：①先穿患侧；②再穿健侧；③起立后用健手整理。有时可组合体位，如坐-卧位方法适合站位平衡差的患者；坐-站位方法适合于用"空手"扶持下能站立一会的患者。

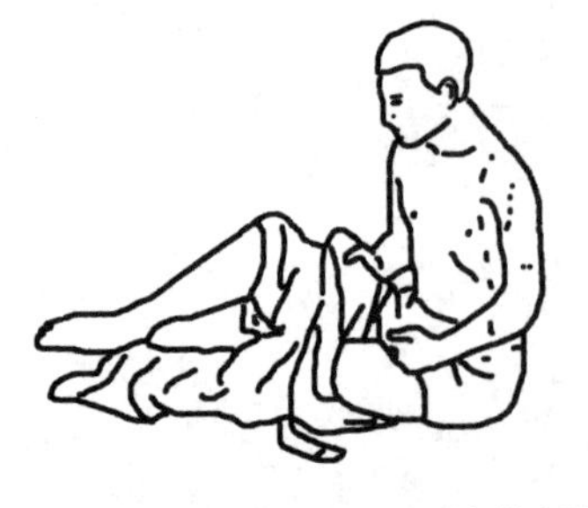

坐位，先将裤子套进患足，再套健侧腿

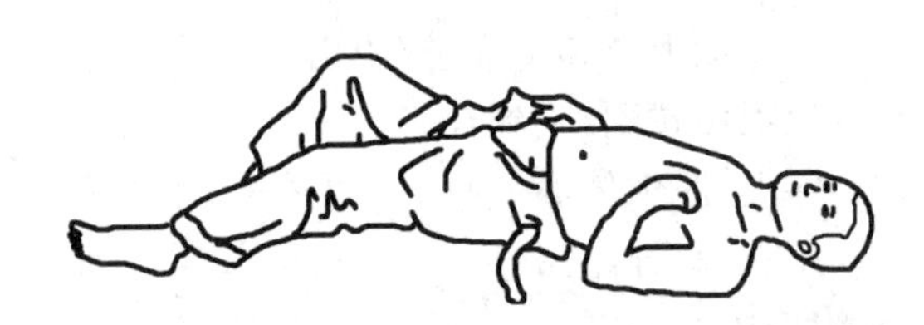

躺下蹬健侧腿悬腰，把裤子提上来

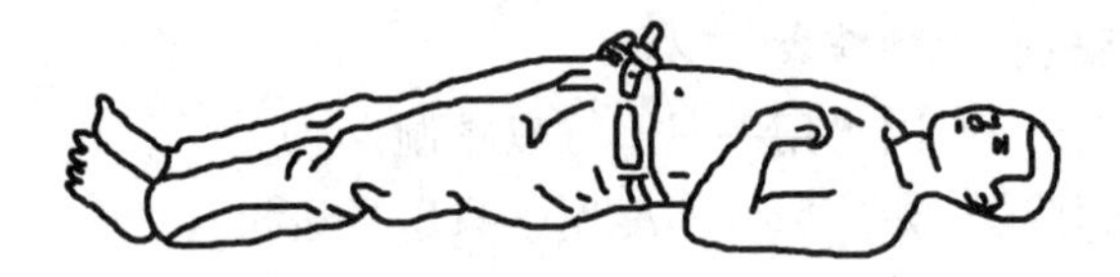

系上腰带，扣上纽扣

图 5－3　卧位穿裤子

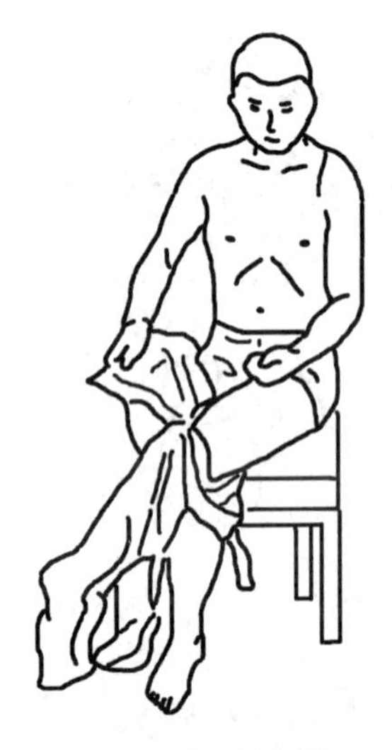

将患侧腿放在健侧腿上

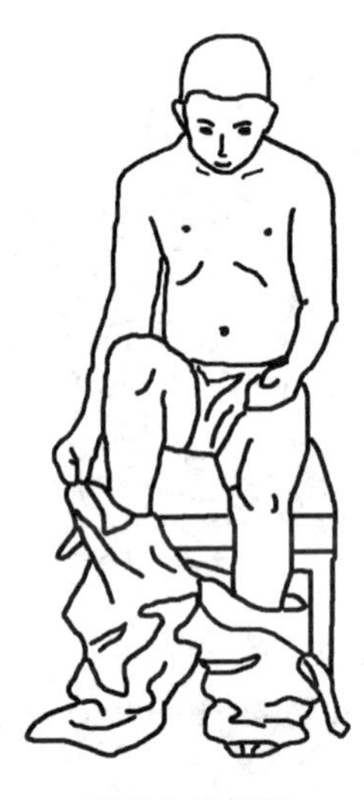

再套上健侧腿

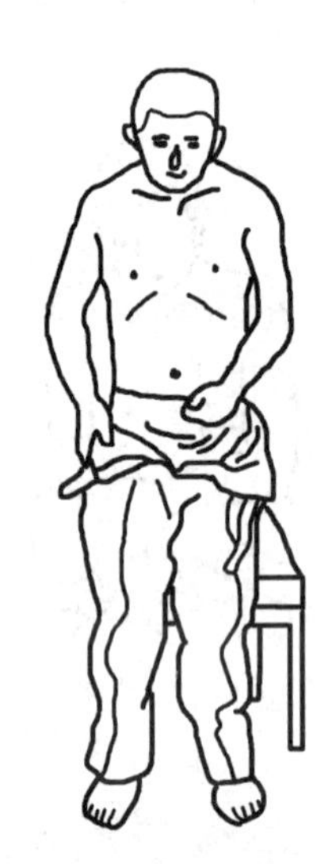

站起将裤子提起来

图 5－4　坐位穿裤子

(3) 站位：一般不推荐，因为需要患者有很好的动态站位平衡。

1）基本要求　患者应有好的坐位平衡能力，能独立完成卧-坐转移，但在没有支撑的情况下，不能独自站立。

2）活动成分

(1) 摆好患腿的位置，以便健手能够到其踝部。

(2) 将裤子拉到双腿的大腿部。

(3) 将裤子拉上/脱下骨盆。

3. 穿/脱鞋子

1）基本要求

(1) 患者可坐在扶手椅上或床边完成此动作，取决于患者动态坐位平衡能力。

(2) 鞋子应放在容易拿到的地方。如果有必要,可采用长柄穿衣钩将鞋子从地上捡起。

2) 活动成分

(1) 将一腿放在另一腿的大腿上。

(2) 摸到足。

(3) 将足伸入要穿的鞋内。

(4) 穿上鞋。

(5) 脱鞋。

3) 注意事项

(1) 建议用松紧鞋代替普通的系带鞋。

(2) 鞋不宜太重或太硬,鞋跟应是平底而非高跟。

(3) 建议穿用魔术贴扣住的运动鞋。

二、进食训练

偏瘫患者中许多人存在程度不同的吞咽困难。当患者意识清楚,全身状况稳定,能按指示做张口、提舌及吞咽动作时,即可带着鼻饲管训练以口进食。进食时要嘱其家属一同观察:①咀嚼、咽下、喝水速度,呛咳否;②进食量及需他人帮助的程度;③疲劳程度、生命体征的变化及面容表情等。

在无误吸及可顺利喝水、无呛咳的情况下,则可拔出鼻饲管继续训练以口进食。先用糊状食物、稀饭,继而用半流质,从小量过渡到正常饮食。偏瘫者由于抓握能力丧失或减退,协调能力差或关节活动范围受限,常无法完成进食动作,因此,需对一些食具进行改进。可把碗、碟固定在餐桌上,使用辅助器具。如各种改良的汤匙及进食器,可先练习手部动作和模仿进食,然后独立摄取食物。若患者右手完全瘫痪,1 个月仍无明显恢复,则须进行左手代偿进食训练。

必要准备如下。

(1) 要清楚吃饭或饮水过程中呛咳的表现。

(2) 稳定的坐位,并且在头和颈有良好支持的体位下完成进食。

(3) 食物应放在患者面前一个稳定的桌面上。在吞咽期间发生漏水或呛咳提示有吞咽问题,需要更全面的评估和特别处理。

(4) 如果患者的患侧上肢具有运动功能,在进食训练期间应促进和利用。例如训练右侧偏瘫的患者用右手使用合适的刀叉或调羹,或者在饭或饮水时至少用右手稳定碗或杯子。

(5) 如果患者的利手是患侧手,并且丧失或只有一点功能,应该考虑改变利手。

(6) 必要时应提供对进食有用的辅助设备,包括防掉垫、万能袖套、合适的刀叉、弯角调羹、防流盘子、有把手的杯子等。

(7) 盛水到杯子里,用电热水瓶比较容易和安全。

(8) 对于卧床的患者,饮水时用有盖的小壶或小杯或吸管比较容易。

(9) 当治疗师给吞咽困难的患者提建议时,应知道如何将食物分类。

训练患者尽可能地独立完成进食是十分重要的,当被别人喂食时,不但失去进食的主动性、趣味性,而且也使其依赖性增加。进食活动包括如下。

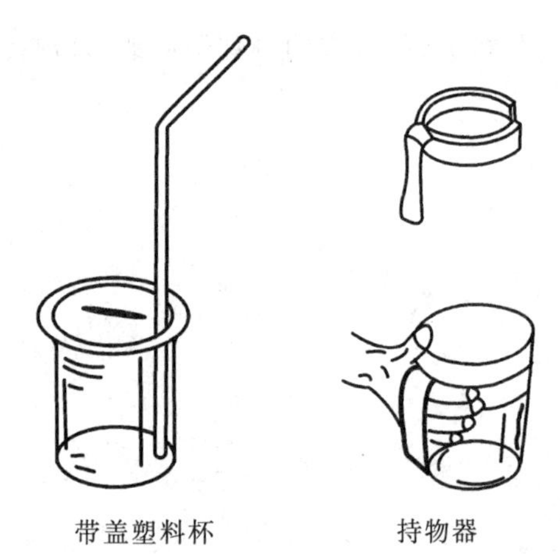

带盖塑料杯　　持物器

盖上开一小孔插入吸管　用塑料制作饮用工具

图 5－5　饮水的用具

1. 饮水(图 5－5)。

(1) 杯中倒入适量的温水,置于适当位置。

(2) 单手或双手伸向茶杯,端起后送至嘴边。

(3) 微微提高茶杯,将少许温水倒入口中,含唇,咽下。

(4) 重复上述(1)、(2)、(3),至饮完。

2. 吃固体/半固体食物(图 5－6)。

(1) 将食物放置在适当位置。

(2) 用利手伸向筷子,握持。

(3) 辅助手拿起饭碗送至口边,把筷子放进碗内。

(4) 头稍前倾,拨动筷子把食物送进口中。

(5) 含唇,咀嚼吞咽食物。

(6) 重复上述(4)、(5)动作,至食完。

(7) 若用调羹,无须端起饭碗,直接用调羹盛食物后送入口中。其他步骤相同。

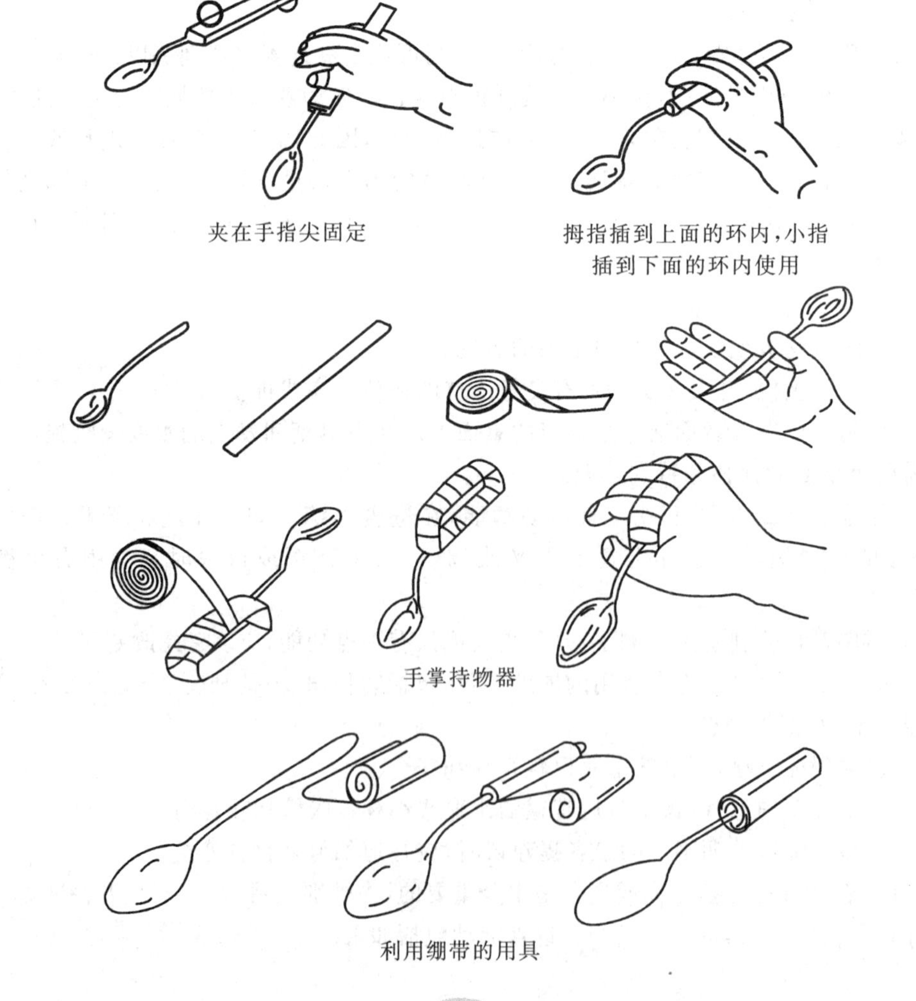

夹在手指尖固定　　拇指插到上面的环内,小指插到下面的环内使用

手掌持物器

利用绷带的用具

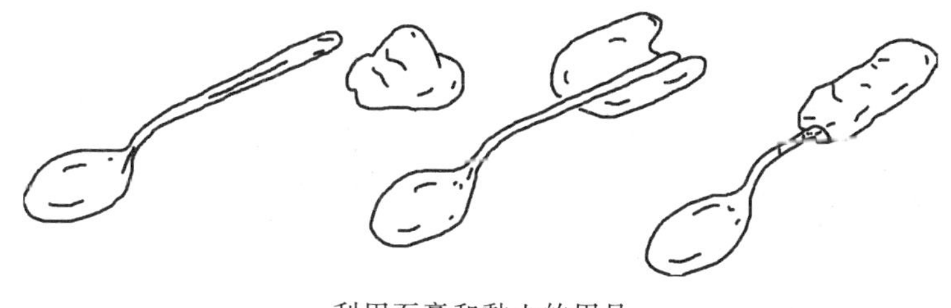

利用石膏和黏土的用具

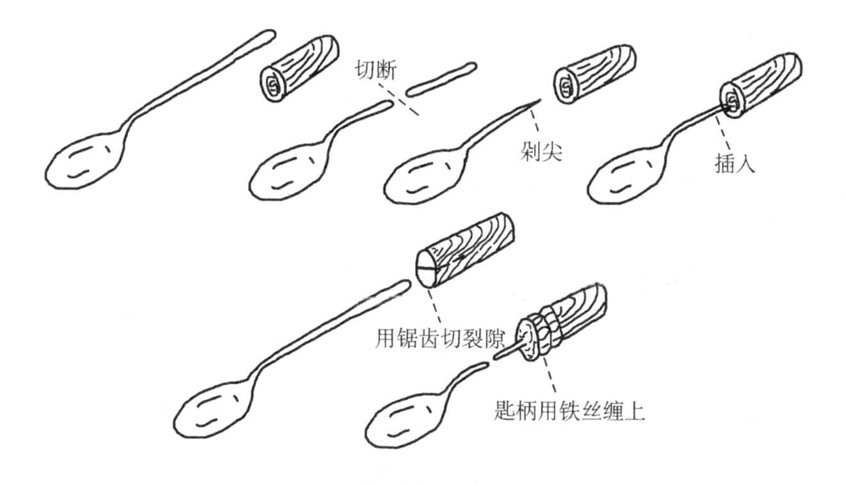

利用圆形木柄

图 5-6 吃固体/半固体食物的用具

注意事项如下。

(1) 如果患者不能坐在桌边,应帮助他在进食期间从床上坐起或坐在床边。

(2) 用防滑垫或患手稳定碗或盘子等容器,把患侧上肢放在桌上可较好地稳定肘部,从而有助于患手握住碗,或借助身体使碗更加稳定。

(3) 即使患者的患侧上肢和手没有恢复功能,在进食时也应放在桌上,接近碗或盘子旁防止异常模式。健手借助刀叉或调羹从碗里拿起食物。如果可能,患者可训练用患手使用已适应的饮食器皿。

(4) 当患者完成吃饭训练时,治疗师应注意让其放松,以避免在进食时呛咳。

(5) 在吞咽时,口腔塞饭或呛咳提示可能有吞咽问题,需要更全面地评估和特别处理。

三、大、小便控制训练

大、小便失禁会带来许多新的问题,处理得当会给患者减轻很多痛苦。

作业治疗师应该有所了解,并教给患者和家属有关知识(如控制的基本方法和导管的使用方法)。同时,应就患者穿衣、如厕的环境提出建议和改进方法,使其能方便地使用洗手间的一切清洁用具。

如厕见图 5-7。

(1) 这是大多数患者最希望自己能解决的问题,也是最难处理的问题之一。

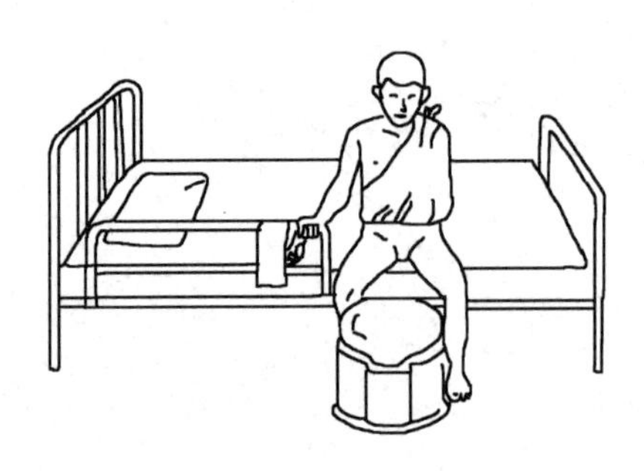

便器与床呈直角，握住床边栏杆，坐在床边，手放在近处

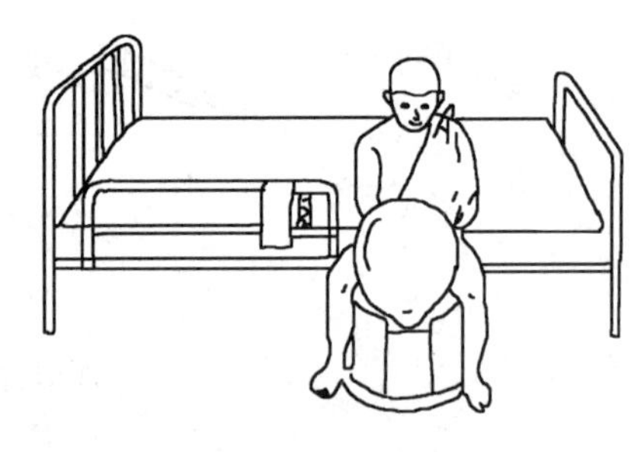

跨骑便器排泄

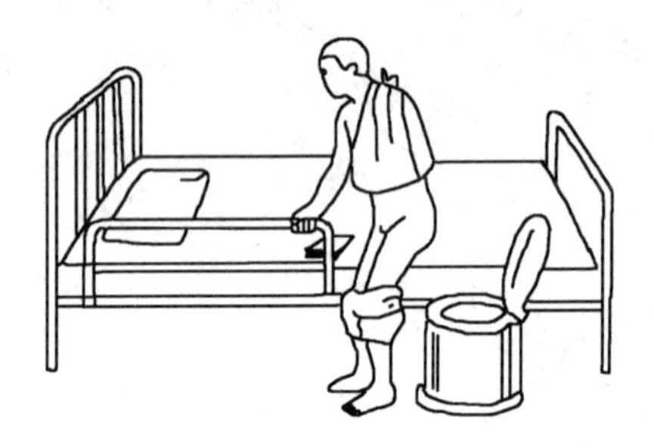

手扶栏杆站起来，将臀部面向便器

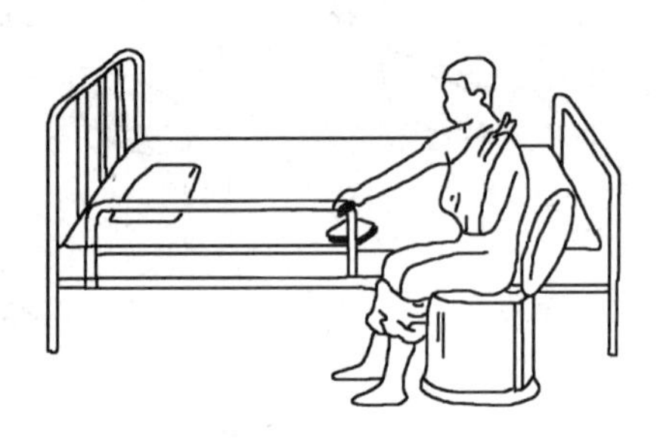

坐下排便

图 5－7 如厕

(2) 在如厕中，躯体的运动功能要达到最基本的要求，至少能做到坐位与站立平衡、握持扶手、身体转移等。

如厕有坐式或蹲式，前者虽比后者简单，但两者训练方法基本相同。

(1) 患者站立位，两脚分开。

(2) 一手抓住扶手，一手解开腰带，脱下裤子。

(3) 身体前倾，借助扶手缓慢坐下。

(4) 便后处理，如自我清洁、使用清洁垫。

(5) 一手拉住裤子，一手牵拉扶手，身体前倾，伸髋伸膝，站立后系上腰带。

四、洗漱与修饰的训练

脑卒中患者仅用一只手或一边身体就可完成个人卫生和修饰。如果合适，鼓励使用双手，用患侧手提供帮助。严重的病伤残者在这方面常有困难，但是，大多数患者并不愿意在这方面依赖他人。在经过反复训练后，诸如洗脸、梳头、剪指甲等简单活动均能掌握，真正困难的是洗澡。

1. 修饰基本要求

(1) 修饰最好坐在放于卫生间里凳子上的脸盆前完成，患者应有满意的静态和动态坐位平衡。

(2) 修饰的工具应放在容易够得到的地方。

(3) 用一只手拿一条毛巾或一小块海绵会比较容易完成(图 5－8)。

(4) 用具有标记按钮的小牙膏要比家庭普通尺寸的好。

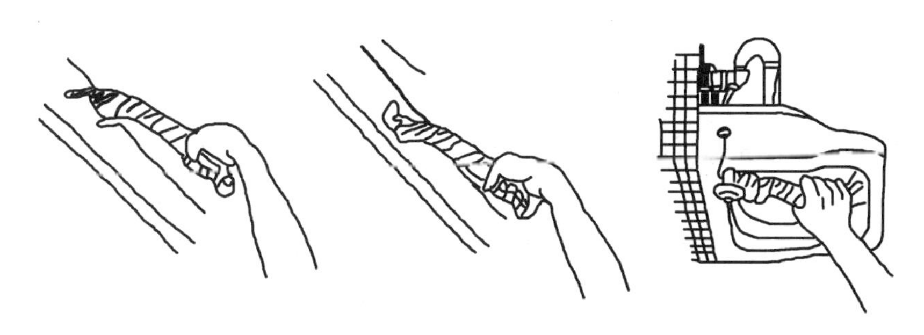

图 5-8 水龙头缠上毛巾再拧最为方便,在医院只要装上拉手则更容易单手拧毛巾

(5) 从安全考虑,鼓励男性患者使用电动剃须刀代替刀架剃须刀。建议患者用充电的电动剃须刀,因为患者用一只手换电池通常十分困难(图 5-9)。

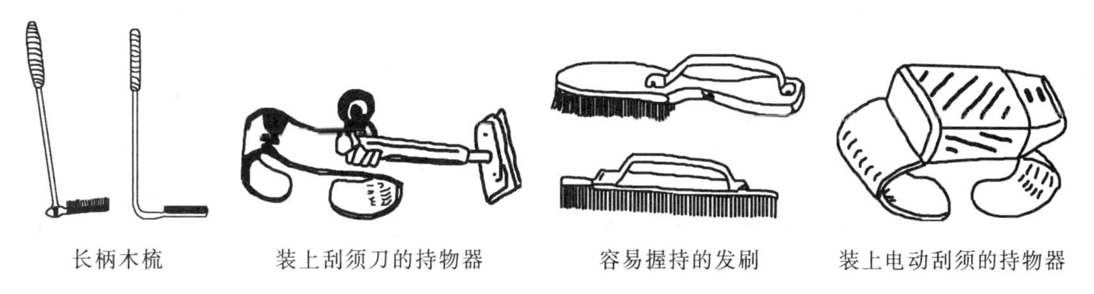

长柄木梳　　装上刮须刀的持物器　　容易握持的发刷　　装上电动刮须的持物器

图 5-9 剃须用具

(6) 如果需要,加粗把柄或用万能把柄(图 5-10)。

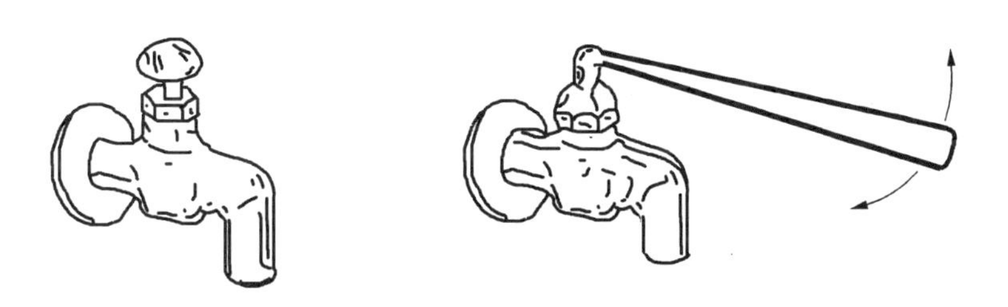

图 5-10 上肢障碍者使用的水道开关

2. 洗澡(图 5-11～13)　洗澡可以取坐位和站位的淋浴,也可使用浴缸。

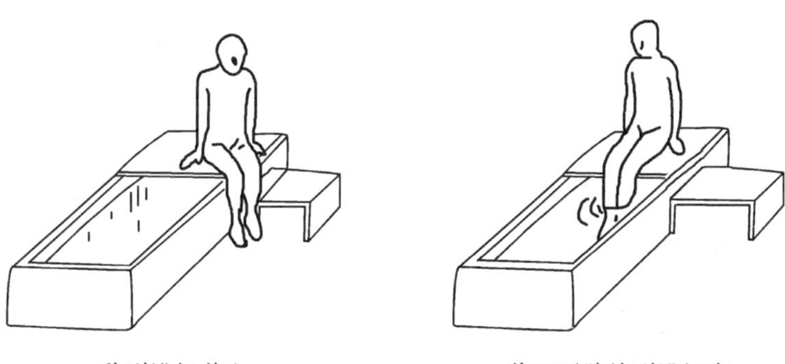

移到浴缸盖上　　将双下肢放到浴缸中

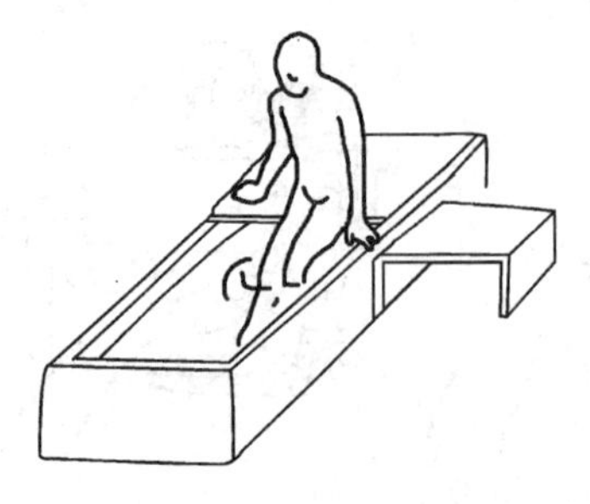

一只手扶盖，一只手扶浴缸边

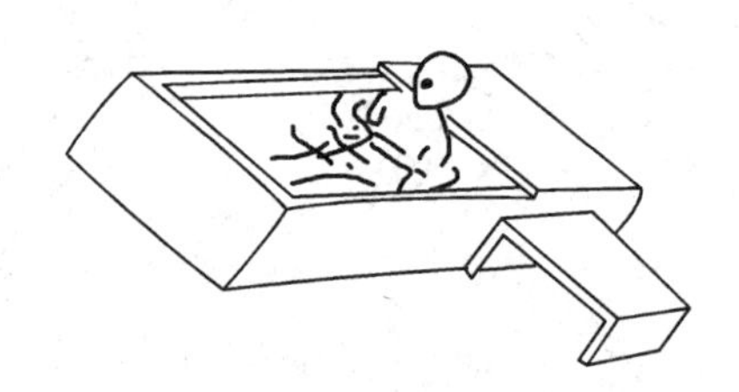

用两手之力，身体向前进入浴缸

图 5-11 进入浴缸的动作(截瘫)

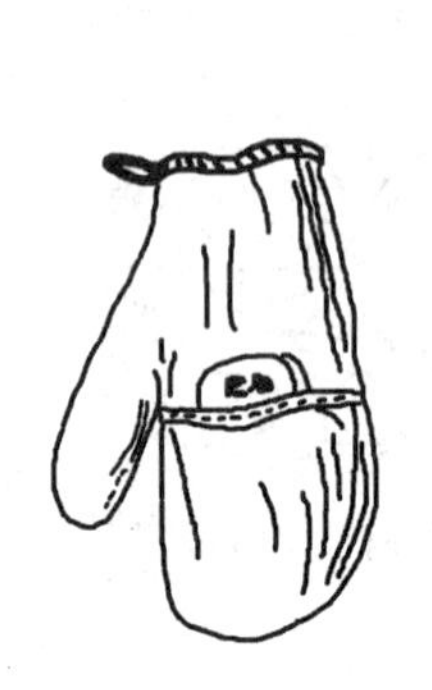

洗澡用的手套

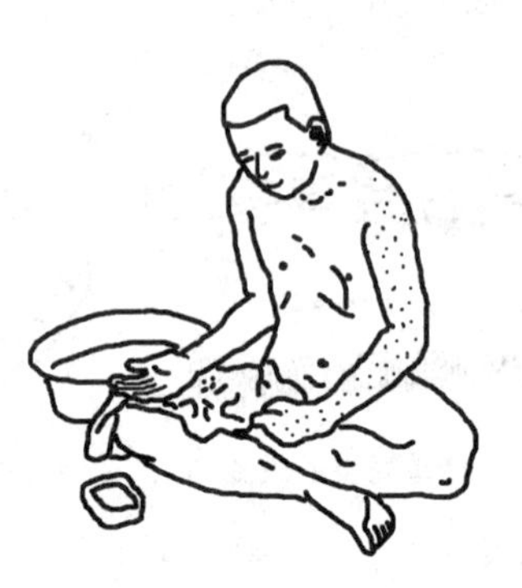

洗健侧手

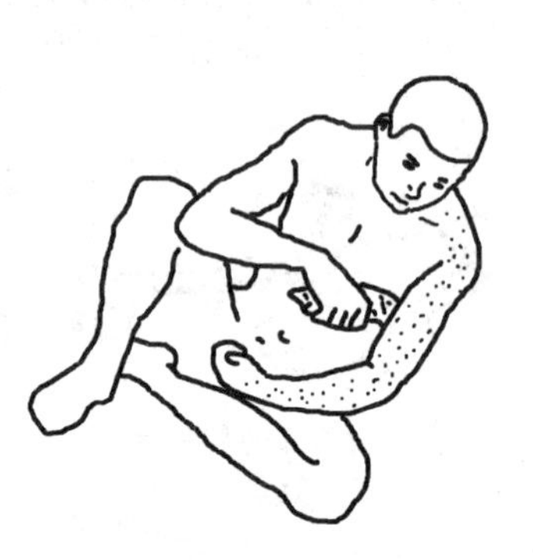

拧毛巾的方法

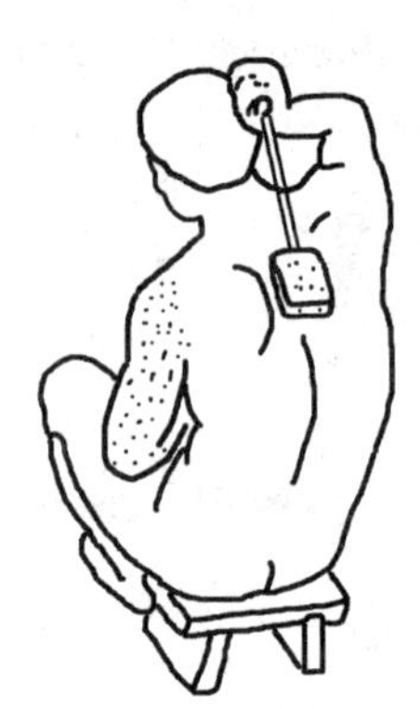

洗背部的方法

图 5-12 偏瘫自助具使用

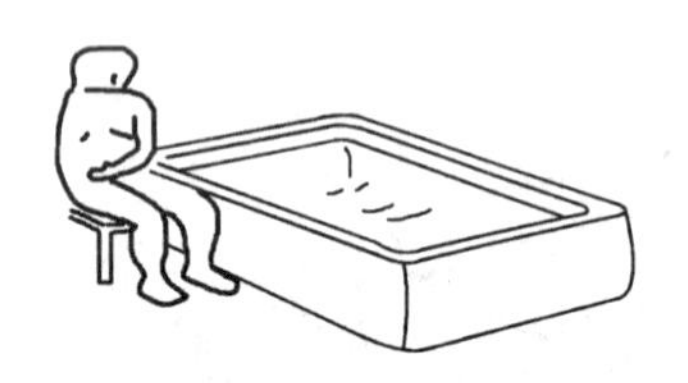

先坐在椅子上

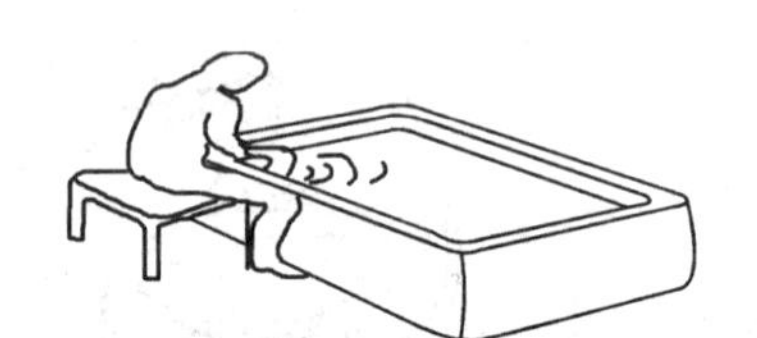

用手托起患肢放入浴缸内

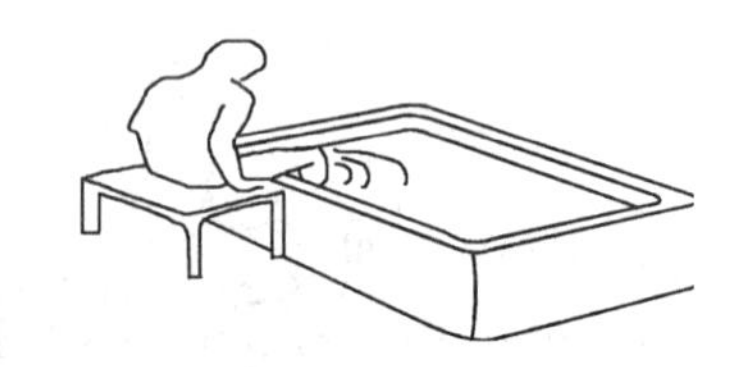

后放入健肢

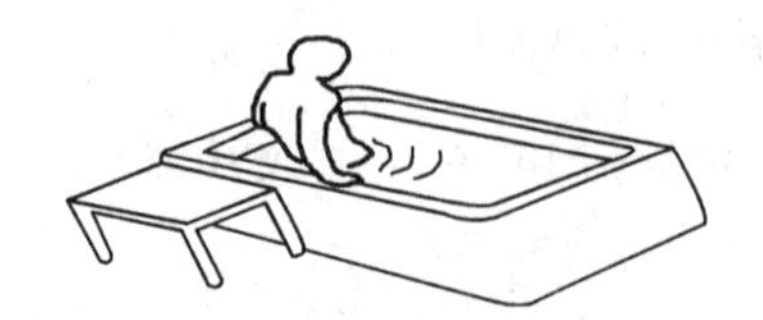

健手扶浴缸边站立

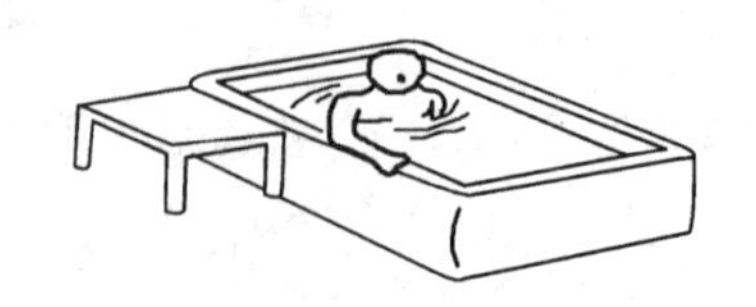

顺浴缸缘坐下

图 5-13 进入浴缸动作(偏瘫)

1) 浴缸浴

(1) 坐在紧靠浴缸的椅子上，脱去衣物。

(2) 用双手托住患侧下肢放入浴缸，随之放入健侧下肢。

(3) 健侧手抓住浴缸边缘或握持扶手，将身体转移到浴缸内，沿浴缸槽缓慢坐下。

(4) 洗涤时,可借用手套巾、长柄浴刷、环状毛巾擦洗。

(5) 洗毕,出浴顺序与(1)、(2)、(3)相反。

2) 出入浴缸　先坐在池边凳子上,再进入浴缸较为安全。为此需要有一张椅子或澡盆盖。在西式澡盆,由于两腿伸直取直腿坐位,麻痹的腿常常浮起,以致不能保持平衡,此时可用压腿棒。

3) 洗身体　有一种特制的手套,是用毛巾缝制的两侧都可以装上肥皂,适用于两手障碍不能握东西者。偏瘫患者可往放在膝上的毛巾涂肥皂。但是因为不能两手握毛巾,所以不能洗背部。可利用洗汽车的长柄刷或清扫便池的刷子。

4) 擦身　偏瘫患者可用干浴巾从前面越过肩部敲打背部的方法,也可用挂在墙上的大浴巾擦身体。

第二节　运动能力的训练

翻身是最具有治疗意义的活动,因为它刺激全身的反应和活动。

一、床上运动

床上活动训练的基本要求如下。

(1) 病情处于稳定期,适合从床上坐起。

(2) 满意的静态和动态坐位平衡。

(3) 患者具备遵从简单指令的认知能力。

(4) 治疗床应符合下列要求:①床面应该足够宽大,确保患者安全翻身;②床的高度应以患者从床边坐起时足平放地上为宜。

1. 桥式运动(图 5-14)

这一活动对除非用健手支撑而不能稳定站立的脑卒中患者把裤子穿上臀部或脱到大腿非常有用,还可帮助患者在坐位下穿短裤。

活动成分:①仰卧于床上;②屈曲双膝或单膝;③把臀部抬高离开床面。

注意事项:①避免简单地利用健侧上肢和下肢支撑抬高臀部离开床面;②应注意对不想伸展患侧躯干的患者进行评估。

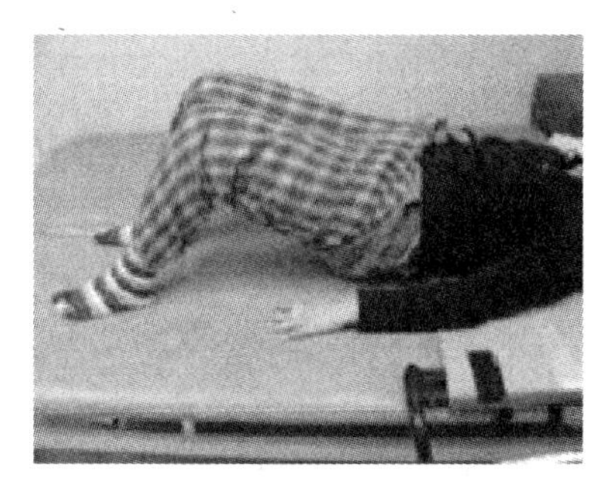

图 5-14　桥式运动

2. 床上翻身

通常先学习向患侧翻身,这比翻向健侧更容易。

1) 偏瘫—向健侧翻身　指导患者双手 Bobath 握手,以支持患上肢,健侧足部插入患足下方,通过上肢左右摆动数次后,与下肢配合同时向健侧翻转。必要时,治疗者在患者骨盆部位给予辅助。

(1) 放好患侧的上肢和手。

(2) 患侧膝关节屈曲。

(3) 把头和颈转向健侧。

(4) 健手抓住患手转向健侧。

(5) 躯干、腰、骨盆和患腿转向健侧。

注意事项：①不管转向患侧或健侧，整个活动都应先转头和颈，然后正确地连续转肩和上肢躯干、骨盆及下肢。②确认床边留有足够的空间给患者翻身，以确保翻身后的安全和舒适。③要确保患侧肩膀有足够支撑，而并非只是拉患侧上肢。

2) 偏瘫—向俯卧位翻身

(1) 头颈屈曲抬起，右转(图 5-15A)。

(2) 左肩屈曲、内旋，肩胛前屈，肘屈；上躯干、骨盆右旋，身体重心右移(图 5-15B)。

(3) 左髋屈曲、内收、膝屈，左足蹬离，跨过右腿(图 5-15C)。

(4) 右侧髋膝略屈曲，伴随同侧骨盆外旋，呈完全俯卧位(图 5-15D)。

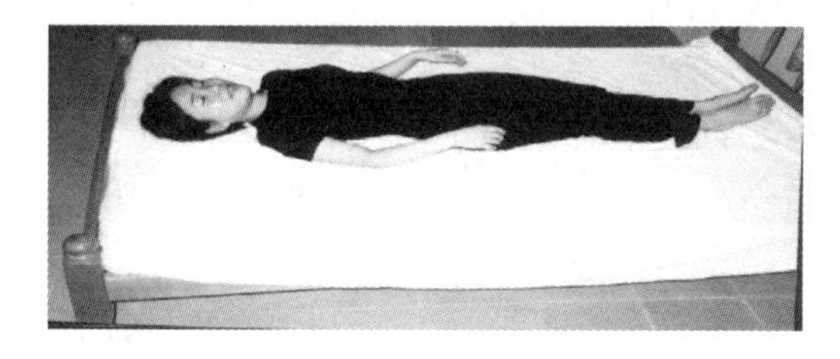

A

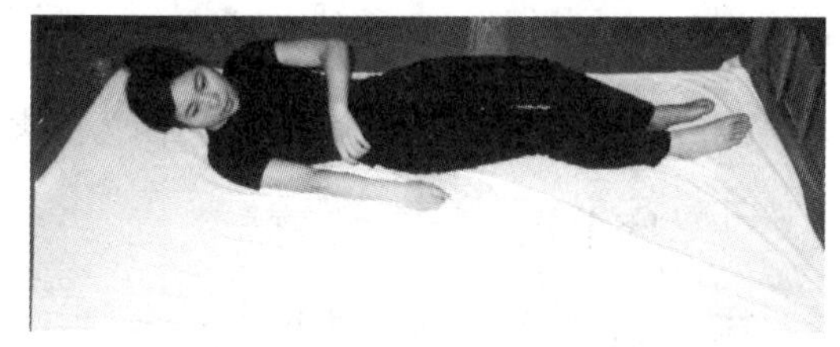

B

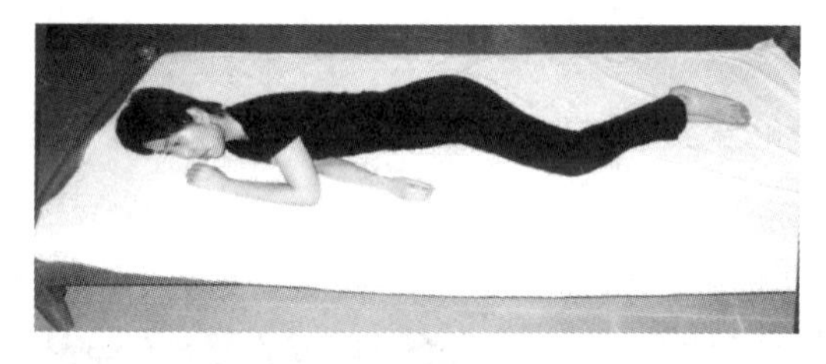

C

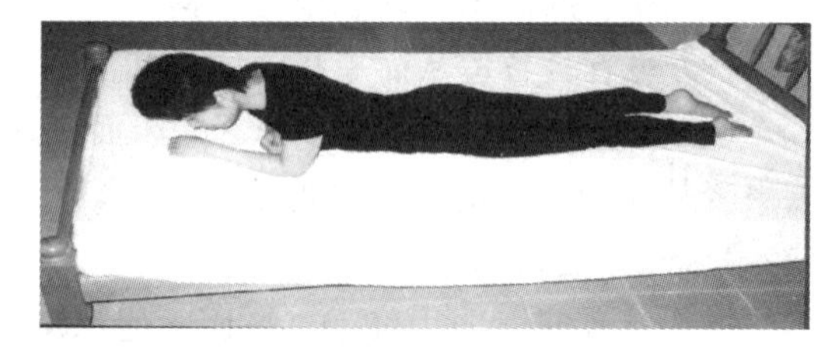

D

图 5-15 偏瘫—向俯卧位翻身

3) 偏瘫—向患侧翻身　患者抬起健侧下肢，并向前摆动，健侧上肢同时向前摆动。不应鼓励患者抓住床边缘把自己拉过去。治疗师应将手放在患者患侧膝上，促进患侧下肢外旋。在翻身的过程中，在患侧肩给予支持很重要。

4) 截瘫患者的翻身

(1) 仰卧翻成侧卧(图 5-16)。

(2) 截瘫仰卧翻成俯卧(图 5-17)。

(3) 床上运动—坐起。①双下肢瘫痪。借助绳梯或一根打结的粗绳，双手交替牵拉。②应先翻身至健侧卧位，然后将下肢移动到床沿，并逐渐用健侧上肢支撑身体坐起。③偏瘫：一般应从患侧开始进行床边坐起，开始时将其患侧下肢置于床边外，使膝关节屈曲；然后，将健手向前横过身体，在患侧用手推床；同时旋转躯干，并摆动健腿使其坐起。治疗师将一只手放在患者健侧肩部向下压；另一只手位于髂嵴，也向下压，以促进这一运动。

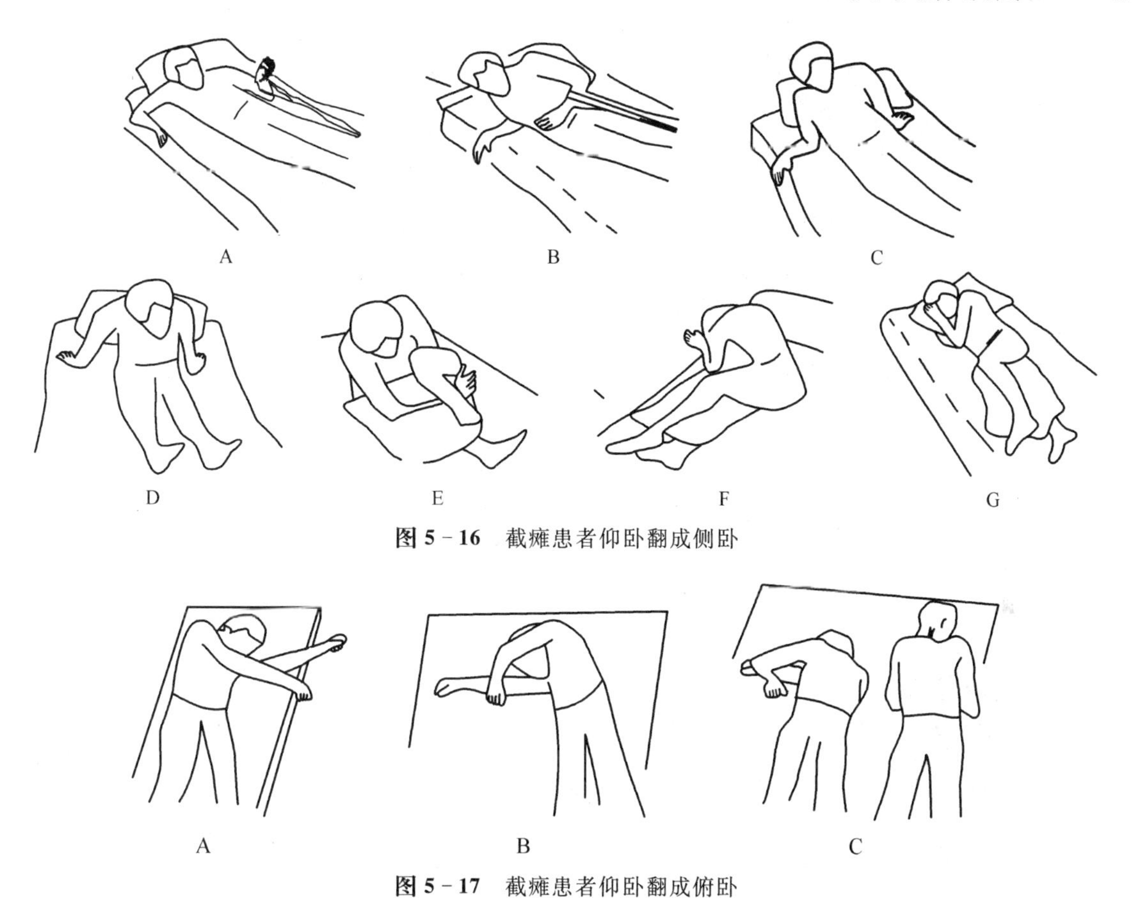

图 5－16　截瘫患者仰卧翻成侧卧

图 5－17　截瘫患者仰卧翻成俯卧

- 患侧起床(图 5－18)。

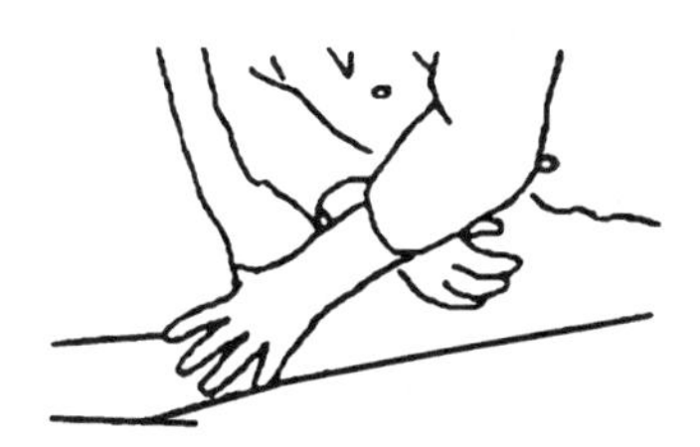

健掌按在床沿，然后做撑起的动作

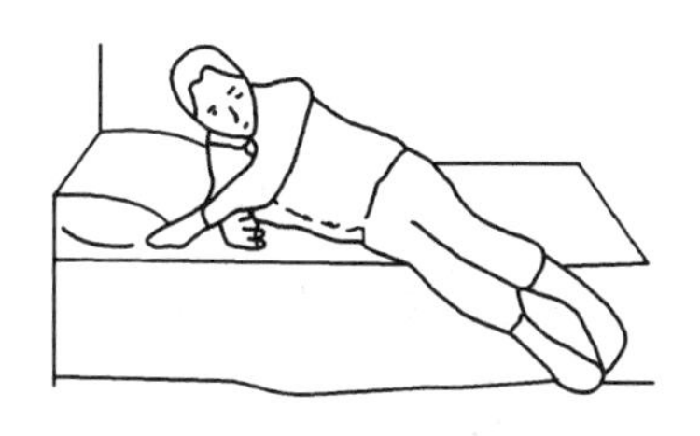

将下肢移开至床沿

图 5－18　患侧起床

- 健侧起床(图 5－19)。

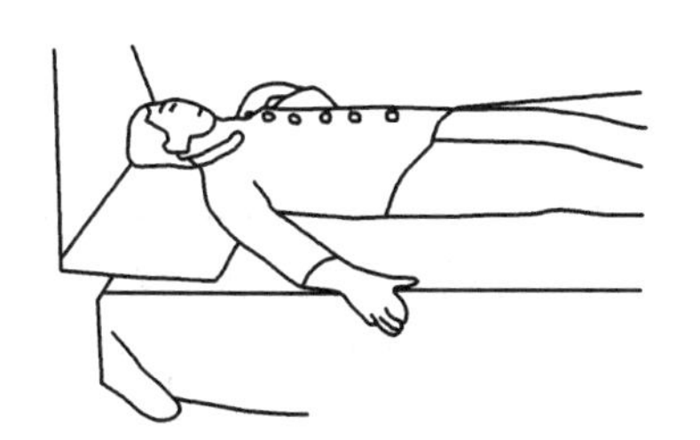

伸开健肢握住床沿

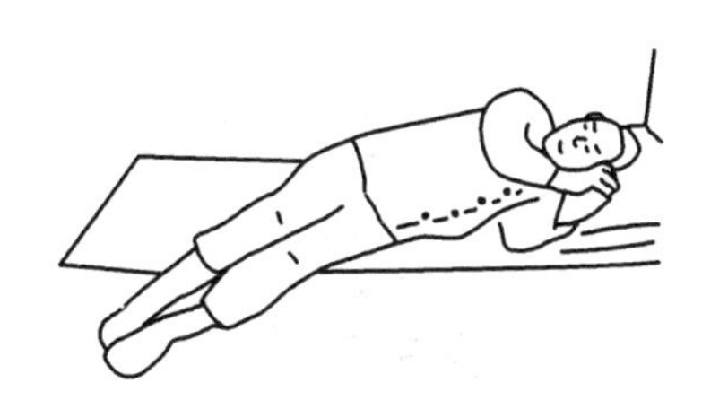

将下肢移开至床沿

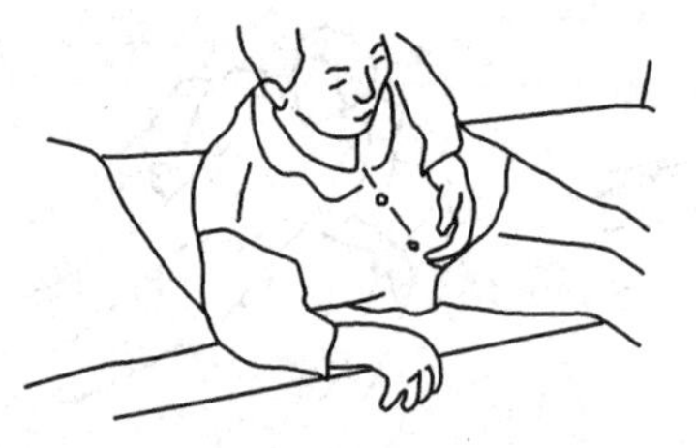

头、身上升至半坐位

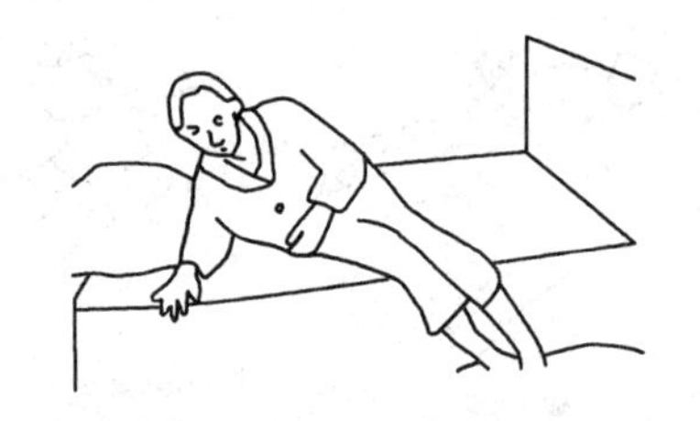

将前臂移开，再伸直健肘，使身体坐直

图 5-19　健侧起床

- 偏瘫患者从健侧翻身坐起(图 5-20)。

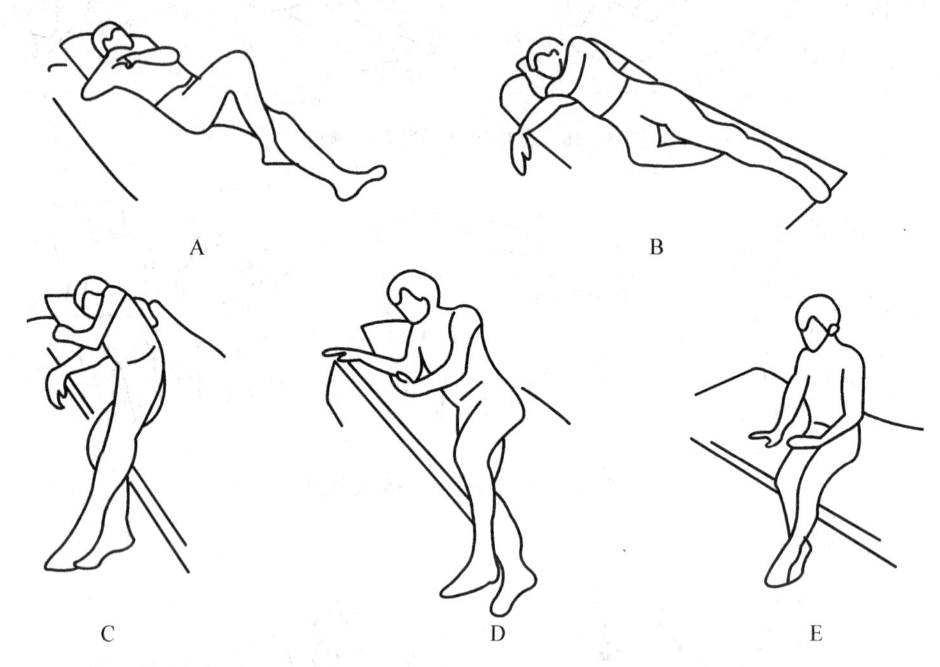

图 5-20　偏瘫患者从健侧翻身坐起

- 截瘫患者不用上肢悬吊环坐起(图 5-21)。

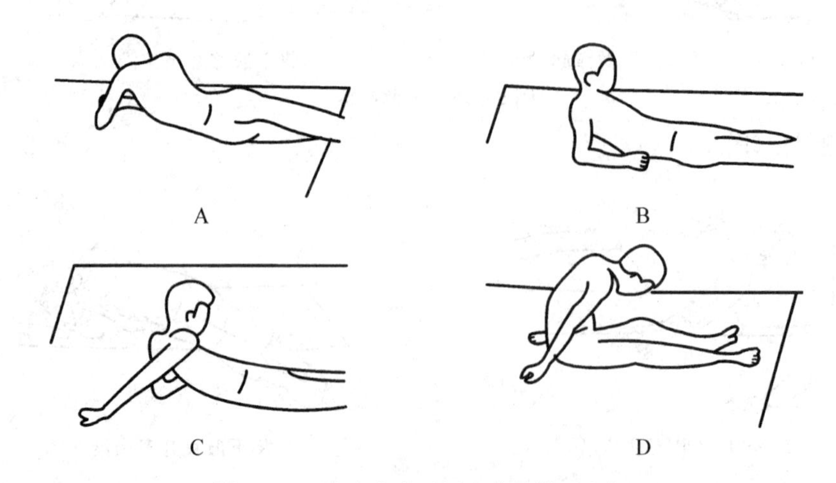

图 5-21　截瘫患者不用上肢悬吊环坐起

(4) 床上运动一上、下床(图 5－22):上、下床运动是身体的转移过程,包括床上与站立、床上与椅子、床上与轮椅间的往返转移等。

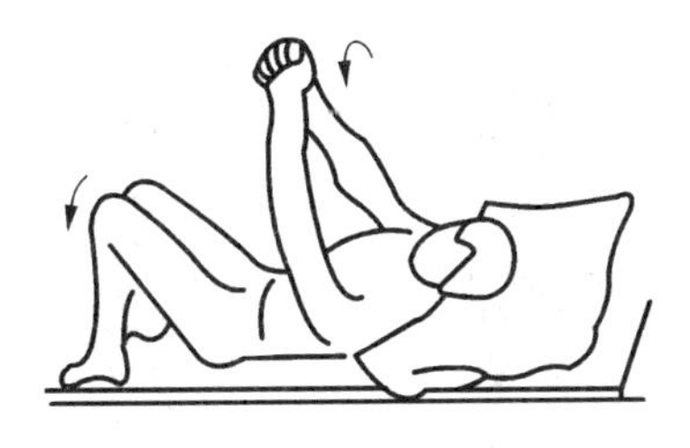

偏瘫患者的上肢运动

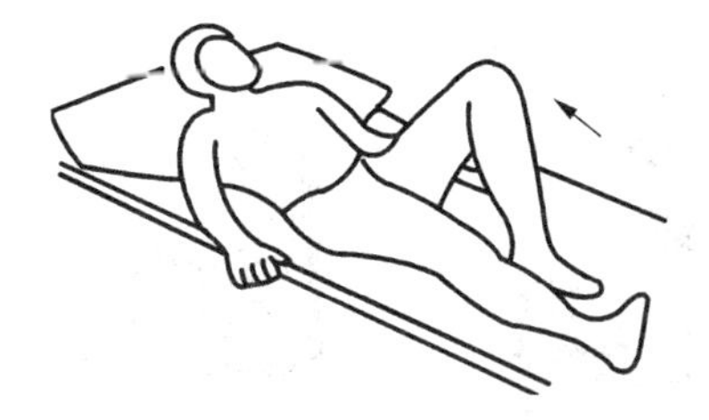

偏瘫患者的下肢运动

图 5－22 床上运动一上、下床

二、轮椅上的运动与转移

轮椅使用要掌握:坐姿的维持、减压训练、轮椅转移技术、轮椅操作技术及注意事项。

(一) 轮椅的种类及特征

(1) 按驱动方式分类:手动轮椅(图 5－23)和电动轮椅(图 5－24)。

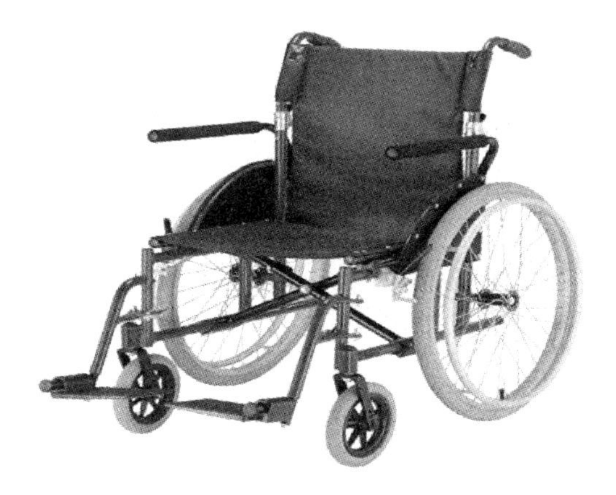

图 5－23 手动轮椅

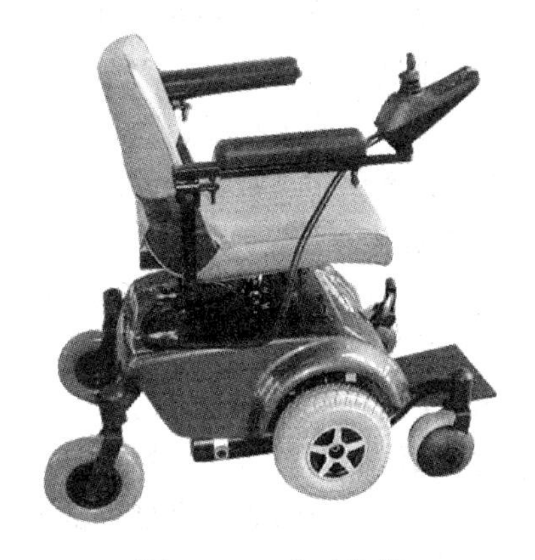

图 5－24 电动轮椅

(2) 按构造分类:折叠式轮椅和固定式轮椅。

(3) 按使用的对象分类:成人轮椅、儿童轮椅、幼儿轮椅。

(4) 按用途分类:普通轮椅、偏瘫用轮椅、下肢截肢用轮椅、竞技用轮椅等。

(二) 轮椅应具备的条件

(1) 易于折叠和搬运。

(2) 符合病情需要。

(3) 结实、可靠、耐用。

(4) 规格尺寸与使用者的身材相适应。

(5) 省力,能量消耗少。

(6) 价格为一般使用者接受。

(7) 在选择外观及功能上有一定自主性。

(8) 购买零件及修理方便。

(三) 坐姿的维持(图 5-25)

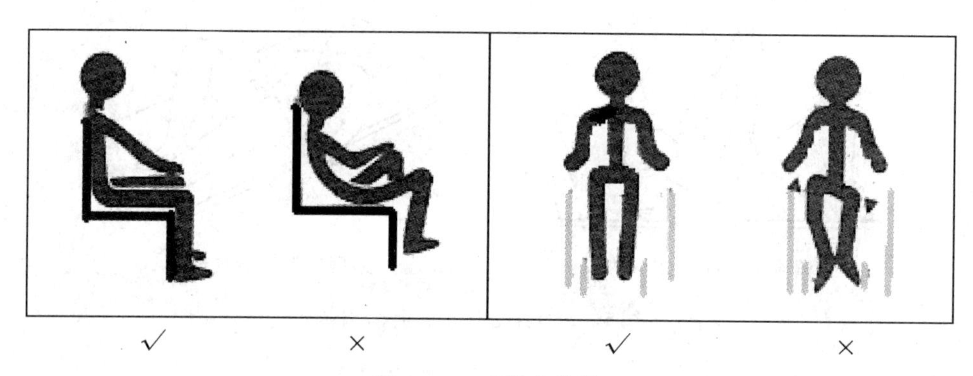

✓ × ✓ ×

图 5-25 坐姿的维持

✓:正确;×:不正确

1) 为能耐受长时间的坐位,必须让使用者在轮椅中处于安全舒适、功能最好的姿势。

2) 轮椅要给使用者以稳定的支承,防止局部过度受压。

3) 上肢支撑

(1) 保持正确的姿势和平衡。

(2) 通过上肢负重减少对坐骨的压力。

(3) 特殊的扶手还可以使上肢固定于特定的功能位。

(4) 上肢功能正常者去除影响上肢运动和手功能的所有部件。

4) 下肢支撑

(1) 脚托的适宜高度:先把脚托降低,使足跟刚离开托面,然后再上抬 1.3～1.5 cm。

(2) 下肢水肿、外伤以及膝关节僵硬者常需用可抬起的脚托支架。

(3) 内收肌张力过大者需要外展支架。

5) 背部、头部及胸部支撑

(1) 所有轮椅都能提供良好的腰部支撑。

(2) 低靠背对脊柱和头部无支撑作用,只适用于无脊柱畸形、躯干控制正常和上肢肌力强壮者。

(3) 高靠背可提供背部支撑,适用于躯干平衡和控制不良不能久坐者和身体虚弱的老年人;有时还须配合头托支撑头部。

(4) 必要时使用胸垫和胸带等支撑胸部。

(四) 减压训练

目的是预防压疮。

指导乘坐者进行有效的减压动作。减压动作两侧交替进行,一般每隔 30 分钟一次。

(五) 轮椅转移技术

包括轮椅与床、椅子、坐便器、浴盆等之间的转移等。有多种方法,选择适合者,不一定越复杂越好。治疗师应尽可能多地掌握转移方法,以便在各种情况下都能处理。转移方式:先站立,再转向、滑动。

1. 轮椅与床之间的转移

（1）从轮椅向床的转移方法：①将轮椅（健侧）靠近床边呈45°夹角，拉好手闸，抬起脚踏板，支撑扶手起立。②健手扶床以健侧下肢为轴旋转身体。③对正床面慢慢坐下。还包括独立转移：斜角法、直角法、正面转移、侧面转移、后面转移；部分帮助转移；全部帮助转移。

（2）从床到轮椅的转移方法：①将轮椅放在患者的健侧，与床成30°～45°夹角，拉好手闸，抬起脚踏板。②患者起立后健手扶远侧轮椅扶手。③以健侧下肢为轴，身体旋转对正轮椅坐下。

2. 轮椅转移和如厕　患者起立和站立平衡时间较短，当平衡功能较好时，可训练患者独立如厕能力，松开手刹，驱动轮椅，对着便器停住，拉手刹—手扶轮椅扶手站立—健手把住轮椅扶手，旋转以健侧下肢为中心，坐向便器。

3. 轮椅与浴盆间的侧面、正面转移方法（图5－26）。

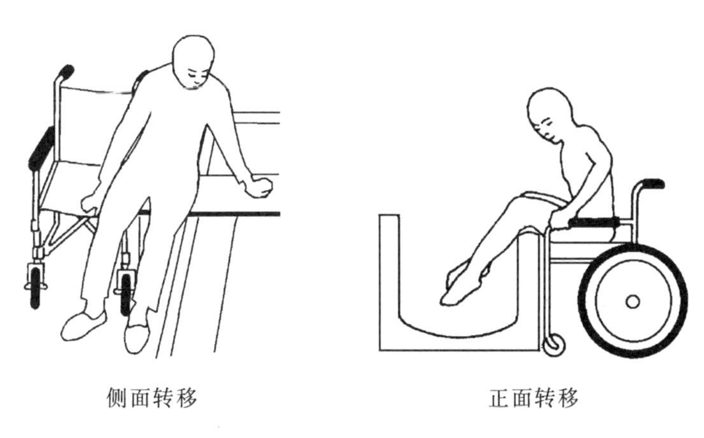

图5－26　轮椅转移

注意事项如下。

（1）必须明确患者的障碍程度和残存能力，特别是体力和认知能力；同时还应了解治疗师自身体力和技能，没有把握时不要单独行事。

（2）治疗师的衣着要方便活动，鞋要防滑，注意头发和戒指不能掠过或损伤患者。

（3）转移前准备好必要的设施与空间，使转移过程无障碍；确认轮椅已制动，脚托已抬起或旋开；尽可能使两个转移面的高度相同、稳定，尽可能靠近或用转移板相连接；排空大、小便，以防在转移中发生大、小便失控。

（4）应选择最安全而容易的方法，事先向患者说明转移的顺序并取得信任。指令要明确，教会患者利用转移重心来增加起身的动量。练习独立转移的时机要适当。在转移过程中可使用保护腰带，必要时另一只手从背后绕过支撑腰部，避免牵拉上肢。

（5）治疗师应掌握用力技巧，即两腿分开与肩同宽，一侧下肢稍向前站立，确保有较宽的支持面。在搬动、支撑、抬起患者时尽可能接近其重心。髋膝微屈而腰背及头颈伸直，通过膝关节的屈伸完成转移；尽量移动下肢，避免躯体扭转。

（六）轮椅操作技术

最大限度地代偿功能，提高独立性，扩大活动范围。

(1) 平地向前驱动训练。

(2) 平衡点与大轮平衡技术　推轮椅者用脚向下踏后倾杆的同时，双手下压手推把使轮椅后倾，在后倾的过程中双手承受的重量逐渐减少。当轮椅后倾约30°时，双手负重最小，这个位置称为平衡点。

(3) 独自驱动轮椅上下台阶。

(4) 独自驱动轮椅上下斜坡。

(5) 推轮椅上下台阶。

(6) 推轮椅上下坡道　推轮椅下坡时如果坡度不大，可直接面朝前方推轮椅下坡；若坡度较陡时，应让患者面朝后缓慢下坡。

(七) 使用轮椅的注意事项

推轮椅者应注意如下。

(1) 眼看前方，先看好路面情况再推动轮椅。

(2) 从背后推动轮椅前应先告诉患者，并确认乘坐者安全。

(3) 在推动轮椅中避免脚轮方向与大轮垂直以免翻倒。

(4) 从轮椅中转移患者时必须先制动车闸，再抬起脚托。

(5) 把轮椅装到汽车的行李箱时要水平放置，轮椅上不可放置其他物品。

(6) 不可快速推动轮椅嬉耍。

(7) 轮椅不用时应把车闸打开。

(8) 为方便轮椅出入，应在台阶处修建坡道。坡道应防滑，并在侧面安装扶手。

三、室内外的行走

步行能力的恢复程度是判定康复疗效的重要标志，也是患者生活信心的支撑点。从卧床到独立步行是一个渐变的过程，必须循序渐进地进行训练，不能急于求成。大致顺序如下。

(1) 斜床训练：这是偏瘫患者进行自站的练习前必须做的适应性站立训练，可预防体位性低血压，恢复本体感觉，改善躯干的平衡和协调及防止下肢骨质疏松等。

(2) 自站训练步骤：扶床边站立—扶双杆站立—扶双拐站立—扶单拐站立—站立平衡训练(包括重心转移、躯干旋转、上肢活动下平衡、平衡反应训练等)。

(3) 移位训练：原地踏步——步跟进—转身练习(可在扶拐下进行)。

(4) 辅助步行：双杆内步行—学步车推行—扶拐步行—徒手步行。

(5) 走平路平稳后开始上下阶梯练习：上台阶时，第1步健手扶住阶梯栏杆，并将身体重心移至健手；第2步健足上台阶，同时助手搀扶患侧；第3步患肢跟上。以此反复练习。开始时以不超过5个台阶为宜，以后逐渐增加上台阶数。下台阶时，第1步健手向前扶好；第2步患肢向下迈一个台阶，此时助手扶好患者；第3步健肢迈下台阶。在步行训练中，应注意保护，以免摔倒跌伤。

(6) 对于血压在200/120 mmHg以上或80 mmHg以下，常有头痛、头晕者不应进行步行训练；有心绞痛、房室传导阻滞、心房纤颤、心力衰竭等并发症者宜暂缓步行练习。练习后安静时心率100次/分的，应减少运动量；运动中发生头晕、胸痛、发绀的应立刻停止练习；运动后心率135～140次/分伴心律不齐者，为练习的运动超量，宜减量进行。

第三节 交流能力的训练

实用交流能力的训练就是要使言语储言障碍的患者最大限度地利用残存功能，开发言语及非言语能力，以最有效的交流方法，使患者能有效地与周围人发生有意义的联系，尤其要促进患者日常生活中所必需的交流能力。脑卒中失语症是指由于大脑皮质言语功能区病损而导致患者说话、听话、阅读和书写能力残缺或丧失，据统计约占脑卒中患者的20%以上，是神经内科常见的问题之一。失语的预后也常常影响患者的整体康复疗效。大多数失语症患者具有与外界交流的强烈愿望，但言语功能改善有限。如果单纯依赖言语表达的恢复来进行日常交流，则会使部分患者丧失交流能力。因此，在失语患者的康复训练中，把改善交流障碍的实用能力作为目的，通过调动认识、思维及实际生活体验等相关能力和残存功能，使患者的综合交流能力得到提高。

一、书写

帮助患者积极参与家庭生活，尽可能体现出其家庭角色的相宜行为和能力。与其讨论和学习新的知识和技能，重新学习一门职业，进行专业培训。指导其充分利用闲暇时间，丰富生活。应用所学的交流技巧与他人交往，接触更多层次的人群；继续指导社交中必须的功能活动，如上街购物、交通工具的使用、进餐馆就餐、到公共场所娱乐等。

1. 练字写字的前提　神经系统的恢复是最重要的，智能有所恢复，本人有写字的愿望，说话有所恢复。

2. 写字的方法　不论是用哪只手写字，拿笔的方法是相同的。右手是向右倾斜15°～20°，左手则是向左倾斜。如果用两手拿铅笔，都是从左向右划一条横线，右手是拉着笔画线，而左手则是压着笔画线。右手和左手写字的问题就是这个划横线的区别，右手可以写得很漂亮，而左手由于是压着它，所以非常难写。因为汉字是从左向右画线的动作，所以左手写字的要领就是用左手如何向右划横线。

3. 压纸的方法　在候补辅助手动作时，用病手压纸，完全废用手则需使用镇纸。

4. 纸的放置方法　这是左手写字练习时的最大难点，有3种形式：斜写法、横写法、纵写法。横写法好像最难写，实际上最好写。可根据爱好练习各种写字法。

5. 书写训练注意事项

(1) 必须遵守顺序：练习的顺序和上进的秘诀。

(2) 不要过早地开始，在出现积极的欲望时开始。

(3) 需要耗费相当的时间。要说清楚，开始时是写不好的，但也应举实际例子，如果进步也可以写得很好。

(4) 每天定时写字。

(5) 有时和健康人用左手写字来比赛，使他感到有优越感。

(6) 一定要用钢笔、圆珠笔、习字课本，不要以杂志、教科书的铅字作为样板。由于有为左手用的特制左手写字用练习本，所以应该利用。

(7) 先用铅笔开始，其次用圆珠笔，最后再用自来水笔。

二、打电话

常见困难是拨号、握持听筒和支持听筒。改进方法如下。

1. *拨号码*　用固定的电话机易于拨号，先将听筒放在不打滑的桌面上，再用铅笔拨号。如将铅笔倒转装入免握袋状夹板内，然后拨不同的数字。乘坐轮椅的患者随身携带手提式电话机非常方便，也可用于任何的紧急情况。将号码存储于电话记忆库中，需要时按单个按钮提取，即可选择号码。

2. *固定话筒*　将话筒固定在适当的位置上，方便不能握持听筒的患者，或者做个简单的支架。如在台灯可弯性臂的顶端顶一个夹子来握持话筒，并采用别的方法来压住叉簧。

三、口语表达

1. *传统方法*　即用因损伤而丧失言语语言功能再学习的治疗方法进行训练，其中包括放松疗法、发音器官运动训练、呼吸训练、发音训练及语言矫治等言语训练措施，还包括复述训练、呼名、图片描述、听指令、完成语句等语言训练。

2. *刺激法*　利用各种刺激，包括视、听、触、环境等各种刺激源引发患者的主动及被动反应，促进患者的理解与表达。

3. *自然交谈法*　简称PACE技术，强调治疗师与患者处于同等的交谈地位收、发信息，以恢复其实际交际能力，实现自然对话，允许使用说、写、手势、姿势等各种语言，使交谈得以进行。

4. *音乐治疗法*　利用患者的音乐能力，把语词放入音韵环境下进行康复训练的方法。

5. *认知促进法*　直接作用于处理语言的认知过程的治疗，应用强大的及集中处理的图形、符号、语义和行为刺激，激发认知、记忆、思维，促进自发言语产生及理解语言。

6. *针灸治疗法*　运用我国传统的中医特色治疗方法，采用特定穴位、经络进行针灸治疗。

7. *计算机应用*　通过计算机及软件应用，治疗理解阅读障碍、听理解障碍。

8. *心理治疗*　强化患者治疗动机，调整抑郁情绪，正视病情的客观存在，增强康复信心，治疗行为障碍，成为失语症治疗中不可或缺的部分。

9. *家庭治疗*　对言语、语言障碍者的家属进行宣教，让他们了解患者的症状，观察家庭内患者的失语情况，了解如何鼓励患者的信心，积极配合治疗，了解如何让患者理解所要表达的意思。这种治疗一方面可与医院内正规治疗同步进行，也可作为患者出院后治疗的延续。营造家庭氛围，患者一方面可获得心理支持，另一方面可进行日常交流、会话，快速建立病后的生活模式，尽可能恢复患者的社会功能。

四、计算机的使用

通过计算机聊天、发邮件可以更广泛地进行交流，另外使用计算机还有治疗作用(图5-27)。

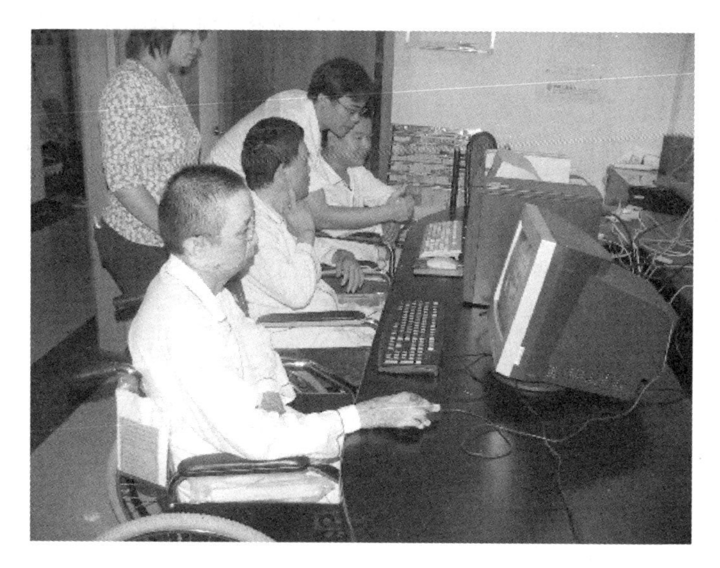

图 5-27 计算机的治疗作用

（一）治疗作用

1. *生理方面* 改善手的灵活性，改善手、眼协调性，增强耐力。

2. *认知心理方面* 提高注意力、记忆力、计算能力、思维能力、解决问题能力、颜色和图形识别能力、结构组织能力，改善心理状态。

由于患者行动不便，会造成信息封闭，与社会隔离，使他们感到孤独。家人要为他们创造更多的机会与人交往，患者可以通过打电话、书信的方法与外界联系；还可以把亲朋、邻居请到家里来做客；可以看电视、听广播、下棋、打扑克等。通过这些活动可开阔视野，增长知识，调节情绪，培养兴趣，增添生活乐趣。

（二）注意事项

用完计算机应洗脸，平时应注意锻炼身体。计算机摆放位置很重要。尽量别让屏幕的背面朝着有人的地方，因为电脑辐射最强的是背面，其次为左右两侧，屏幕的正面反而辐射最弱。以能看清楚字为准，至少也要 50～75 cm 的距离，这样可以减少电磁辐射的伤害。注意室内通风。科学研究证实，计算机的荧屏能产生溴化二苯并呋喃的致癌物质，所以放置计算机的房间最好能安装换气扇。如果没有安装换气扇，上网时尤其要注意通风。

注意保持正确的姿势，避免过久坐于计算机前训练，注意休息，分清现实和虚拟关系，防止沉溺于虚拟世界。治疗师应注意对游戏的控制，避免使患者过于激动，注意控制治疗时间并保持正确的姿势，最好在相对独立的环境进行训练以免影响他人，注意安全，防止意外伤害。

第四节　家务劳动能力的训练

家务活动非常丰富，包括洗衣、做饭、购物、清洁卫生、经济管理、照料小孩等。训练前要了解患者的家庭组成和环境，患者在家庭担当的角色，以便优先选择患者和家庭首要解决的问题。不仅练习某一功能活动，而应增加其他一些方法提高训练效果。教会患者用替代的方法对特殊缺陷进行代偿。与患者一起讨论家务活动中的计划、安排及安全问题。指导患者在从事家务活动中正确地分配和保存体能，在劳作、休息、娱乐三者之间取得合理安排。

一、日常性家务劳动

1. 做饭

(1) 提前准备好所需材料及用具。

(2) 做饭过程中，不应心急和贪快而同时处理几项工序，这样会使人容易紧张。

(3) 尽量少用煎炸的烹饪方法，因为烟熏易引致气喘。

(4) 在厨房内或门外放置椅子，以便中途休息。摘菜，削瓜、果、薯皮及调味等应坐下来处理。

(5) 使用辅助器具：如用长汤匙打开锅盖，这样手就不会被烫；开瓶子时，使用开瓶器或放一块布盖在盖子上，这样容易将瓶盖打开。

2. 洗、熨衣服

(1) 尽量利用洗衣机及干衣机。

(2) 坐下来洗、熨或折叠衣物。

(3) 衣物太重，可分数次从洗衣机放入或拿出。

(4) 若要将衣物晾干，应先坐下，然后把衣物逐件放在衣架上，再慢慢配合呼吸，将衣架挂起。如距离较远，晾衣服时把衣服放在推车里。

3. 清洁及打扫

(1) 编排好每日家务分工，如周一扫地、周三抹柜等，避免过于操劳。

(2) 如室内多尘，可使用吸尘器并戴上面罩。

(3) 使用辅助器具：如利用长柄垃圾铲及用拾物器从地上捡起物件，减少弯腰、伸腰动作。

(4) 用小推车装重物。

4. 收拾房间

(1) 整理床单时在两侧进行，整理完一侧，再整理另一侧。

(2) 床不要靠墙摆放。

(3) 叠床单时不要抛扬。

5. 购物

(1) 先计划购物路线及需要物品，避免浪费力气。

(2) 使用购物推车，尽量避免使用手提袋。

(3) 重的物品尽量使用送货服务，或找家人及朋友帮助购买，必须自己购买时则分次购买。

6. 工作

1) 保持正确的工作姿势　如坐位下使用电脑工作时，上臂应垂直放于体侧，肘屈曲不超过 70°～90°，手腕放松。

2) 合理的工作台或工作平面高度及位置

(1) 坐位工作时所有物件应放在坐位所及范围，手部尽量在15 cm范围的工作平面内完成工作。

(2) 立位下的工作平面高度，女性应在95～105 cm，男性应在100～110 cm。

工作时应避免的活动：①需进行重复或持续性活动时，避免肘部维持在超过头部的位置；②避免肘部过度屈曲；③避免前臂持续旋前或旋后；④避免腕部反复向尺侧或桡侧偏移；⑤避免持续抓握或拧捏。

7. 注意事项

(1) 运动功能障碍患者：使用杠杆门锁；关节炎患者使用轻金属厨具以减少手腕用力；帕金森病患者使用稍重的厨具防止手抖；使用张力剪刀；开关安装在正面以方便轮椅使用者操作；使用高度可调的桌子。

(2) 感觉功能障碍者：用地毯和窗帘减少噪声；家具应布置整齐。说话时注视对方，这样才能引起听者的注意力。学习通过口型和肢体语言猜出说话者的意思，并通过反复询问予以确认。

(3) 视觉缺陷者：放大物品，放在中间；将物品靠近身体；增强光线，减少反光，形成强烈对比，如将浅色的东西放在黑色背景中，将发光颜料涂在楼梯等的边缘，以提高警觉。

(4) 触觉缺陷者：教育患者利用视觉代偿；常戴手套保护手部免受伤害；食物、饮料或沐浴时用温度计测温；不使用尖锐的工具和物品。

(5) 认知功能障碍者：让患者常带记事本，本中记有家庭地址、常用电话号码、生日等，并让他经常做记录和查阅；使用闹钟提醒需要进行的活动。

(6) 言语功能障碍者：放慢讲话速度，多进行重复；用简短句子或只说关键词；学习使用手语和表情；通过书写或图画进行交流。

家务操作中，可选用一些自助器具，如带钉子的菜板(用以固定易滚动的蔬菜)、可换刃万能切菜机、持锅器、削皮器等。使用的工具要考虑到便于固定、轻便、安全等因素。辅助器具除在市场购买外，还可根据个人习惯自己制作。操作要注意省力。物品、材料尽量放在随手可及的位置或在围裙上多缝几个口袋，把常用物品放入袋内。当患者并发感觉障碍、平衡障碍、认知障碍，在处理灼热或锐利物品时易发生危险，必须予以注意。

二、家用电器的使用

1. 家用遥控器　主要为按键式，有两种类型：一种是固定码型，每个键对应一种或几种码型，都是生产厂家预先设定好的，用户不能更改；另一种是学习型，具有自我学习遥控码的功能，可由用户定义遥控器的每个键对应的码型，它能够将多种遥控器集于一身，用一个遥控器就可控制多个家电，又可以作为原配遥控器的备份。由于现代家电功能不断增加，上述两种遥控器都须过多按键，用户不易记住每个键的含义。将语音识别技术应用于学习型遥控器，利用语音命令代替按者对命令的记忆和使用，省去了大量按键，缩小了遥控器的体积。

2. 可视门铃及红外报警装置　方便听力有残疾的人士。室内灯光应有弱有强，夜间最好有低度照明，便于残疾人、老人起夜。室内电灯开关的安装部位也要方便夜间使用。家用电器设备应尽量采用智能型，如有自动保温功能的电水壶等。还要考虑到残疾人的特殊性，如聋哑人的房间要安装特殊的门铃，门铃一响，房间里的指示灯就会亮，这样，有客人来访时按门铃，主人也可以更加方便、快速地知道。

3. 按摩器

1) 种类

(1) 手持式按摩器:按摩方式有两种,电磁振动式和捶击式。该按摩器具有结构简单、重量轻、使用方便、价格低、便于携带(且有不少是交、直流两用)等优点,适应按摩身体各部位,使用较广泛。

(2) 揉捏式按摩器:有2个或4个搓揉头,可以模拟人工完成手指揉捏动作。有的还附有小功率加热器,通过热能振动,促进血液循环,刺激穴位。这类产品适用于颈、肩、腰等部位按摩。

(3) 旋转式按摩器:利用滚轮的正反向转动替代人工的按摩,拇指般大小的滚球可抵触到穴位深处,适用于腰背和足底按摩。

(4) 增氧摇摆机:它是根据鱼类摆游获氧原理制造的,使用时带动人体双腿及腰部左右摆动,能轻易化解因不当姿势引起的腰、脊和肌肉疼痛。

(5) 湿式双足按摩器:这种按摩器的底部设计成符合人体脚底造型的拱形搁位,在拱形搁位上有许多凸出的小圆点,可触及人脚底各个穴位。对关节炎、风湿性神经痛有一定的效果,使用时加上热水边浸泡、边按摩,十分适合于老年人及腿脚常感冰凉的人。

(6) 电子控制按摩垫:该产品由电脑芯片控制,组合了捶打、指压、振动等多种按摩方式,可使身体各部位处于按摩运动中,适合于坐办公室的"白领"及汽车驾驶员。

2) 注意事项

(1) 安全性:由于按摩器是直接与人体接触的电器器具,因此安全性尤为重要。应挑选经过国家认可权威检测机构检验合格的产品,应首选塑料外壳、电源插头为两极的按摩器(在器具铭牌上标有"回"字形符号),这类器具电气安全性能高。

(2) 外观:应挑选外形美观、机壳结构牢固可靠、外壳平整光滑、色泽均匀、塑料件无裂缝的产品。

(3) 功能:各档开关开启应灵活可靠,遥控电子开关按键要轻捷。通电试验以鉴别各档开关功能是否正常,强弱控制是否有效,各档指示灯是否相应显示,发热部件是否正常发热。按摩器工作时,噪声要低,振动强弱正常,无异常声音。对于用电脑程序控制的按摩器,可选择其中一种具有代表性的功能测试,看其工作是否正常。

4. 电磁灶　根据家庭需要选购不同功率的电磁灶。目前市场上,中高档电磁炉功率一般为200～1300 W,可以适用不同的烹调方式,保护装置也比较完善。还有一些高档的电磁灶,机内加设了微电脑,可控制开机、关机、各种温度的加热时间,可以预设不同温度,对食物自动加热,不需要人在一旁看管、调节,大大方便了使用。选用时应注意如下。

(1) 外观检查:应光洁,无明显的机械损伤、裂纹、变形、锈蚀、涂覆层剥落等现象;表面的标志和文字应完整、清晰;塑料件应无气泡、开裂、严重划伤等;调节旋钮应灵活,无卡死、松动现象;紧固件无松动、脱落等现象;进风孔和排风孔通畅,无堵死现象;摇动电磁灶,机内应无异物及松动。

(2) 通电检查:将电磁灶放平,在锅内放入500 g冷水,然后插入电源插头,将电磁灶的功率调节钮置于最大功率位置,并开始计算时间。在电磁灶标称功率为1 000 W和环境温度为25℃条件下,水应在5分钟左右沸腾。

(3) 检查电磁灶的噪声:电磁灶的噪声主要是由机内的马达和风扇引起的,当然是越小越好。选购时，可靠近电磁灶细听；除风声外，不应有任何其他碰撞声。离电磁灶 1 m 处，应听不到明显的噪声。用手放在进风处和排风处附近，应有明显的气流感觉。

5. 电扇　台式、落地式电风扇必须使用有安全接地线的三芯插头与插座；吊扇应安装在顶棚较高的位置，可以不装接地线。电风扇的风叶是重要部件，不论在安装、拆卸、擦洗或使用时，必须加强保护，以防变形。

操作注意如下。

(1) 操作各项功能开关、按键、旋钮时，动作不能过猛、过快，也不能同时按两个按键。

(2) 吊扇调速旋钮应缓慢顺序旋转，不应旋在挡间位置，否则容易使吊扇发热、烧机。

(3) 电风扇的油污或积灰应及时清除。不能用汽油或强碱液擦拭，以免损伤表面油漆部件的功能。

(4) 电风扇在使用过程中如出现烫手、异常焦味、摇头不灵、转速变慢等故障时，不要继续使用，应及时切断电源检修。

(5) 收藏电扇前应彻底清除表面油污、积灰，并用干软布擦净，然后用牛皮纸或干净布包裹好。存放的地点应干燥、通风，避免挤压。

家用电器如果使用不当，容易出现意外事故，轻者造成一定程度的经济损失，重者危及人的健康乃至生命。为了确保家用电器的安全运行，在安装、使用家用电器时，应注意如下。

1. 电视机　应放置在荫凉通风处，不要被阳光直晒和碰撞。开机后不要用湿冷布或冷水滴接触荧光屏，以免显像管爆炸。湿度大的地区或梅雨季节要坚持每天开机以防受潮，不允许带电打开盖板检查或清扫灰尘，电压过高或过低不要开机。装有室外天线在发生大雷电时应停止接收，将天线插头拔去。

2. 电风扇　必须具有接地或接零保护，接电源采用三脚插头。摇头的风扇注意其活动空间不要碰墙，防止小孩将手指伸入风罩内。移动电扇时不要碰压电线，定期进行绝缘检查，防止漏电。

3. 电熨斗　必须具有接地或接零保护，接通电源采用三脚插头。使用时或用毕后不能立即放置在易燃物品上，用后应立即切断电源，严防高温引起火灾。不要用熨斗敲击其他物品，以防内部损伤。

4. 洗衣机　必须具有接地或接零保护，接通电源采用三脚插头。不能用湿手去拔插头。脱水、洗衣桶、波轮、搅拌器旋转部件运转时，禁止将手伸进桶内。使用时发现电机卡住或出现异常声音、气味应立即切断电源，停止使用。

5. 吸尘器　使用时注意电缆的挂、拉、压、踩，防止绝缘损坏。及时清除垃圾或灰尘，防止吸尘口堵塞而烧坏电机。禁止吸入易燃粉尘。未采用双重绝缘或安全电压保护的应设置接地、接零保护，电源开关应便于紧急状况下切断电源。

6. 电冰箱　应放置在干燥通风处，离墙至少 20 cm，并注意防止阳光直晒或靠近其他热源。必须采用接地或接零保护，接通电源采用三脚插头。电源线应远离压缩机热源，以免烧坏绝缘造成漏电。避免用水清洗，冰箱内不得存放酒精、轻质汽油及其他挥发性易燃物品，以免电火花引起爆炸事故。

7. 空调器　一般空调器消耗功率较大，使用前注意核对电源保险丝、电度表、电线是否有足够的余量。使用前一定要取下进风罩，使进风口及毛细管畅通，以防内部冷媒不足导致空压机烧毁。使用时，制冷制热开关不能立即转换，通断开关也不得操作频繁，否则增加压缩机压力造成过热。必须采用接地或接零保护，热态绝缘电阻不低于2 MΩ才能使用。

小　　结

ADL能力训练的目的是在心理上消除患者的依赖心理，增强独立自主精神，争取生活自理，并可进行必要的家务和户外活动等。为了使患者的ADL能力得到切实的改善，选择早期即坐位训练开始的同时即给予正确的ADL能力训练，把功能活动溶于日常生活中。从自我照顾活动开始，使患者的行为与环境交相感应，可以提高患者的自信心。除此之外，还包括日常生活动作的熟悉和生活辅助器的使用等。脑卒中偏瘫患者不仅在患侧，甚至在健侧也往往存在不同程度的废用，成为预后不良的病因。经过日常生活运动能力训练，不但可以改善患者自主运动的控制与协调，而且能有效地防止废用和误用综合征的产生，避免肢体痉挛和非麻痹侧的肌萎缩。充分强化和发挥残余功能，通过代偿和使用辅助工具，以争取患者早日生活自理，在最大限度上重返家庭，回归社会。

思　考　题

1. 日常生活能力训练的目的是什么？
2. 衣、食、住、行、个人卫生的训练方法有哪些？
3. 主动转移的方法有哪些？
4. 患者如何克服依赖心理完成训练？
5. 残疾人如何正确使用家用电器？
6. 家用电器有辐射吗？

阅读资料

1. 窦祖林. 作业治疗学. 北京：人民卫生出版社，2008
2. 燕铁斌，窦祖林. 实用瘫痪康复. 北京：人民卫生出版社，1999

【实验二】　日常活动能力的训练

[实验目的]

1. 掌握日常生活活动训练方法。
2. 熟悉如何使用日常生活自助具。
3. 掌握床上体位摆放的训练要点。
4. 掌握主动转移和被动转移的方法。

[实践场地]

作业实验室或寝室。

[实验器材]

衣服、碗、筷子、勺子、治疗床、洗漱用具。

［实验步骤］

1. 日常生活训练包括衣、食、住、行、个人卫生，训练内容参考第五章第一节。

2. 日常生活自助具包括工作和生活用具，详细内容参考第五章第一节“洗漱与修饰的训练”。

3. 床上体位摆放和患者主动转移，是为了更好地方便残疾人的主动运动而设计的，训练内容参考第五章第二节“运动能力训练”。

［注意事项］

1. 日常生活自理训练的时机：与肢体功能康复训练不同，日常自理能力是需要一定的肢体功能来保证的。所以，在患者急性期生命体征稳定时，就要进行肢体功能康复训练，等到患者度过急性期，而且有一定的肢体功能时，才可以进行日常生活自理训练。一般来说，患者应该能够站立，能够独立维持坐姿；失语的患者能够准确和家属进行沟通，即可以进行日常生活自理训练。

2. 日常生活训练也要循序渐进，从简单到复杂，从难度小的动作到难度大、技巧性高的动作。要告诉患者，这是一个学习过程，千万不可操之过急，急于求成，要有耐心。

3. 在刚刚开始进行训练时，家属最好看护，直至患者能够维持身体平衡、掌握动作要领为止。家属要为患者创造良好的训练环境，居家环境可以为适应患者训练而做一些改动。要及时与患者沟通，及时发现和处理患者在训练中可能出现的问题。对患者已经取得的成就要及时鼓励，帮助患者树立训练的信心。

4. 一般来说，优势半球受损患者进行日常生活自理训练时会更加困难，因为健侧是非优势侧（左手），所以健侧也有一个学习、适应的过程。家属要充分理解患者的努力和艰辛，千万不能因为患者的失误（如打翻热水）而训斥患者。

5. 日常生活自理训练应该和肢体康复同时进行，相辅相成，共同进步。肢体功能康复是日常生活自理的基础，而日常生活自理训练反过来又加强了肢体功能的康复。

6. 日常生活自理训练是在有了一定肢体功能的基础上“主动”的学习、适应过程，相等于相对“被动”的肢体功能训练，往往收效甚大，进步较快；而且患者适应了偏瘫条件下的生活，还会“创造”出一些适用于自己的动作。所以，日常生活自理能力训练结果还是较为乐观的。常常可以看见一些患者，虽然肢体功能恢复停止了，但是通过训练，实现了以左手为主的生活自理。更有一些患者，通过训练健侧肢体和充分利用残余患侧肢体功能，不但实现了生活完全自理，甚至能够从事一些家务活动和参加一些工作，真正做到了“残而不废”，成为对国家、对社会、对家庭都有用的人。患者本人也因为能够从事一定的活动，彻底摆脱了需要他人照顾的阴影，更加乐观地生活着。这样的结果，是每个脑卒中患者和家属都期盼的。

（刘　敏）

第六章

感觉障碍的训练

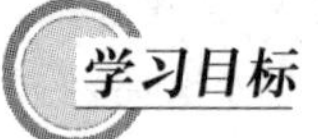

1. 掌握感觉障碍的训练方法。
2. 熟悉感觉障碍训练的注意事项。

第一节 概 述

感觉(sense)是人的感受器在接受刺激后经传入神经纤维传导到大脑的感觉中枢,经感觉中枢综合、分析,以辨别刺激和性质。可简单分为三大类,即浅感觉、深感觉和复合感觉。感觉障碍(sensory disability)是神经系统疾病中常见的症状之一。

感觉障碍的种类有如下。

(一) 浅感觉障碍

浅感觉的感受器位于皮肤和黏膜,感受从外界直接加于皮肤或黏膜表面上的刺激。浅感觉包括触觉、痛觉、温度觉。浅感觉障碍表现为感觉减退或丧失、感觉过敏和感觉异常。感觉减退或丧失是指患者在神志清醒的情况下,对刺激不发生感觉反应,或感觉阈值增高。感觉过敏是指对正常刺激的感受性增高,轻微刺激即可产生强烈反应,以痛觉过敏最为多见,其次是温度觉过敏。感觉异常是指在没有外界刺激的情况下出现自发的异常感觉,如麻木感、蚁走感、胀感和冷热感等,在没有外界刺激的情况下自觉疼痛者为自发痛。脑卒中患者常有自发痛和麻木感等感觉异常。

(二) 深感觉障碍

深感觉的感受器则在肌肉、肌腱、骨骼、关节、韧带内,感受身体内部发生的、与保持身体位置或运动功能有关的刺激。深感觉包括运动觉、位置觉、震动觉。如果传导深感觉的神经纤维或大脑感觉中枢病损,出现肌肉及关节位置觉、运动觉、震动觉障碍,则为深感觉障碍。深感觉障碍主要表现为协调障碍,即运动失调。

(三) 复合感觉障碍

复合感觉(皮质感觉)包括形体觉、定位觉和两点辨别觉。复合感觉在深、浅感觉正常时才能检查。复合感觉障碍表现为实体感觉丧失。此时二点辨别觉、位置觉、关节运动觉、触觉、位置觉等深浅感觉均正常,但大脑中枢(中央后回中部 1/3)综合机构发生障碍,对物体不能辨认，因此患者闭眼时不能了解物体的形状、大小、质地。患者要想从自己口袋里摸出硬币或钥匙便不可能了。若是深浅感觉同时减退或消失，也会产生这种症状。但此时病变并不在中央后回，而是在丘脑或末梢神经，实际上不是真正的实体觉丧失。这种感觉障碍较常见于脑卒中偏瘫和神经炎患者。

第二节　感觉障碍的训练

一、训练方法

(一) 感觉再教育

20 世纪 60 年代，英国理疗学家 Parry 首先开始对周围神经损伤修复后的患者进行系统观察和康复训练，并第 1 次使用“感觉再教育”(sensory re - education)一词。感觉再教育技术是用于感觉障碍的康复治疗技术。

1. *基本原理*　感觉再教育技术是教授患者注意和理解各种感觉刺激。此项治疗技术适用于感觉不完全缺损者，包括神经损伤、神经移植、踇趾-拇指移植、皮肤移植以及脑卒中患者。

周围神经修复后，由于轴突再生的方向错误，再生的神经束在寻找其原有的远端时往往发生错位，只有部分神经纤维能够正确地重新连接末端器官，即皮肤的感觉小体(环层小体)。其结果表现为一个从前所熟悉的刺激会启动一个不同的感觉传入冲动。当这个改变的传入信号到达感觉皮质时，患者不能将其与以往有过的或记忆中的模式相匹配，因而无法识别这种刺激。外周神经损伤的患者可能对针刺和压力作出反应，却不能利用触觉正确地辨认 1 分钱和 5 分钱硬币。患者能够感觉到两者(1 分钱和 5 分钱)之间的差异，但这种感觉与受伤前使用时所获得的感觉截然不同，因此患者不能正确地分辨它们。感觉正常的手和正中神经损伤修复后的手拿着同一螺母引起不同区域的皮质感觉，说明感觉再教育是帮助感觉损伤患者学会重新理解传达到皮质的、改变了的感觉传入信号的一种方法。所谓感觉再教育就是帮助感觉损伤的患者重新学会理解传达到皮质的这个改变了的感觉传入信号。

2. *治疗技术*　感觉再教育适用于能够感觉到针刺、温度变化以及压力，但触觉定位、两点分辨以及触觉识别功能受损的患者。感觉再教育技术强调感觉康复要与神经再生的时间相配合。当移动轻触感回复后，或有保护性感觉(深压觉和针刺觉)和触觉恢复时，或 30Hz 震动感恢复时，即可开始。在神经纤维与感受器重新连接在一起之前就开始训练，会导致训练失败和产生挫折感。

1) 感觉再教育的基本原则

(1) 每一项活动都要在有和无视觉反馈两种情况下进行。

(2) 训练活动的分级可从不同的角度进行，既要有难度又不能使患者产生畏难和沮丧的心情。

(3) 感觉测验和训练时要求环境安静无干扰。

(4) 每次治疗时间不宜过长(10～15 分钟)，每天 2～4 次。

感觉再教育需要持续相当长的一段时间，可以一直到出院回家后能够用手做家务或参加工作，或恢复到平台阶段。结束治疗后，患者仍要继续积极地用手去做各种精细活动，只有这样，感觉再教育中所获得的进步才能够得到巩固和加强。

2）外周神经损伤的感觉再教育　外周神经损伤患者的感觉再教育或训练分两个时期进行。

（1）早期训练：当患者能够分辨每秒 30Hz 的振动及移动性触觉恢复时，可开始进行感觉训练。早期的治疗目标是训练移动性触觉、持续触觉、压觉和正确的触觉定位。①移动性触觉：可用铅笔末端的橡皮头或指尖在治疗区域来回移动。嘱患者观察刺激，闭眼，将注意力集中在刺激上，然后睁眼，证实发生的一切，并口述感觉到什么。②持续触压觉：用铅笔橡皮头压在治疗区域的一个地方，产生持续触压觉。训练程序同移动性触觉，该训练程序有利于促进学习的整合过程。③触觉定位：训练触觉定位可通过下列程序，即患者闭眼，治疗师触碰治疗区域的不同地方，要求患者指出每次触碰的部位。如果反应错误，患者可直接注视触碰的部位，要求患者叙述触碰部位的感觉。使用铅笔橡皮头压在治疗区域的一个地方，或来回移动，嘱患者注意压点，以视觉协助判断压点位置，然后闭眼感受压点的触感。如此反复练习。④触觉的灵敏：感觉减退或消失、实体感缺失者，往往很难完全恢复原来的感觉，需要采用感觉重建训练法进行训练，即训练大脑对新刺激重新认识。可让肢体触摸或抓捏各种不同大小、形状和质地的物品来进行反复训练（图 6－1）。刺激强度逐渐由强到弱，来增加分辨能力。

训练可分为 3 个阶段进行：第 1 阶段，让患者睁眼看着治疗师用物品分别刺激其健侧和患侧肢体皮肤，要求患者努力体验和对照。第 2 阶段，让患者先睁眼看着治疗师用物品刺激其患侧肢体皮肤，然后闭眼；治疗师继续在同一部位以同样物品进行刺激，要求患者努力比较和体会。或让患者先闭眼，治疗师用物品刺激其患侧肢体皮肤，然后再睁眼看着治疗师继续重复刚才同样的刺激，要求患者努力回忆和比较。第 3 阶段，让患者闭上眼睛，治疗师用物品同时刺激其健侧和患侧肢体皮肤，要求患者比较和体会。上述 3 个阶段的训练可依次进行，也可一天中一起重复训练。鼓励患者一日 4 次，每次至少 5 分钟实践这些再教育技术，而不用其他东西刺激手掌。因为，这将给大脑两套感觉刺激。再训练活动有患者闭眼识别物体、形状和质地训练。如果反应错误，允许患者睁眼看物体，用健手比较感觉，即允许触觉和视觉整合。如用质地不同的棋子、图形和从小到大的普通物体，藏在米或豆中或许有帮助。一日训练 3～4 次，一次 45 分钟。训练中也可用双侧活动去变换，如制陶、捏橡皮泥、编织等。鼓励患者在双侧活动时用患手和健手比较对工具和材料的感觉。

（2）后期训练：在移动和固定触觉以及指尖定位恢复后，可进入后期训练。此时患者已可分辨每秒 256 Hz 的振动。此期的治疗目标是指导患者恢复触觉识别能力（实体觉）。

实体觉训练是最适合于进行触觉识别能力再教育的手段，尤其适用于正中神经损伤患者。实体觉训练效果受多种因素影响，诸如年龄、智力、文化背景和职业，以及内在动机和积极性等。

实体觉训练应在安静的治疗室中进行。训练过程中要求遮蔽患者双眼。可用一个有一

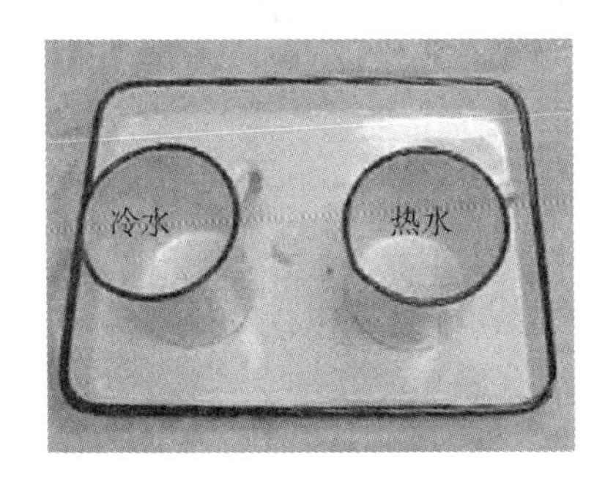

分辨温度高低(冷或热)

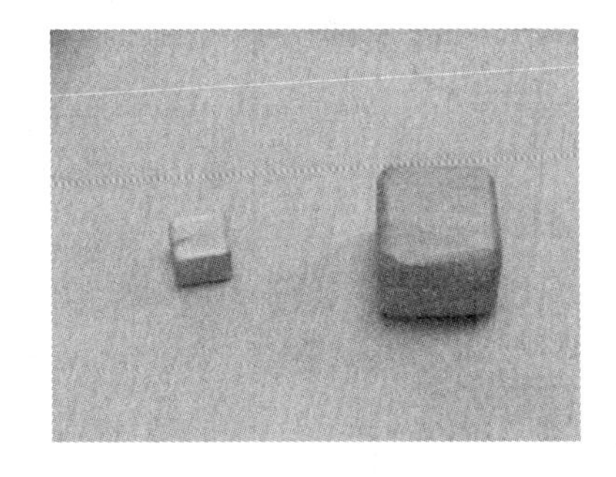

分辨物体形态(大或小)

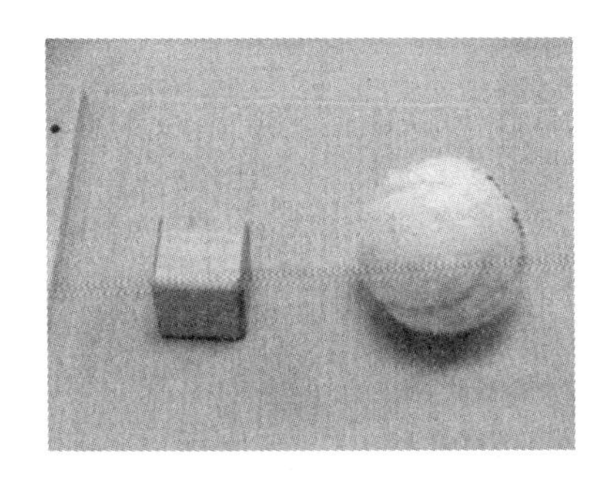

分辨物体形状(球形或方形)

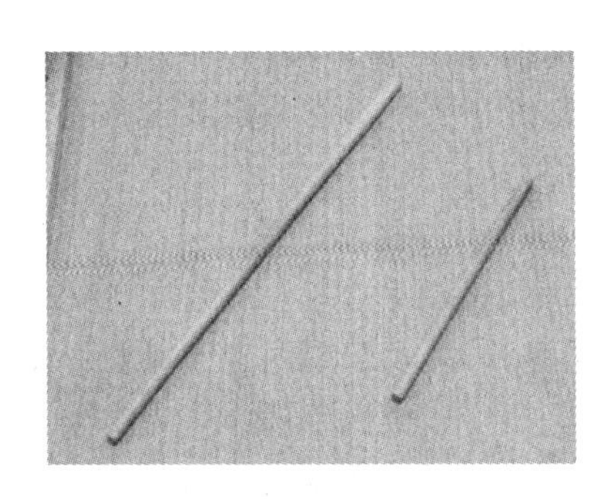

分辨物体长度(长或短)

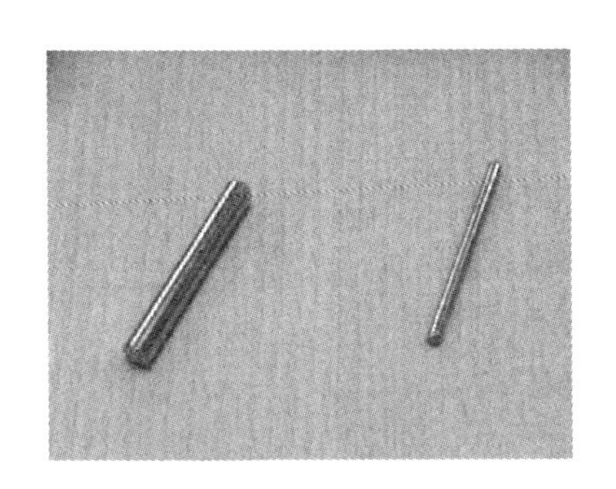

分辨物体重量(重或轻)

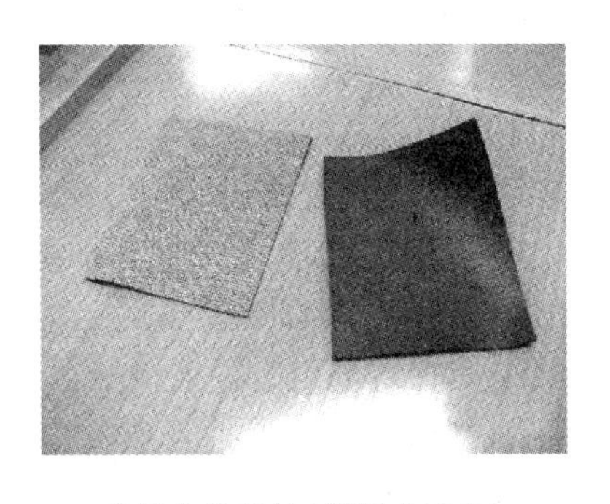

分辨物体质地(粗糙或平滑)

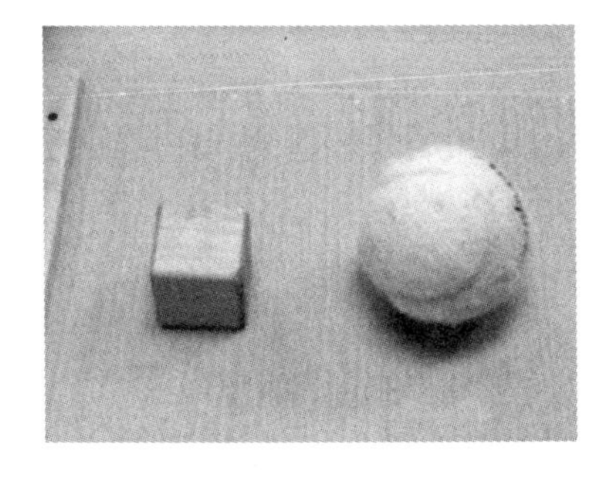

分辨物体硬度(硬或软)

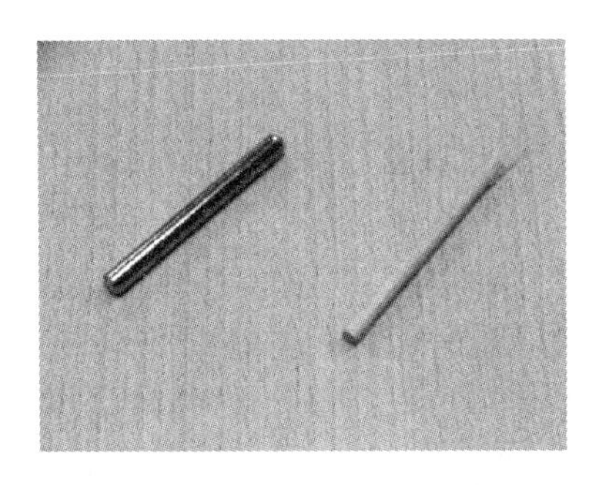

分辨物体材料(木料或金属)

图 6－1 分辨各种物体

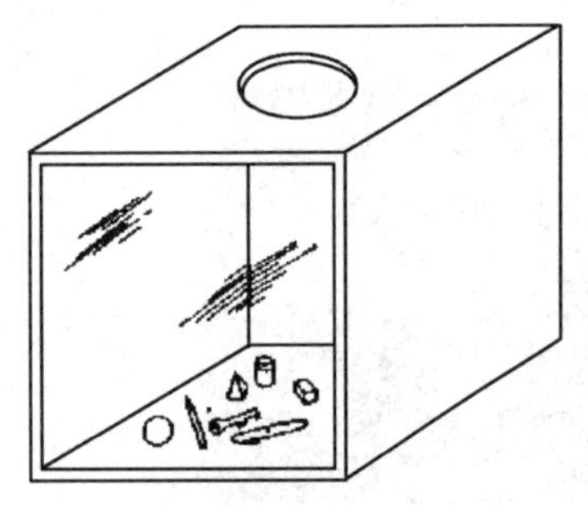
图6-2　实体觉训练

面是玻璃的木箱，有玻璃的一面向着治疗师，木板面向着患者(图6-2)。实体觉训练分3个阶段进行。有玻璃的一面向着治疗师，木板的一面向着患者。开始时让患者说出摸到东西的形状和名称，以后按着治疗师的指令把物品从箱中取出。

第1阶段：识别物品。患者闭目，治疗师从不同形状的积木中挑选出一个放在患者手中，让其尽可能描述手中物品的特征，如是扁的、光滑的、冷的、正方形等。然后让患者睁开眼睛，如有遗漏，补充描述其特点。可用健手重复上述训练，然后再进行患手训练。记录正确识别所需时间。触摸识别应从形状简单、体积较大且质地相同的目标开始，逐渐过渡到形状复杂、体积较小且质地不同的目标。开始可将物品放到患者手中，以后可要求患者从许多物品中摸索出指定物品进行匹配。在选择或匹配作业中，应逐渐增加物品的数量。

第2阶段：识别物品的质地。首先选择形状相同但质地不同的物品，如皮革、毡子、砂纸、塑料等进行识别并比较。从差异明显的材料开始比较，如丝绒和粗砂纸的比较。随着触觉识别能力的提高，再识别两者质地差别细微、分辨难度较大的物品，如比较天鹅绒和棉絮。天鹅绒、棉絮、砂纸、金属片、软木、毛皮等是治疗中常用的材料。

第3阶段：识别日常生活用品。从识别较大的物品开始，如电插销、火柴盒、羽毛球等，逐步过渡到识别小巧的物品，如硬币、大头针、曲别针、纽扣等。可以将这些物品混合放在一只盛有豆子或沙子的盆里以增加识别难度。此外，在此阶段应增加识别速度的训练。正常人在5秒以内(常为2秒)即可作出正确的识别。正中神经损伤患者需要5秒以上或根本不能识别手中物品。

3) 脑卒中后感觉障碍的再教育　在脑卒中偏瘫的康复治疗过程中，常常将感觉与运动功能的再教育结合在一起进行。由于异常肌张力干扰感觉体验，因此在进行感觉训练之前，应首先使肌张力正常化并抑制异常的运动模式。偏瘫患者的感觉再训练需要成百上千次的重复，因此感觉再训练的内容应当包括在每个治疗单元中。在治疗运动功能严重障碍的患者时，将感觉刺激加入训练活动中有利于促进和加强运动功能的进步。在上肢负重训练过程中，采用不同质地的支撑面既可以易化运动，又可以促进感觉功能的恢复。触觉障碍存在时应在每次治疗开始时首先运用强触觉刺激，如叩打、摩擦及用刷子刷皮肤表面。注意避免引起痉挛。

用于增加偏瘫患者感觉输入的作业活动举例如下：①在皮肤上涂擦护肤液；②用粗糙的毛巾摩擦皮肤表面；③揉面或揉捏不同硬度的橡皮泥；④用手洗小件衣物；⑤制陶；⑥编织或刺绣；⑦将各种器皿把手或手柄的表面材料或形状进行改造以提供更多的触觉刺激；⑧电刺激。

深感觉的训练：深感觉如位置觉的障碍可产生感觉共济失调、动作不准确、平衡功能差以及姿势异常等，可用下列方法进行训练：①早期进行良姿位训练，患肢关节负重，手法挤压以及神经肌肉本体促进技术(PNF)训练，使中枢神经系统和外周肌腱、关节感受器得到输入信号；②训练平衡，坐摇椅，训练直立反应，保护性反应；③视觉生物反馈训练，镜前训练，使关节位置反馈信号的传递和接收通过视觉得到补偿；④放置训练，将上肢或下肢保持在一定的空间位置，反复训练直到患者自己能完成这一动作。

（二）感觉脱敏治疗

1. 基本原理　感觉过敏是指皮肤处于易激惹状态，对于正常刺激感受性增高的一种症状，是神经再生的常见现象。可能是由于不成熟的神经末梢敏感度增加，以及感受器容易受刺激。表现为在正常情况下不引起疼痛的刺激则在此时受累区域引起疼痛。患者常因皮肤敏感，不愿活动。若这种现象不解决，很难进一步做其他的康复治疗。感觉过敏的肢体可因长期不用而致残。脱敏疗法用于感觉过敏者，通常指疼痛过敏的患者。它以提高疼痛阈值为基础，通过连续不断地增加刺激使患者对疼痛的耐受力逐渐增加，从而使患者去除各种不愉快的感觉，逐渐适应和接受该刺激强度。

2. 治疗技术

1）感觉脱敏治疗的基本原则

（1）进行脱敏治疗时，首先要保护过敏的皮肤部位。可使用胶布、轻型夹板、羊毛制成的套子或弹性垫。随着治疗的不断获效，逐渐取消保护性用品、用具。

（2）先在患者健侧示范。

（3）开始刺激较弱，以后增强。

（4）每日 3～4 次，每次治疗时间不宜过长（每次 5～10 分钟）。

2）方法　对于过敏皮肤的刺激可以依 5 个层次或阶段渐进。

第 1 阶段：用音叉、石蜡、按摩等方法产生较轻柔的振动；第 2 阶段：利用小的按摩器、摩擦按摩以及铅笔末端的橡皮头持续按压产生中等强度的振动；第 3 阶段：用电振动器产生较强的振动并辨别各种质地的材料（从细质到粗质，如棉球、羊毛、小豆、小胶粒、毛刷等）；第 4 阶段：继续使用电振动器，患者开始辨认物品；第 5 阶段：工作及 ADL 训练。在工作模拟和 ADL 训练中，一定要让疼痛部位参与活动，活动的种类可根据患者的兴趣和职业进行选择。

其他方法还有叩打、浸入疗法（使用冰水）、经皮电刺激（TENS）或超声波等。鼓励患者参与使用过敏部位的活动。振动计（vibrometer）用于脱敏治疗时，其振动波幅逐步增加有利于控制治疗的进程。此外，也可以利用按摩器代替振动计。

（三）代偿疗法

没有保护性感觉反馈存在时进行各种活动，很容易发生烫伤、冻伤、切割伤或压伤等继发损伤。因此，当患者的针刺觉、触觉、压觉及温度觉完全消失或严重受损时，应考虑教会患者如何代偿保护性感觉丧失的各种方法。代偿疗法的目标就是避免受伤。

感觉障碍的肢体出现继发损伤是由于组织失神经支配后，肢体受到外力作用所致。有多种损伤机制可导致不敏感肢体受伤或受损，代偿的对策亦因损伤机制不同而异。

1. 持续低压　在不敏感肢体上持续加压（低压）可引起组织缺血坏死。损伤的程度取决于压力的大小和持续时间的长短。0.06 kg/cm^2 的压力[每平方厘米千克力（kgf/cm^2）＝9.8×10^4 Pa]持续 10 小时将使毛细血管血流阻滞，并引起压疮。0.2 kg/cm^2 的压力，数小时就可以引起压疮。骨性突起的皮肤区域最容易出现压疮。因此，有感觉障碍如脊髓损伤患者，应特别注意皮肤护理，要定时翻身或变换体位。卧床的脊髓损伤患者应每 2 小时翻身一次。长期坐在轮椅中的患者应注意轮椅坐垫的选择。轮椅坐垫的种类有很多（如气垫、水垫、凝胶垫、海绵垫等），好的轮椅坐垫可以合理地分布压力以避免出现压疮。坐在轮椅中时，应经常做肘支撑动作使臀部离开座位，以此调整局部受压情况。对于感觉缺失的皮肤与发红的皮肤要特别注意，首先解除压迫直至皮肤颜色恢复正常。如肤色恢复时间延长超过 20 分钟，必须寻找原因并及时纠正，包括检查矫形器、使用的仪器、时间安排表及体位等。

2. *局部巨大压力* 作用于局部皮肤的强作用力如机械暴力可引起切割伤和挤压伤。试验结果显示，每平方厘米＞34.69 kg 的压力和剪切力就足以撕裂皮肤；正常人 11.56 kg/cm^2 的皮肤压力即可引起痛觉。损伤常出现在突发意外事故中，暴力作用于很小的皮肤面积时。夹板的固定带过窄或过紧亦可对皮肤产生较大压力，因此在夹板的设计、制作及使用中，要避免局部压力过大，防止引起损伤。还要避免接触锐利物体。

3. *过热或过冷* 过热或过冷可造成皮肤烫伤和冻伤。患者必须对生活环境中潜在的冷、热源十分清楚，并且知道应该如何保护自己，远离这些危险因素，避免伤肢暴露或接触过热、过冷的物体。端锅时可戴手套；所用厨具的手柄应是木制或是用塑料制成；天气寒冷时，外出务必戴手套；洗澡之前须用感觉正常的部位或温度计测试水温。

4. *重复性机械压力* 中等度的重复性机械压力即可引起腱鞘炎和肌腱炎等积累性创伤，重复性的机械压力亦可引起皮肤损伤。皮肤损伤的程度取决于压力的大小和重复量之间的关系。感觉正常者，由于压力轻柔而并不感到不适。例如，徒步旅行开始时，旅行者足底的压力并不引起任何注意，行走几里路之后，脚开始疼痛，于是旅行者会坐下来休息，或改变步态，或略微跛行。行走方式的变化改变了足底力的分布，于是缓解了局部压力所引起的疼痛。感觉缺失的患者则不能因疼痛感而改变运动模式，使得压力继续作用于同一部位。随着无数次压力的重复，皮肤可出现炎症。如果压力不解除终将引起坏死。因此，为防止损伤出现，要尽量减少局部压力和压力重复的次数。减少皮肤压力可使用柔软的鞋垫，减轻体重，戴手套，将工具手柄加粗或加衬垫。为了减少压力的重复次数，应缩短行走距离，注意休息。工作中不要使用太重的工具，经常变换工具或双手交替使用工具。此外，皮肤发红时应及时彻底解除局部压力。

5. *感染组织受压* 作用于感染组织的压力可引起感染扩散，被感染组织不能充分休息会影响愈合。因此，必须使感染部位得到彻底休息。必要时可使用夹板、床支架或其他制动方法使感染部位休息。

二、训练的注意事项

感觉功能的再训练是一项需要恒心和毅力的漫长过程，收效是渐进的。再训练要逐步由易到难，由简到繁，由慢到快。还应当清楚并不是所有的患者都能成为再训练的对象，且再训练的结果即便是使患肢能够很灵活地完成作业操作，但在实际生活中有的患肢仍有可能变为废用手。患者必须了解特殊的感觉缺失，教会患者在日常生活活动中的安全知识。在有潜在危险的双侧活动中避免使用患肢。

对于缺乏保护性感觉的患者应提出下列指南。

(1) 避免将受累区域接触冷、热和锐利的物体。

(2) 当抓握一个工具和物体时，有意识地不要用过大的力。

(3) 物件的把手应尽量粗大。

(4) 不使患手持物过久。

(5) 经常变换工具，以免患区长时间受压。

(6) 经常注意有无皮肤红、肿、发热等受压指征，发现受压指征即应休息。

(7) 如果有水疱、破溃或其他创伤发生，应及时治疗，以免皮肤进一步损伤和可能感染。

(8) 经常保持手的柔软、湿润。

小　结

本章主要论述了感觉障碍的训练方法及注意事项。感觉障碍是神经系统疾病中常见的症状之一。感觉再教育技术、脱敏疗法以及代偿疗法是感觉障碍康复的主要方法。在对感觉障碍患者进行康复训练过程中，要重视对患者的康复教育，指导患者如何保护和使用患肢。训练过程中强调患者注意力要集中，训练的注意事项要牢记，不能出现不安全问题。训练计划的制订最好让患者参与，这样患者才能积极合作，需要用他们的感觉进行日常活动。

思 考 题

1. 简述感觉再教育的基本原则及方法。
2. 简述感觉脱敏治疗的基本原则及方法。
3. 如何根据不同损伤机制采取代偿对策？
4. 说出感觉障碍的康复训练有哪些注意事项。

阅读资料

1. 于兑生，恽晓平. 运动疗法与作业疗法. 北京：华夏出版社，2002
2. 王刚. 临床作业疗法学. 北京：华夏出版社，2003

（陆建霞）

第七章

认知及知觉能力的训练

学习目标

1. 掌握注意力的训练方法和注意事项。
2. 掌握记忆力的训练方法和注意事项。
3. 熟悉思维的训练方法和注意事项。
4. 掌握失认症的训练方法。
5. 熟悉失用症的训练方法。

第一节　注意力的训练

注意力是指将精力集中于某特殊刺激的能力，没有精力分散。注意力是一个主动的过程，可以帮助人忽略无关刺激，从而保证注意的清晰、完善和深刻。它是一种包括警觉、选择和努力的功能。警觉是一个人对周围环境反应的一种状态，选择是人们将刺激对应于做的事，努力是将注意力维持一段时间的能力。注意包括无意注意和有意注意。

一、训练方法

所有注意的各种评定方法都适用于训练患者的注意能力。注意力的训练包括基本技能训练、信息处理训练、对策性训练和作业与环境的适应性调整。

（一）基本技能训练

在治疗性训练中要对注意的各个成分进行从易到难的分级训练。许多训练方法是在一个基本训练原则的基础上发展和提出的。

1. 反应时训练　通常采用简单的反应时作业，改善和提高对于刺激的反应速度。如给患者秒表，要求患者按治疗师指令启动秒表，并于10秒内自动按下停止秒表，逐渐延长时间。亦可用记录反应时间的计算机软件。此外，有些大的运动项目也可用于增强和加快对于刺激的反应能力，如投球、击鼓传花。

2. 注意的稳定性训练

(1) 视觉注意稳定：可以进行视跟踪、删除作业、猜测游戏等。

视跟踪：训练过程中，要求患者与治疗师保持目光接触，训练患者注视固定和追视移动的目标。

删除作业：在白纸上写汉字、字母或图形，让患者用笔删除制作的汉字、字母或图形，反复多次无误后增加字的行数。如给患者一支笔，让他以最快的速度准确删去下面字母中的 A 和 E：

BCADFEGASERHPAFEVBQWIHKEHMANXCVAEFDGAFKM
QWERTYYUIASDFGHJKLEFRTHUACBANMERTFAEFCVXSD
FGAFGAGJYKHIBNVXKAWDEFKJHLMABCDFERGDSHYUIA

猜测游戏：取两个透明杯子和一个乒乓球，让患者注意看着训练者将一个杯子反扣在球上，让患者指出球在哪个杯子里，反复数次；无误后改用不透明的杯子，加快变换扣球速度。

（2）听觉注意稳定：可以进行听认字母、复述数字、词辨认的作业活动。

（3）静坐放松训练：是提高注意稳定性不可忽视的重要手段，通过静坐使患者全身放松，情绪稳定。

3. 注意的选择性训练　提高注意的选择性主要是通过增加各种干扰来实现。

（1）视觉注意选择：将一张有错误选择的作业纸作为干扰放在划销作业纸上方，使患者寻找和发现指定数字或形状变得更加困难；也可通过阅读分类广告或菜单，找到指定项目或内容，从而提高功能水平。

（2）听觉注意选择：从有背景音乐的录音带上听及指定数字或字母；也可以在一边进行一项活动的同时如算术作业、木钉盘作业，一边播放录音带。

4. 注意的转移性训练　为患者准备两种不同的作业，当治疗人员发出指令“变”时，患者要停止当前的作业改做另一项作业。具体方法可以选择划销奇数或偶数的作业、加减法的计算，也可以用“大-小”作业，即将“大”字和“小”字分别用大号和小号字体写在纸上，要求患者根据所写的字音和字的大小将其分别念出。如：小小大大。按字音读为小、小、大、大；按字号的大小读为小、大、小、大。

5. 注意的分配性训练　一个人的注意分配能力是否正常，与其是否熟练掌握其中一项技能以及是否形成相互的关联系统有关。因此，技能训练及多种技能的协调性训练是注意分配的主要内容。在进行技能性作业训练时，规定两种选择标准，如据花色、图案或颜色将扑克牌分类。

（二）信息处理训练

1. 兴趣法　用患者感兴趣的东西和熟悉的活动刺激注意。

2. 示范法　示范要求患者做的活动，并用语言进行提示，以多种感觉方式展现要做的活动，有助于患者了解要注意的信息。

3. 奖赏法　用词语称赞或其他强化刺激，增加所希望出现的注意行为出现的频率和持续时间。当希望的注意反应出现后，立即给予奖励。治疗师可准备一些巧克力、糖果、小卡通画片等作为小奖品，激发患者的热情。

4. 代币法　利用行为疗法中的代币法进行，这也是一种奖赏方法。在进行注意障碍康复训练时，患者能注意治疗时就给予代币，用一定的代币可以换取患者喜爱的物品。

5. 电话交谈　在电话中交谈比面对面的谈话更易让患者集中注意力。应鼓励家人、朋友打电话给患者并聊天。

（三）对策训练

在对策训练中，并非强调训练某种特定的注意技能或品质，而是重点训练对策的应用。

这些对策是指调动患者自身因素以学会自己控制注意障碍的一些方法。自我指导是针对注意分散、有离题倾向或过分注意细节的策略之一。要求患者在进行某一选定作业时大声口述每个步骤。取得进步后，逐渐训练患者将大声地口述转变为内心默默地提示，最终成为其自身内在的能力。

治疗师的责任就是要帮助患者建立对策，养成运用对策的习惯。

（四）作业与环境的适应性调整

1. 作业的适应性调整　作业的适应性调整或改造的目的是为了最大限度地减少对注意的要求。在治疗的初期应减少或限制一次呈现给患者的信息量。如简化指导，每一次仅指导一个步骤，减少一次呈现给患者的项目或供其选择的数量。痴呆患者进食时，如果在其面前仅摆一只碗和一双筷子而不是一堆餐具，将会大大减少辅助量。

随着患者注意力的进步，延长治疗时间并增加治疗性作业活动的复杂程度。

2. 环境的适应性调整　开始训练时应在有组织、整齐和安静的环境中进行。应当限制环境中杂乱和分散注意到的各种因素。在进行刷牙作业时，应当将无关的用品从水池边移走，而所需用具应当具有鲜明的对比色彩。牙膏、牙刷和杯子的对比色起到了提示作用，有助于患者注意不同的物品。随着注意力的改善，环境应逐渐接近正常。

二、注意事项

注意障碍的康复是认知康复的中心问题，只有纠正了注意障碍，记忆、学习、交流、解决问题等认知障碍的康复才能有效进行。因此训练中应遵循如下原则：

（1）训练前必须了解患者注意方面的情况，做好详细记录。

（2）注意力的训练要在安静的环境中进行，避免干扰。

（3）每次训练前，在给予口令、建议或活动改变时，应确信患者已经注意。

（4）治疗师在指导和训练患者时，须用简易的指令和暗示。

（5）每一步骤反复训练直到掌握为止。

（6）当患者注意改善，逐渐增加治疗时间和任务难度。

（7）在注意障碍训练的同时，兼顾其他认知障碍的康复，如记忆力、定向力、判断力等的训练。

第二节　记忆力的训练

脑损伤患者不能成功地记忆，既与注意缺陷有关，也与记忆过程中某一环节出现障碍有关，归纳起来有以下方面：①对刺激不能足够的注意；②不能对信息进行编码；③不能储存信息；④不能提取已储存的信息。康复治疗应根据记忆障碍的特点，做到有的放矢。对于信息编码困难的记忆障碍者，应简化信息，减少一次输入信息量；确认患者理解所输入的信息，将相关信息联系在一起，鼓励患者将信息进行编组或分类。对于信息储存困难的记忆障碍者，进行检查、复述、练习、再检查、再练习的循环，逐渐延长再检查的时间，即延长刺激与回忆的间隔时间。对于提取困难的记忆障碍者，由于其表现为在没有提示时不能提取信息，应在不同的环境背景给予各种提示，或采用首词提示、按字母顺序寻找或思维追溯等技术帮助提取。

一、训练方法

（一）注意力的训练

记忆与注意的关系甚为密切。一个人必须首先注意和理解一件事，才有可能记住它。如果一个有记忆障碍的患者在一间安静屋子里的表现有所改善，或者他对所给的材料表现出兴趣，提示记忆障碍可能是继发于注意障碍的缺陷。这时应着重于注意障碍的康复训练，而非记忆障碍的训练。临床观察表明，记忆障碍的患者常常合并注意障碍。因此，对于有记忆障碍的患者，改善注意障碍是记忆障碍康复的一个前提。在注意障碍的训练过程中，记忆功能也将在一定程度上改善。注意障碍的康复训练见本章第一节。

（二）记忆的训练

对于以记忆障碍为主的患者，康复治疗的总体目标是逐渐增加或延长刺激与回忆的间隔时间，最终使患者在相对较长的时间后能记住应当进行的特定作业或活动，提高日常生活活动能力的独立程度。

改善或补偿记忆障碍的方法大体分内辅助、外辅助和调整环境3类。

1. 内辅助　内辅助是指通过调动自身因素，以损害较轻或正常的功能代替损伤的功能，以改善或补偿记忆障碍，是有助于学习和回忆已学过知识的技术。它也是一个使人们更有效地组织、储存和提取信息的系统。治疗师的责任是教会患者学习记忆新信息的一些对策。内辅助包括复述、视意象、语义细加工、首词记忆术、现场法、倒叙法、自问法、数字分段、PQRST练习法、建立活动常规及有序的环境等。

（1）复述：要求患者无声或大声重复要记住的信息。根据遗忘曲线的特点（图7－1）遗忘在数量上的规律是：遗忘量随着时间递增，遗忘的速度先快后慢，在识记后的短时间内遗忘很快，然后逐渐缓慢。因此，及时、经常地进行复述，有利于识记的内容在急速遗忘前获得必要的巩固（图7－2）。

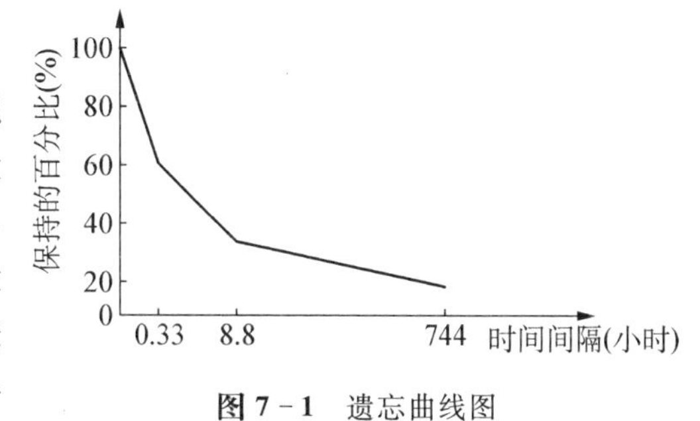

图7－1　遗忘曲线图

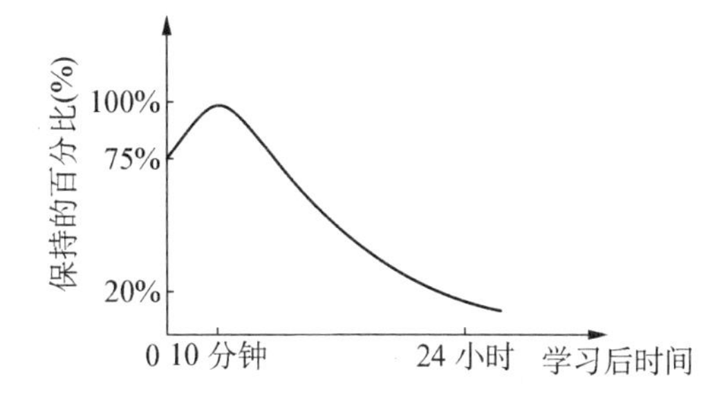

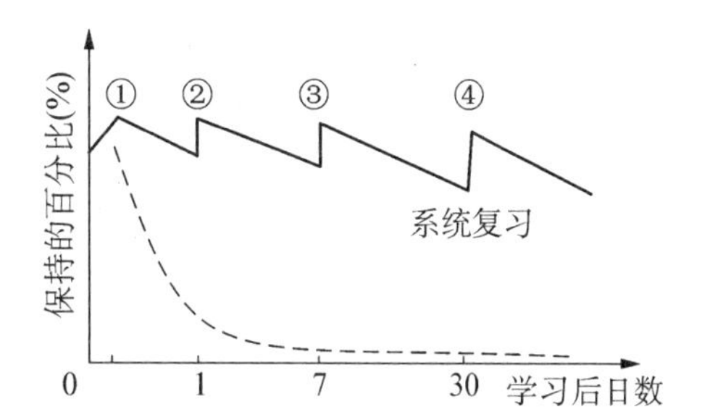

图7－2　记忆保持量与复述的关系

（2）视意象（也称图像法）：患者把需要记住的信息在脑中形成一幅图画来巩固记忆，即将要学习的字词或概念幻想成图像，这是如何记住姓名的好方法。将一个人的形象、独特的面容特征和他的名字结合起来有助于记住他的名字，对遗忘症者，这种方法优于其他方法，主要用于学习和记住人名。

(3) 语义细加工(也称故事法):患者通过编一个简单的故事或句子来帮助巩固需要记住的信息。将所要记忆的重点转化为故事,通过语义加工,让患者为了记忆而产生一个简单故事,在这个故事中包括所有要记住的内容。中国的成语一般都有典故,在开发儿童的学习与记忆力时,就是采用故事法,在此方面有大量素材可以利用。

(4) 首词记忆术:患者把需要记住的每个词或短语的第 1 个字组成熟悉或易记的成语或句子,主要用于训练患者记忆购物清单一类的物品。

如某人买车时,要检查很多系统,按顺序记住每个英文单词的第 1 个字母,创造一个新的单词,如 litebrace,即 look and listen(看外观、听声音),ignition(点火装置),electrical(电机),brakes(刹车装置),rear end(车尾部),aircondition(空调系统),cooltant(冷却润滑),exhaust(排气),依次检查时则不会遗漏。如要记住地方、大海、物理、博览这组词,可用地大物博这个词帮助记忆。

(5) 现场法:是通过创建一幅房子的视觉图像来帮助记忆。例如一个人想记住买汽水、薯片和肥皂,可以想象屋子里的每个房间,看见在厨房里汽水喷出来洒到地板上,在睡房里薯片洒落在床边,在浴室的浴缸里布满了肥皂泡泡。在百货商店里,他可以想象在屋子里漫步,并且看到了每个房间里物品的情景。

(6) 倒叙法:倒回事件的各个步骤,找到遗漏的物品或回忆一件事。假如,不慎将购物清单留在家里,通过想象购物清单写在什么纸上,在纸上的具体位置,写清单的当时情景等,均有助于回忆起购物清单的具体内容,免除了再回家取购物清单。

(7) 自问法:当回忆一件事时,问自己一些问题,开始是一般性的问题。探索情景时,要多问一些特殊的问题。

(8) 数字分段:这是一种有效记忆数字的基本方法,如门牌号码和电话号码的记忆等。87335100 可以分为 8733,5100 或 87,33,51,00 等几组数字记忆。一个天河路 1132 号门牌号码,可以直接记为 1132,也可以将数字组合成 1 和 32。

视意象、语义细加工以及首词记忆术等方法是主动的记忆加工过程,由于理解过程被加进记忆加工的策略中,因而也就调动了患者的主动思维过程。

(9) PQRST 练习法:该法借用了心电图波形的英文缩写来概括练习程序。给患者一篇短文按下列程序进行练习,通过反复阅读、理解、提问来促进记忆。这是记忆书面材料的一种完整理想的学习方法,即理解性记忆。

P(preview):浏览阅读材料的大概内容。

Q(question):就有关内容向患者进行提问。

R(read):患者再仔细阅读。

S(state):患者复述阅读内容。

T(test):通过回答问题,检查患者是否理解并记住了有关信息。

(10) 建立活动常规:要培养患者养成良好的生活习惯。

2. 外辅助　外辅助是一类代偿技术,即指借助于他人或他物来帮助记忆缺陷者的方法。通过提示将由于记忆障碍给日常生活带来的不便减少到最低限度。利用身体外在辅助物品或提示来帮助记忆障碍者的方法,对于功能性记忆障碍者也许这是最有用的策略。适用于年轻、记忆问题不太严重,并且其他认知障碍较少的患者。

外辅助工具可分为：①储存类工具，如笔记本、时间安排表、录音机、计算机等；②提示类工具，如报时手表、闹钟、标志性张贴。

治疗师的责任在于帮助患者成功地使用外辅助工具。

1）记忆笔记本

（1）使用目的：对于有较严重记忆障碍的患者要进行记忆笔记本作用的系统训练，使患者最终能独立使用笔记本，起到提醒和督促作用。

（2）记载内容：根据需要分门别类，如个人情况、要记住的人名、每日活动时间安排、电话号码、常去的地方及路线。

（3）训练难点和对策：启动和应用。启动是指患者能在需要时适时地主动拿出并打开笔记本；应用是指患者能够查阅笔记本中的有关内容，找到所需要的内容。

2）时间日程表　将有规律的每日活动，制成大而醒目的时间表贴在患者常在的场所，如床头边、卧房门上。开始时要求家人经常提醒患者看日程表，让他知道什么时间应做什么。若活动规律变化少，则较易掌握。

3）学习并使用绘图　适用于伴有空间、时间定向障碍的患者。用大地图、大罗马字和鲜明的路线表明常去的地点和顺序，以便利用。

4）记忆提醒工具　包括清单、标签、记号、录音机提示等。

（1）清单：治疗师或家人为患者列出要记住的事情清单，患者按清单完成任务。

（2）标签：在橱柜、衣柜及抽屉、房门上用易贴纸条作标签，写上内置何种物品及其位置，补偿记忆丧失。对于哪些物品忘记放在家中何处，不知道哪间房属于自己的记忆障碍者，则是一个有效的方法。

（3）记号：在日历牌上作记号，以刺激患者记住重要约会和事情。

（4）言语或视觉提示：口头提示有关的问题，同时让他看有关的图画等。

3. 调整环境　调整环境是为了减轻记忆的负荷，适用于记忆系统失去了足够功能的患者。通过环境重建，满足他们日常生活的需求。此外，若使用适当，对严重智力障碍者也是唯一的解决措施。

（1）环境应尽量简化。

（2）用醒目的标志提醒患者。

（3）将常用物品放在固定的位置。

举例：家用电器的安全，如通常使用的电水壶、电炊具、电灯等，设计隔一段时间可自动关闭装置，避免健忘者使用时带来的危险；避免常用物品遗失，把眼镜架系上线绳挂在脖子上，把手机、电子助记产品别在腰带上，可有效地预防它们遗失在某处；简化环境物品放置井井有条，突出要记住的事物；在前门的旁边设立一个“记事栏”，安装一个壁柜，第 2 天需要记住带走的东西记在“记事栏”里，并在壁柜里专门放上这些物品；在生活中养成习惯，每天以同样的次序收集衣服和穿衣服，在同一个地方脱鞋子，这样就可知道在哪里找到它们。对于有记忆障碍的患者，通过有条理的物品放置可提高工作效率。

二、注意事项

在临床实际的训练中，让患者学会并应用这些方法并不是很容易的，因为患者很难自发地去应用它们。在训练中应注意以下几点。

(1) 治疗师在决定采用何种对策或方法时，首先对患者的正常与异常情况要有清楚的了解。如果患者有书写和阅读困难，应考虑采用视意象的记忆策略而非首词记忆术，或者图文并茂而非单纯文字。

(2) 内部和外部提示方法都需要用，在决定哪种提示用于哪个患者时，治疗师需要了解患者的兴趣、动机、情绪及情感、意志与决心等非智能因素。

(3) 患者的体能及文化程度也应充分考虑，如把笔记本给一位文盲患者是无用的，给一位不能写的偏瘫患者，也是无用的。

(4) 患者及其家人必须了解所采用的方法以及如何在家中或社区中用这些方法去帮助他们。

第三节　思维能力的训练

思维障碍包括脑部疾患引起的推理、分析、综合、比较、抽象、概括等多种认知过程的障碍。

一、训练方法

思维障碍的治疗训练可分为分别和综合训练形式。

(一) 分别训练

1. 集中或求同思维　在这种思维训练时，可以进行对比和分类的练习，或要求患者分析信息，辨别有关和无关信息，确定中心主题或要点，或找出人们已知的一个答案。专门的作业有如下内容。

(1) 向患者出示成对的、有共同点的物品或词组，如玫瑰和菊花、手表和尺子、床和椅子、让患者回答每对物品的共同之处。

(2) 让患者在一组物品中确定一个共同的主题，如给出水桶、菜篮子……确定其共同部分为有提把手。

(3) 提供部分或各种信息，让患者找出人们已知的答案。例如，提供场景"烛光、蛋糕、朋友、歌声"，患者应说出"生日晚会"的答案。

2. 分散或求异思维　训练患者朝各个方面去思考，产生独特的和标准概念和观念不一致的新想法。没有分散思维就不会有不同的问题解决方法。训练的作业方法和内容有以下。

(1) 多义字或词的理解：如"肩膀"、"肩负"、"山肩上"这 3 个词中"肩"有不同的含义。

(2) 回答似是而非的问题：如"大的树就是老的树吗?"、"同样名字的人就是一个人吗?"等。

(3) 说明荒唐所在：如给出"在温度 25℃的河水里，他破冰冬泳"，指出荒唐的地方。

(4) 解释成语或谚语：如解释"瓜田李下"、"司马昭之心"等一些不能用字面意思直接解释的谚语或成语。

3. 训练患者用两种或更多的思维方式

(1) 确定为解决问题所需的信息量是否充足：如给出一个问题，让患者思考对此问题的解决有无足够的信息，有无多余的信息。若提供的信息无助于问题的解决，应采取提问的方式去收集必要的信息。

（2）让患者做求同和求异思维的练习：如指出筷子、直尺、铅笔等物品的相同点和不同点。

4. 归纳推理　训练患者分析部分信息形成一个完整的概念；根据提供的信息作出决定，分析因果关系，提出同义或反义词等。

（1）完成未完成的故事：向患者提供故事的轮廓和局部细节，让他据此完成整个故事。

（2）根据情况提出处理意见：通过视、听，向患者介绍一种情况，让他提出处理意见。

（3）作出决定：向患者提供一些情况，让他在几种办法中作出选择。如告诉他“小张需要钱”，他应指出是去工作赚钱，还是去借钱或有其他可能。然后让患者作出与自己有关的决定，如要上医院，自行车坏了，怎么办？

（4）让患者回答为什么之类的问题：如为什么车子必须有轮子、为什么下雨天要打伞等。

（5）让患者描述人在某种情况下的表情：如某人的钱包丢了，他的面部表情和情绪如何；有人肚子痛时，是怎样的表情等。

（6）分析因果关系：向患者提供一件事的原因或后果，让他分析。

（7）类比思维：向患者提出一些问题，让他根据相似性进行考虑。

（8）同义词和反义词：向患者提出一词，让他给出同义词和反义词。

5. 演绎推理　训练患者向前或向后和逐步地处理信息及设计解决办法，找出省略了的前提，分析句子和段落确定其错误等。

（1）向前或向后处理信息：如将两车相撞的时间向撞车之前推，问患者从哪些环节可以避免车祸等。

（2）推理结果：如给出“香蕉熟了才香”，这个香蕉不熟，患者要推理出“这个香蕉不香”；“金属能导电”，铜是金属，患者要推理出“铜能导电”。

（3）分析句子：给患者一篇没有标点符号、有错误的文章，让患者断定何处有标点符号、何处有拼写和文法等错误。

（二）综合训练

1. 指出报纸中的消息　取一张当日的报纸，让患者找出尽可能多的不同种类的信息，如表 7 - 1。

表 7 - 1　提取信息训练

信息内容	提取正确时的得分（分）	信息内容	提取正确时的得分（分）
报纸名称	10	电视节目	10
日期	10	体育节目	10
头条新闻	10	电影节目	10
天气预报	10	保健或化妆品广告	10
患者感兴趣的栏目	10	家用电器广告	10

给患者报纸后，先让患者述说内容，再按表中的项目提问。提问时对内容稍加扩大，以核实患者是否真正了解。对真正了解的项目给相应的分数。再次训练时，如分数增加即可

认为有进步。

2. 排列数字　让患者排列表 7－2 中的有序数列。

表 7－2　排列顺序训练

序　列	范　围	提取正确时的得分（分）
数字	1～30	20
字母	A～Z	20
月份	1～12 月	20
星期	星期一至星期日	20
年份	1991～2008 年	20

可以将上述内容制成独立的卡片，每次一组，打乱后让患者重新排好，正确时给予相应加分。

3. 问题状况的处理　可以由浅入深地让患者解决设想中的问题，训练患者解决问题的能力。训练方法如表 7－3。

表 7－3　解决问题能力的训练

问　题	正确时的得分（分）	问　题	正确时的得分（分）
刷牙	20	在街上迷路了怎么办？	20
泡茶	20	钱包丢了怎么办？	20
丢了钥匙怎么办？	20		

4. 从一般到特殊处理　向患者提供一类事物的名称，让患者通过治疗师提问的方式，推理出究竟为何物。如告诉患者这是一种食物，患者可以问是不是蔬菜？如回答是，患者可以再问是叶子还是茎或根类？如回答是根类，患者可以再问是什么形状的？是什么颜色的？回答长的、白色的，患者即可推断出它是萝卜。

5. 分类　给出几类不同物品的卡片，每类各有 5 种，打乱后让患者分类。

6. 做预算　可以让患者进行加、减、乘、除法的简单计算，也可以做一个家庭预算。

（三）思维策略训练

（1）认清问题的初始状态和目标状态。

（2）分解总目标为若干个阶段目标。

（3）选择方法将初始状态向第 1 个阶段目标推进。

（4）达到第 1 个阶段目标后，再选择新方法向第 2 个阶段目标推进。

（5）如果某个方法行不通，就退回原来状态，重新选择方法，直到达到最终目标。

电脑辅助认知训练

电脑辅助认知功能康复训练是以电脑为基础的游戏机模拟练习，并利用电脑的多媒体功能，将电脑转换成一个多姿多彩的世界，可以极大地提高患者治疗的兴趣和积极性。通过选择和编制电脑游戏软件，对患者的认知功能进行训练，如“扫雷”、“拼图游戏”、“拼字游戏”等。

二、注意事项

(1) 训练是多种多样的，并非一天就把某种训练中的所有步骤都完成，一般在一个步骤连续2～3天完成得都正确后再进入下一步。

(2) 训练可以小组训练的形式进行，为患者提供相互交流、相互影响和相互促进的机会。

第四节 知觉障碍的训练

知觉是人对客观事物各部分属性的整体反映，是对事物的整体认识。知觉以感觉为基础，但不是感觉的简单相加，而是对各种感觉刺激分析与综合的结果，是大脑皮质的高级活动。

知觉障碍是指在感觉传导系统完整的情况下，大脑皮质特定区域对感觉刺激的认知和整合障碍，可见于各种原因的脑损伤患者。根据损伤部位和损伤程度的不同，知觉障碍可有各种不同的表现形式。常见的类型有单侧忽略、躯体构图障碍、空间关系障碍、疾病失认、视觉失认、触觉失认、听觉失认和失用症。失用症的康复训练在本章第五节介绍。

一、单侧忽略的训练

单侧忽略又称半侧空间失认，是指患者对脑损失部位对侧一半身体和空间内物体不能辨认，病灶常为右侧顶叶、丘脑。

治疗训练重要的处理是不断地让患者注意他所忽略的一侧，有以下方法。

(一) 基本技能训练

单侧忽略患者向患侧的眼动减少，必然导致对患侧环境的注意减少。视扫描训练是临床中最常用的方法，是指双眼在视野范围内不断地变换注视点、寻找并追踪目标的能力训练。

视扫描训练包括划销作业、计算机视扫描作业及跟踪控制面板上的系列发光体。划销作业通常采用文字、字母、数字、形状或图形作为划销的目标。

(二) 促进功能恢复及重组的方法

通过视觉探寻桌面上或屏幕上对象的训练；向失认侧移动木棒的训练；绘图及拼图的训练；拿起并摆放纸牌的训练；推沙板磨的训练；关节活动范围训练；将投环从健侧移动到失认侧的训练；抛接海绵球训练，训练时有意将球偏向失认侧；转移训练，主要练习床与轮椅转移的动作；有关躯干旋转运动的手法训练等。

(三) 忽略侧肢体的作业活动训练

通过肢体感觉运动功能的参与可加深视觉的体验，鼓励左侧肢体在左侧空间参与活动可以明显地减轻左侧忽略的症状。可以选用木钉盘作业，将木钉放在忽略侧(左侧)，提醒患者用目光在左侧寻找木钉，然后将木钉拿起并插进位于右侧的木钉盘中。整个过程要在目光的注视下进行。

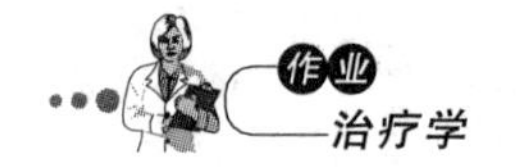

(四) 忽略侧肢体的感觉输入训练

为增强患侧肢体的存在意识，要对忽略侧肢体进行各种感觉输入刺激。输入的方法包括如下。

(1) 治疗师触摸患侧，让患者练习判断触及的部位。

(2) 在患者注视下，治疗师可用手、粗糙的毛巾、毛刷、冰等摩擦患者的忽略侧上肢。

(3) 患者在注视下用健侧手摩擦患侧上肢。

(4) 如果上肢的近端功能有些恢复，患者可借助于滑板在桌面上做跨中线的弧形运动。在运动中，患者的目光要随着上肢移动。

(5) 被动关节活动训练，患侧肢体做负重训练以促进本体感觉的出现。

(五) 阅读训练

阅读是学习与交流的重要手段。左侧忽略患者，症状轻者稍加提醒可从头阅读，重者则只能念出一句话或一段文字的右半部分，因而使阅读理解变得困难。固定技术是阅读训练中常用的方法。

固定技术：是在忽略侧提供一个视觉提示以告诉患者应从何处开始，即帮助患者找到阅读的起始点。提示量随着患者的情况改善逐渐减少。

(六) 代偿及环境适应

在日常生活中，将红色胶带贴在桌面左边或餐盘的左半边，用于提醒左侧忽略患者的注意；在镜子面前穿衣服也可起到提示作用。在单侧忽略尚未完全改善时，为安全和方便，应减少注意左边的情况，如将食物放在健侧，将电话或呼叫铃放在健侧，站或坐在健侧与患者说话。

二、躯体构图障碍的训练

躯体构图障碍的治疗目标是加强患者对自身存在的意识和认知。临床上主要采用感觉整合疗法治疗躯体构图障碍，即由治疗师通过提供并控制各种感觉刺激输入，如来自前庭、肌肉、关节和皮肤的感觉输入，以及执行正确的发育运动模式来帮助患者重新建立对于身体各部位及其关系的认识。

(一) 左右分辨障碍的训练

1. *感觉整合疗法* 为了增加感觉输入，对左侧或右侧肢体的皮肤进行摩擦和本体感觉刺激以助患者区别左右。要在患者目光的注视下，刺激左或右上肢的皮肤或进行负重训练以增加该上肢皮肤或本体感觉输入。在进行感觉输入训练时，不要随意变换左侧或右侧肢体，而应固定在左侧或右侧使之产生累积效应。

2. *有关左右侧概念的活动训练* 反复使用“左”和“右”的口令，如“伸出你的右手”，“将右边那只鞋子给我”等。患者通过反复强调“左”和“右”的区别，最终将这些体验应用到实际中。

3. *代偿与环境适应* 如果患者不能重新获得“左”和“右”的概念，就需要采用一些提示方法。如在患者左手戴一枚戒指或手镯以示左手，将手表戴在左手腕上以帮助患者区别左、右手；在右侧衣袖和右脚穿的鞋子上用彩色胶带作出标记以区别左侧。如果患者仅仅是不能理解“左”和“右”，在治疗过程中要避免使用这两个字作为口令，而是采取指点或提示的方法，如“靠近床边的那条腿”、“戴手表的那只胳膊”等。

（二）躯体失认的康复

1. 感觉整合疗法　将特殊的感觉输入与特定的运动反应联系在一起，如用患者的手或粗糙的毛巾摩擦身体的某一部位，并同时说出部位名称；患者模仿治疗师的动作，如用右手触摸左耳，将左手放在右腿上。

2. 强化训练　为了加强患者对于身体各部位及其相互间关系的认识，可给予指令，如“指出或触摸你的大腿”，或治疗师指向身体某部位而让患者呼出部位名称；也可以练习人体拼图。

3. 神经发育疗法　从发育的观点，运动可以促进和提高知觉的发育。神经发育疗法主要是抑制异常反射和促进正常运动，通过手法和运动提供触觉及运动刺激，让患者学会在所有的功能活动中采用正常的运动模式，最终使其能随意控制自己的运动。治疗师帮助患者建立各种正常的姿势体位，正常姿势体位反过来又使重新建立正常的身体模型成为可能。运用神经发育疗法治疗躯体失认的患者时，要鼓励采用双侧同时参与运动。

（三）手指失认的训练

1. 感觉整合疗法　增加手指皮肤触觉和压觉输入。刺激患者的触觉系统可以采用以下方法：①皮肤触觉刺激，使用粗糙的毛巾用力摩擦患侧前臂的腹侧、手掌、手指指腹。②向手掌施加压力，患者通过主动或被动抓握一个由硬纸板做成的圆锥体达到手掌施加压力的目的。两种类型的刺激可以交替进行，如第 30 秒换一次，但每种刺激的总时间至少应达到2 分钟。刺激应当有舒适感，如果在摩擦手指时患者出现撤逃反应，则需要改变摩擦部位以免引起保护性反应。

2. 手指辨认训练　给患者手指以刺激，同时呼出该手指的名称，在不同的手指上反复进行。

三、疾病失认的训练

疾病失认主要见于脑卒中患者。这种患者不认识偏瘫的存在，对瘫痪表现出漠不关心或完全否认。顽固性失认的患者常常伴有偏身感觉缺失、严重的左侧空间忽略以及中等程度的智力和记忆力损害。这些障碍和损害都会影响患者的理解力和治疗效果。由于患者否认疾病的存在，因而无心学习康复代偿方法，没有好的训练方法，但随着疾病的逐渐恢复，这种现象也会慢慢消失。

四、空间关系障碍的训练

康复治疗的重点是训练患者识别自己与两个或更多物体之间的关系。按照发育顺序，首先训练患者确定自己在空间的定位，然后是两个物体的定位。

（一）自身空间定位训练

训练患者根据指示进行自身定位，如令患者“坐到我旁边”、“走到桌子后面”、“踩在这条线上”。为了提高患者确定自己在空间中的定位能力，可让患者在容易进去却不易出来的迷宫里进行训练；也可在训练室里设计一个用家具摆成的迷宫让患者在其中感受定位变化。

（二）物体与物体之间相互定位关系的训练

主要采用各种复制作业，用实物复制时，从简单到复杂的图案，从根据实物复制到参考照片、图画复制，从复制平面图到复制立体图。

1. 木块设计　模型可选自图谱或由治疗师设计。

2. 火柴设计　根据所给的火柴棒拼图进行复制，如三角形、五角星。

3. 木钉盘设计　根据设计图案进行复制。

4. 连接虚线　将虚线图连接成实线图。

5. 拼图　拼图应当从4块板组成的图形开始，所拼的图形应是患者平常所熟悉的人物、动物或物品形状。

五、视失认的训练

1. 辨识训练　通过反复看照片，让患者尽量记住与其有关的重要人物姓名，如家人、医生、护士等。帮助患者找出照片与名字之间的联系方式。使用色卡，训练患者命名和辨别颜色。随着能力的进步，逐渐增加颜色的种类。

2. 代偿技术　在视失认难以改善时，应鼓励患者利用其他正常的感觉输入方式，如利用触觉或听觉辨认人物和物品。

六、触觉失认的训练

1. 刺激触压觉感受器　通过采用下面两种方法来刺激触、压觉感受器：①用粗糙的毛巾摩擦患侧前臂、手、手指背侧以及患侧手指指腹；②利用手握锥形体对手掌产生压力。摩擦和压力刺激交替进行，每30秒变换一次，每种类型的刺激积累时间不得少于2分钟。

2. 辨识训练　训练闭目时用手感觉和分辨不同的材料，如砂纸、丝绸、毛巾等。

七、听失认的训练

1. 听觉辨识训练　声-图辨识：治疗师首先让患者仔细听一种声音，然后要求患者从绘有各种发声体的图片中挑选出与该声音对应的图片，需反复训练。

2. 代偿训练　将发声体放在患者的视野内，使患者利用视觉输入帮助辨认声音的性质。

第五节　失用症的训练

失用症是在运动、感觉、反射均无异常的情况下，患者由于脑部损伤而不能按指令完成以前所能完成的有目的的动作。

一、结构性失用的训练

结构性失用的患者不能通过绘画和组合或组装的方法再现二维或三维结构。

（一）基本技能训练

基本技能训练主要是训练患者的构成能力。通过培养患者细致观察和理解各个部分之间的关系，训练其视觉分析和辨别能力。训练过程由易到难，训练中要给予暗示或提示。具体训练方法有以下。

1. 几何图形复制　训练在纸上画各种几何图形。应从极为简单的平面设计开始，如正方形、三角形。随着技能的进步，逐渐向复杂设计过渡，如连接点状图或虚线图，将平面图加工成立体图。可让患者在石板或粗糙地面上画图以增加本体感觉和肌肉运动知觉的输入。

2. 复制木块设计　由简单的3块木块设计开始，逐渐增加木块数量及设计难度；设计从二维到三维，由单色到彩色，木块的大小和形状由相同到不同(图7-3)。

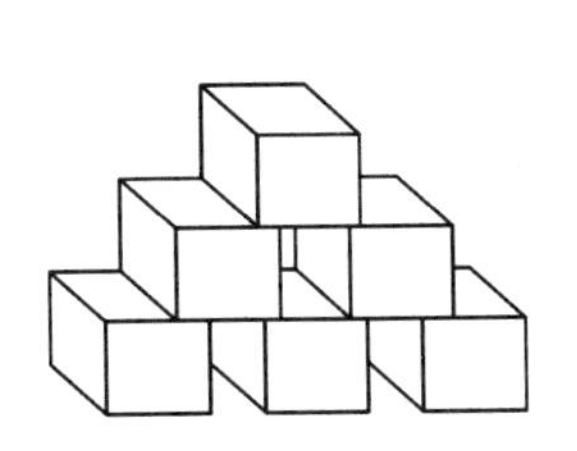

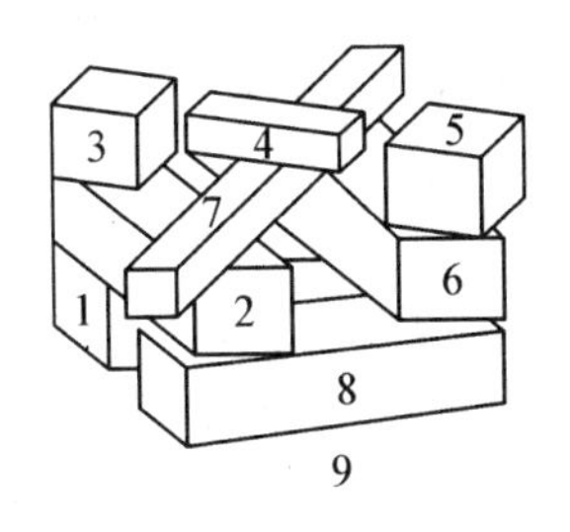

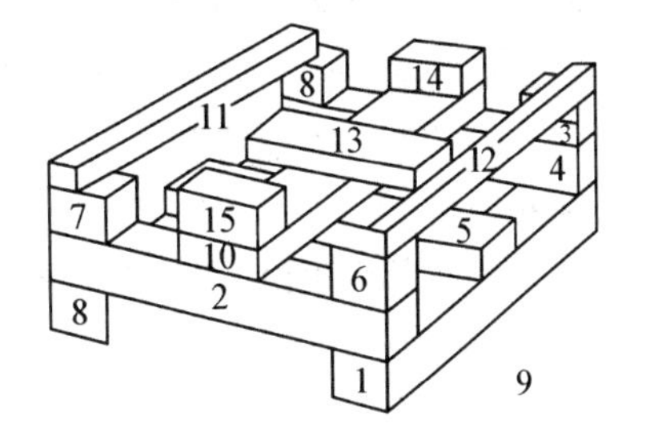

图7-3　三维木块模型

3. 火柴设计训练的原则及方法　同木块设计。

4. 木钉盘设计训练　同木块训练。

5. 拼图训练　可选择几何拼图或图画拼图，从简单的图形到复杂的。图画拼图图形应是患者平时所熟悉的人、动物或物品。

(二) 功能活动训练

脑损伤6个月以后的患者，在进行基本技能训练的基础上应根据实际需要有目的地进行实用功能活动训练，如做饭、摆餐具、裁剪衣服。

(三) 环境适应

环境适应的目的是最大限度地减少视知觉障碍对日常生活的影响。基本原则是利用视觉刺激使患者较容易地观察到目标。可采用鲜艳的颜色作为提示，使物品具有更加突出的特征，以便于患者发现与识别。

(四) 注意事项

(1) 先训练二维的作业训练，再进行三维的作业训练。

(2) 训练时附加本体或运动性输入刺激，如让他在黏土板上画几何图形而不是在纸上画几何图形。

(3) 训练中多用暗示或提示，以后逐渐减少。

二、运动失用的训练

1. 改善功能的作业活动　进行特定的作业活动前，先给肢体以本体感觉、触觉、运动觉的刺激，如制动轮椅训练前可给肢体进行活动。对具体的活动要加强练习，大量给予暗示、提醒或治疗师教患者进行练习。改善后再减少暗示、提醒等，并加入复杂的动作。

2. 功能适应性训练　在ADL的活动中进行，尽量减少口头指令。

三、穿衣失用的训练

患者不能自己穿衣并不是因为肢体功能障碍，而是由于结构失用、单侧忽略或体像障碍等原因，因此治疗前要先对穿衣失用的原因进行分析。如果穿衣失用与上述其中的原因有关，应针对这些障碍进行治疗。

(1) 教给患者一套固定的穿衣方法，患者要按照同样的方法每天反复实践，直至掌握要领。

(2) 在衣服的前、后或左、右部位贴上标签或作上记号。

(3) 如果患者不能分辨衣服的上、下或前、后，教患者在每次穿衣服前一定要先将衣服放在固定的位置，如衬衣放在床上，有扣子的一面朝向床面，领口向上。

(4) 如果患者不能将扣子扣到相应的扣眼上，可要求患者每次扣扣子时都从最下面的扣子和扣眼开始，逐一向上。

(5) 教患者用手沿纽扣边缘触摸，确保衣服已扣好。

(6) 治疗师不在时，可用录音机教患者穿衣服的顺序。

(7) 患者练习穿衣服时，要求一边穿一边复述要进行或正在进行的步骤。

(8) 辅之以结构性失用的训练方法可增加治疗效果。

四、意念性失用的训练

(一) 基本技能训练

在进行系列动作训练之前，可先进行故事图片排序训练。在患者面前摆放 5 张或 6 张卡片，要求其按正确的顺序将这些卡片排列组成一段情节或短故事。

对意念性失用，治疗重点在于帮助患者理解如何使用物品。可采用连环技术，即将活动分解成一系列动作，让患者分步学习。选择日常生活中一些由系列动作组成的完整动作来进行训练，如泡茶后喝茶、洗菜后切菜、摆放餐具后吃饭等。治疗师将分解的动作一个一个地进行训练，并对下一个动作给予提醒。或者帮助患者进行下一个动作的训练，直到取得改善或基本正常。

(二) 提示训练

可根据患者具体情况采用视觉、触觉或口头的方法进行自我提示。在进行某项作业活动训练时，首先要求患者闭眼，并在脑海中呈现该活动中动作的顺序，也可在动作之前观看治疗师示范的一套完整动作。

(三) 环境适应

应选用动作简化或步骤少的代偿方法，如使用松紧腰带裤、松紧口鞋、弹力鞋带等简化或减少动作。慎重选择需较高水平运动计划能力的自助具，如系扣器。

五、意念运动性失用的训练

(一) 基本技能训练

对于意念运动性失用的患者，在治疗前和治疗过程中给以触觉、本体感觉和运动刺激以加强正常运动模式和运动计划的输出。

熟悉的环境可起到提示和促进作用，训练应在熟悉的环境中进行。随着技能的进步逐渐增加环境的不可预测性，如在拥挤的商店里周旋。

训练方法如下。

(1) 活动前和活动时向患者提供触觉、本体感觉和运动刺激。例如,让他驱动轮椅前,先带引他的手进行模拟性的全活动范围的"推动"活动,实际推动时轻拍他的肢体。

(2) 肢体失用较明显者,训练时最好不要分解动作。例如,训练患者站起,不要把动作分解为前弯腰、手放在膝上、手向下推等步骤,最好直接让他站起来。因肢体失用者往往较易进行较粗大而整体的动作。

(3) 训练中最好用实物而不用模仿,病情好转后再较多地用模仿。

(4) 由于患者好像能理解运动的概念,最好边运动边向他讲解,并同时对运动部分施加刺激。

(5) 训练要先易后难,以便调动患者的积极性,如遇挫折要给予鼓励。

(二) 提示训练

在进行某项作业活动时,首先要求患者在头脑中以流畅、精确和协调的运动模式进行"过场"。患者也可以观看治疗人员演示一套完整的动作。此外,训练患者在拿起一个物品前,首先想象它在手中的位置,手指应处在何处等。如果患者不能以正确方式持握一件物品,则要求他在脑子里想象正确的运动模式来帮助弱化异常的运动模式。

小 结

认知功能属于大脑皮质的高级活动范畴,包括注意、记忆、思维和感知觉。认知和知觉功能障碍的康复训练是两种模式:康复模式和代偿模式。前者是进行基本技能的训练,以改善患者的认知和知觉功能;后者是改善环境,以便患者能适应生活环境。

认知和知觉功能训练原则:①治疗前必须了解患者认知方面的情况,做好详细记录;②治疗师在指导和训练患者时,须用简易的指令和暗示;③建立和执行一项训练常规,按照一定的程序类型,每次一项;④将治疗作为患者的学习过程,反复类型,直到掌握为止;⑤训练与日常生活活动相结合,遵循其生活规律;⑥重点放在纠正患者的功能问题上,而不要放在引起这些问题的原因上;⑦寻找代偿的方法,解决认知活动中不能解决的问题。

思 考 题

1. 注意训练的基本技能训练和信息处理训练方法有哪些?
2. 对注意障碍的患者如何进行作业与环境的适应性调整?
3. 记忆障碍的训练方法分为哪几种? 内辅助的方法有哪些?
4. 单侧忽略的训练方法有哪些?
5. 意念性失用与意念运动性失用的康复训练方法有哪些不同?

阅读资料

1. 王刚,等.临床作业疗法学.北京:华夏出版社,2005
2. 唐丹.作业治疗学.广州:广州工伤康复中心,2003

3. 于兑生.运动疗法与作业疗法.北京:华夏出版社,2002
4. 窦祖林.作业治疗法.北京:人民卫生出版社,2008

【实验三】 认知能力的训练

[实验目的]

1. 熟悉病历资料的收集方法。
2. 掌握认知障碍的评定和康复训练方法。
3. 熟悉作业治疗记录的书写。

[实验方法]

学生两人一组,一人分别模拟不同类型认知障碍患者的症状,一人扮演治疗师给患者实施康复训练。

[实验用物]

训练记忆力用图片、生活日用品实物、积木、拼图材料、故事图画卡片。

[实验步骤]

1. 收集资料　治疗者以询问和观察的方式获到认知障碍患者的一般资料。

(1) 一般情况:姓名、年龄、文化程度、兴趣、职业。

(2) 病史及认知功能评定检查。

(3) 了解患者的要求、治疗积极性。

2. 分析评定　治疗者通过对资料的分析和评价找出患者认知障碍的类型。

3. 制订目标　近期目标、阶段目标和远期目标。

4. 列出治疗方案　治疗者根据分析的结果列出治疗的计划和方案,具体方法、时间、强度、频度等。

5. 康复训练　治疗者准备好治疗训练所需的实物为患者实施训练。

6. 书写作业治疗记录。

基本格式

一般情况:姓名、年龄、文化程度、兴趣、职业。
诊断:写出疾病的名称。
病历摘要:简单概括患者的主要病史。
既往史
主要障碍:描述患者的主要功能障碍。
训练内容:列出训练的内容。
目的及注意事项

[注意事项]

1. 进行认知功能训练时应注意患者听从简单或复杂指导的能力。
2. 治疗者所用的指导语言要简洁明了。
3. 治疗者选择的训练内容要与患者的日常生活接近。
4. 训练活动逐一进行,一项活动多次训练直到掌握为止。

(盛幼珍)

第八章

职业能力的训练

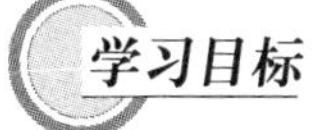

学习目标

1. 熟悉职业康复的内容。
2. 熟悉手功能评定的内容。
3. 掌握手指操作能力训练的方法和注意事项。
4. 掌握空间判断能力的训练方法和注意事项。
5. 熟悉事务处理能力的训练方法和注意事项。
6. 熟悉计算能力的训练方法和注意事项。
7. 掌握语言沟通能力的训练方法和注意事项。

职业康复是使残疾人保持并获得适当的职业，从而促进他们参与或重新参与社会。对残疾人进行职业能力的训练，是帮助残疾人从事职业活动的有效方法。职业康复作为全面康复的重要组成部分，在残疾人就业与回归社会生活中发挥巨大的作用。职业康复的目标就是帮助残疾人恢复就业能力和取得就业机会，使残疾人与健全人平等地参加劳动。职业康复的主要内容包括6个方面。

(1) 掌握残疾人的身体、心理和职业能力状况。

(2) 对残疾人职业训练和就业的可能性进行指导。

(3) 提供必要的适应性训练、身心功能的调整以及正规的职业训练。

(4) 引导从事适当的职业。

(5) 提供需要特殊安置的就业机会。

(6) 残疾人就业后的跟踪服务。

职业康复的流程包括职业评定、职业咨询、职业训练、职业指导。

职业能力的训练包括手指操作能力、空间判断能力、事务处理能力、计算能力和语言沟通能力的训练。

第一节　手指操作能力的训练

手部动作的发育是由握到伸，从笨拙到灵巧的过程。因此，手部动作的训练必须按发育的顺序进行。手部训练的基本原则是以功能较好的手为中心进行，不可勉强。

一、手功能的检查

（一）病史采集

记录损伤史，包括受伤或患病时间、原因、机制，受伤范围和程度以及接受治疗的情况等；症状包括疼痛的部位，有无麻木或麻痹感等；记录利手和职业情况，特别是工作中对于手工操作的要求等。

（二）一般检查

1. 望诊　包括皮肤色泽、纹理，有无瘢痕、红肿及畸形。

2. 触诊　感觉皮肤的温度、弹性，软组织质地。

3. 关节运动范围（ROM）的测量　用关节角度测量尺测量主动和被动 ROM。如果存在主动和被动 ROM 的差异，提示存在肌力、肌腱粘连或肌腱其他病变，而不是关节结构的问题。

4. 感觉检查　触觉、温度觉、震动觉、关节觉及两点分辨觉。

5. 水肿与肌肉萎缩的检查

（三）功能评定

1. 单项功能评定　包括手的关节活动度、肌力、感觉、疼痛等。

2. 综合功能评定　常用的标准测试方法有 Jebson 手功能测试、明尼苏达操作等级测试（MRMT）、Purdue 钉板测试。基本操作相同都是让患者将物品从某一位置转移至另一位置，并记录往常操作的时间。

3. 手功能失能的评定　包括肢体长度缺损、关节活动范围及感觉功能障碍等。

4. 日常生活活动（ADL）评价　包括系解纽扣、使用筷子、刷牙、写字、织毛衣及系鞋带等。

二、手功能的训练

（一）手基本动作的训练

1. 拿起和放下东西的训练　治疗师可以安排一些拿起并放下东西的连贯动作让患者进行训练，例如套圈游戏、投掷沙包等。

2. 手指动作的训练

（1）指腹捏物的训练：可以用彩色黏土，将 5 个手指头插入黏土，当手抽出时就会出现手指捏的动作；也可以做捡豆子的活动。

（2）指尖捏物的训练：可以做捡大头钉的活动，亦可以进行刺绣作业。

3. 投掷与打击动作的训练　患者可以互相投掷小垒球、沙包，患者也可以两手互相投掷。

4. 双手协调性的训练

（1）双手粗大协调性训练：患者双手配合搬起大而轻的纸箱子，也可以进行编织和铜板工艺的训练。

（2）双手精细协调性训练：可以进行拧螺丝的作业活动、镶嵌马赛克的工艺活动。

5. 手、眼协调性训练　可以让患者进行串珠子、走迷宫、传递球的游戏活动，将混合的红豆和绿豆分开。

（二）综合性手部动作训练

在工作中手的应用是综合性的微细协调动作，包括手指的伸屈、内收、外展、对掌、抓握等运动功能。

1. 方片组装　是用对掌动作，把有花图案的塑料方片进行相互连接，拼成工艺用品。

2. 镶嵌作业　将颜色不同的马赛克小瓷片，用黏合剂贴在预先制作好图案的木板或铁板上。这需要用手指拾捏起小瓷片，做很精确的协调动作。

3. 橡皮泥作业　用于增强手指肌力、耐力，改善手指灵巧性和协调性。

（1）粗大对指锻炼：将橡皮泥捏成一锥形体粘在平面上，将手指拇指放入橡皮泥中，使手指在锥体上靠近。亦可以将橡皮泥做成扁盘粘在平板上，将手指和拇指从盘上插入并向盘中心靠拢。

（2）粗大手指屈曲锻炼：将治疗用橡皮泥放在手掌，屈曲手指成握拳状，使劲捏橡皮泥（图 8－1）。

（3）单独手指屈曲锻炼（图 8－2）。

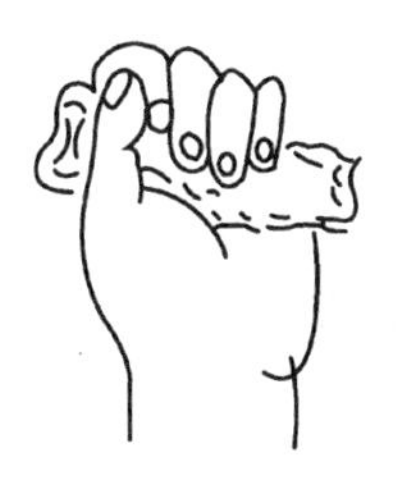

图 8－1　粗大手指屈曲锻炼

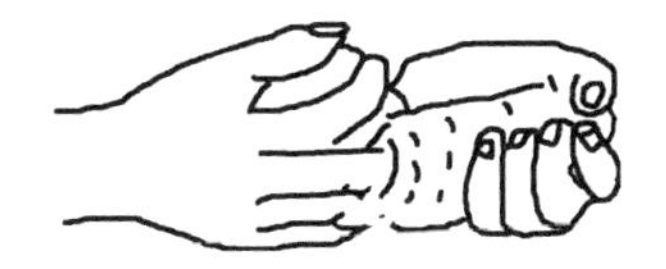

图 8－2　单独手指屈曲锻炼

（4）单独分指对指锻炼：将橡皮泥捏成球放在拇指和示指之间，捏球直到手指相碰，用其他手指重复该运动（图 8－3）。

（5）指外展锻炼：将治疗用橡皮泥捏成泥环放在近端和远端指间关节之间，将手指伸展分开泥环（图 8－4）。

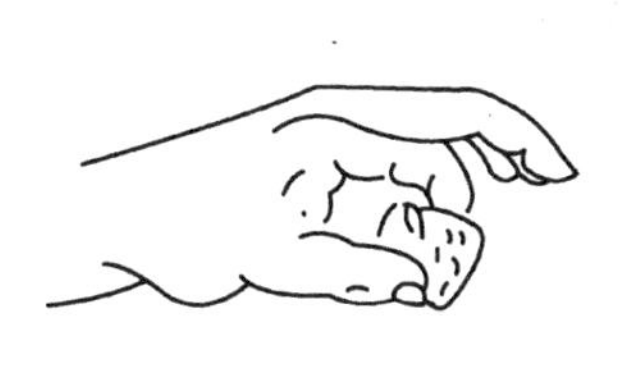

图 8－3　单独分指对指锻炼

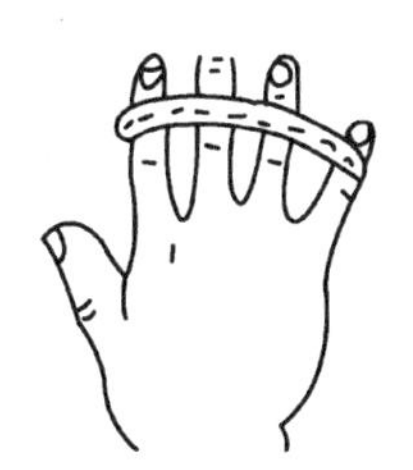

图 8－4　指外展锻炼

（6）粗大手指伸展锻炼：可以做以下动作：①将拇指和 4 个手指放在对指位，将泥环放在掌指关节和近端指间关节之间，向外伸展手指（伸展和外展）；②将橡皮泥捏扁呈盘状按在桌上，保持手指伸展，5 个手指呈伸展位将橡皮泥按薄；③保持手指呈伸展位，将橡皮泥揉搓成一条卷（图 8－5）。

(7) 手指内收锻炼:将一片橡皮泥置于两手指之间,将两手指靠拢(图 8-6)。

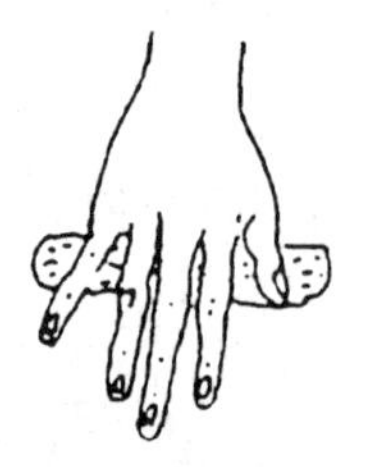

图 8-5　粗大手指伸展锻炼

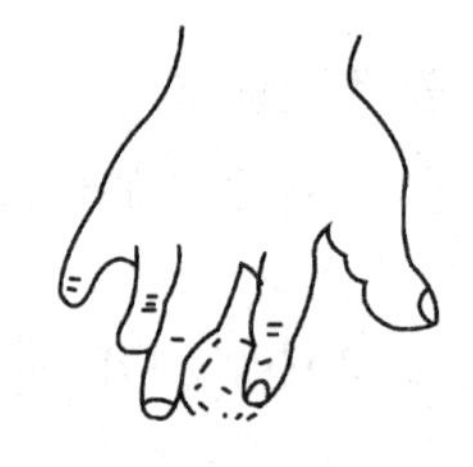

图 8-6　手指内收锻炼

(8) 拇指屈伸锻炼:将橡皮泥做成圆柱状,放在一平面上,手呈中间位,将拇指向圆柱体深深按压,然后拿出(图 8-7)。

(9) 腕背伸锻炼:将前臂和肘放在桌子上,腕在桌边缘外放松,同时握住橡皮泥,用另一只手抓住橡皮泥的另一端,用腕部向上拉橡皮泥(图 8-8)。

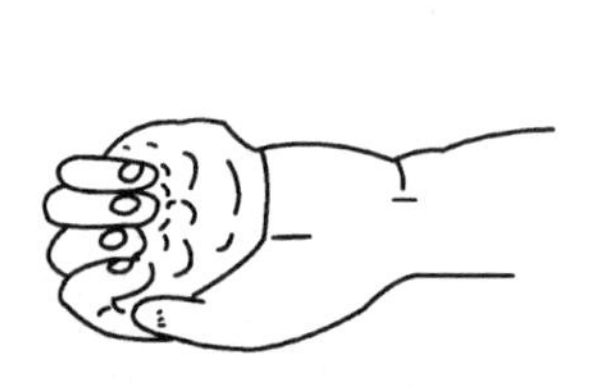

图 8-7　拇指屈伸锻炼

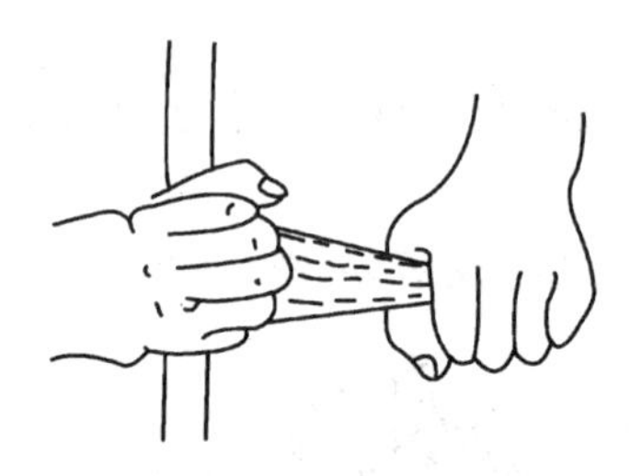

图 8-8　腕背伸锻炼

4. 弹力治疗带锻炼　根据弹力强度和治疗用途不同,治疗带可分为轻度、中度和强度等数种,因此可进行分级别的抗阻力练习。在手指操作能力训练中,治疗带主要用于肌力、耐力、协调性和关节活动度的训练(图 8-9～8-16)。

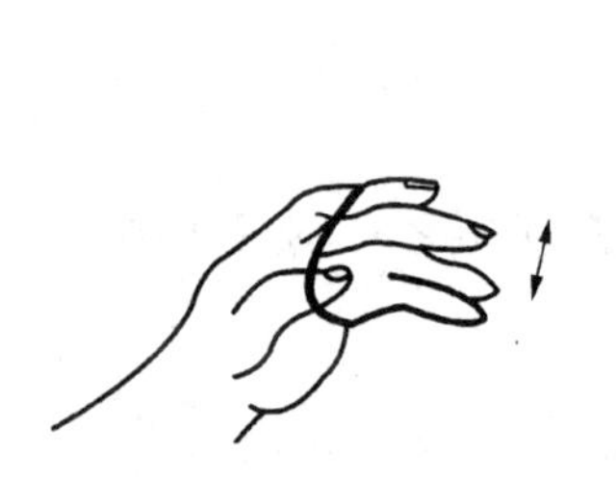

图 8-9　伸指锻炼

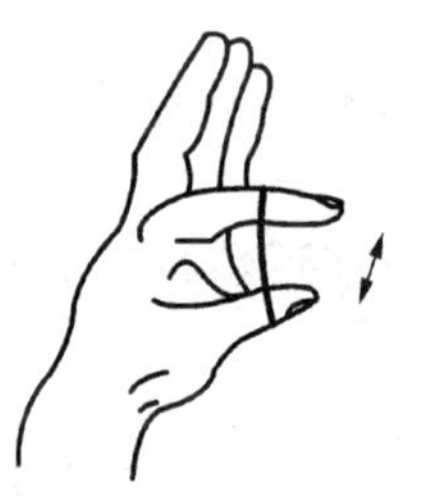

图 8-10　指外展锻炼(一)

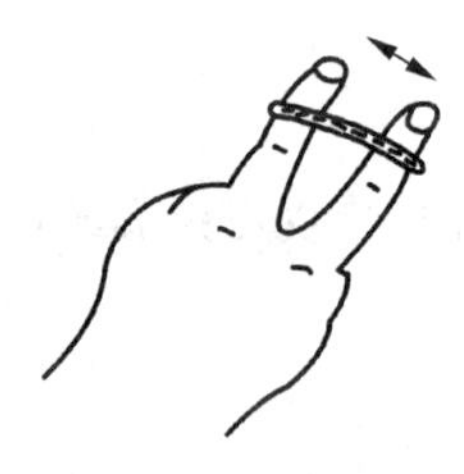

图 8-11　指外展锻炼(二)

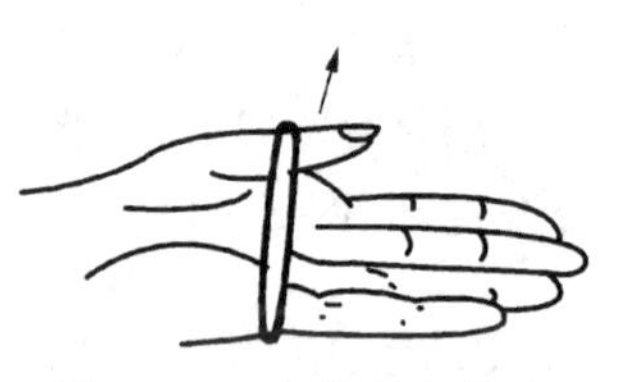

图 8-12　拇指外展锻炼

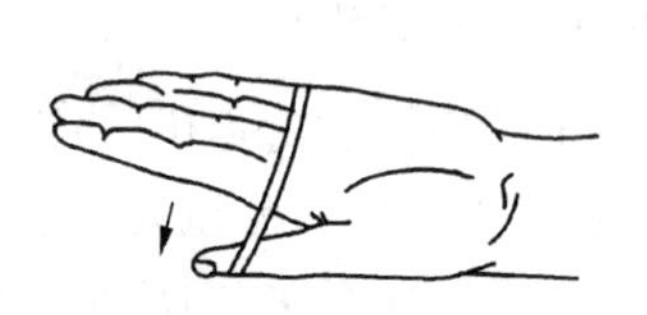

图 8-13　伸拇指锻炼

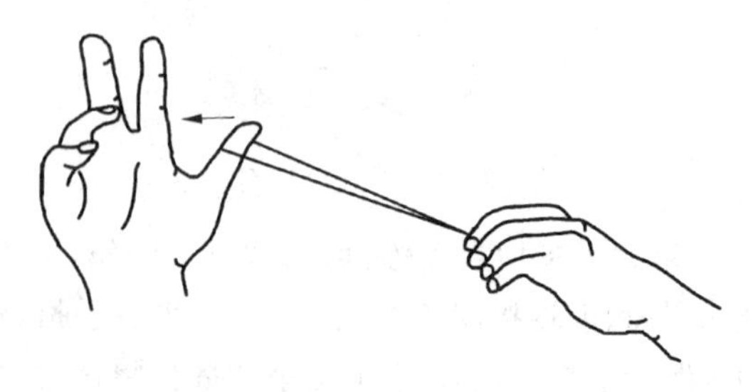

图 8-14　拇对指锻炼

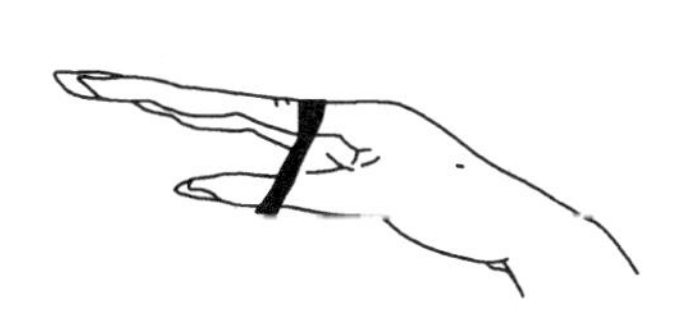

图 8－15　伸指关节锻炼

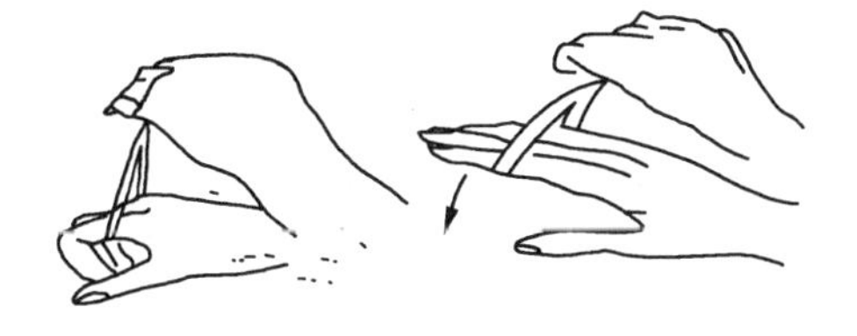

图 8－16　屈指关节锻炼

5. 游戏类活动　袖珍玩具和游戏机在手指操作能力的训练中是非常有用的练习器具，具有趣味性，对于改善手的灵巧性，手、眼协调性，感觉训练和手指间关节的屈曲都是有效的。

(1) 跳棋游戏：跳棋的棋盘放在略高的斜面上，跳棋放在盒子中。患者需要掌屈对指拿出棋子，伸腕将棋子放在棋盘上(图 8－17～8－18)。

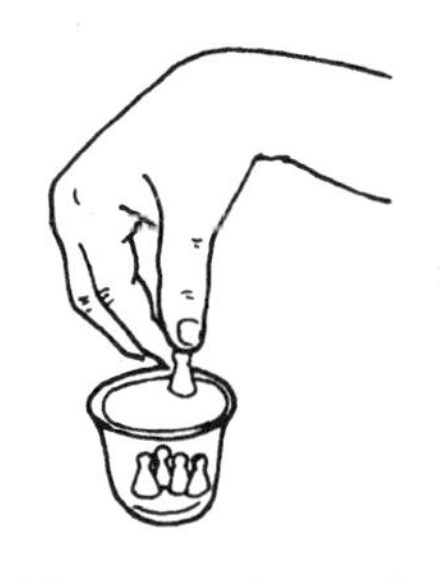

图 8－17　掌屈对指

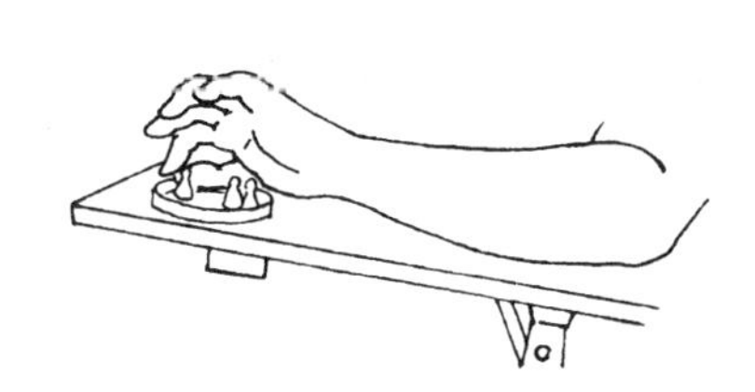

图 8－18　伸腕

(2) 插孔板游戏：可单人或双人进行。插孔板可以放在桌面上，也可以挂在墙上，嘱患者以最快的速度把木钉插入孔中(图 8－19)。坐位可以进行坐位的耐力和稳定性，该游戏可以活动腕、肘、肩关节。

(3) 穿珠子游戏：该游戏可以增强手的灵巧性和手、眼的协调性。训练方法：嘱患者将木质的大小各异珠子，按要求穿在圆柱上。随着协调性的增加，可以增加所穿珠子的高度(图 8－20)。

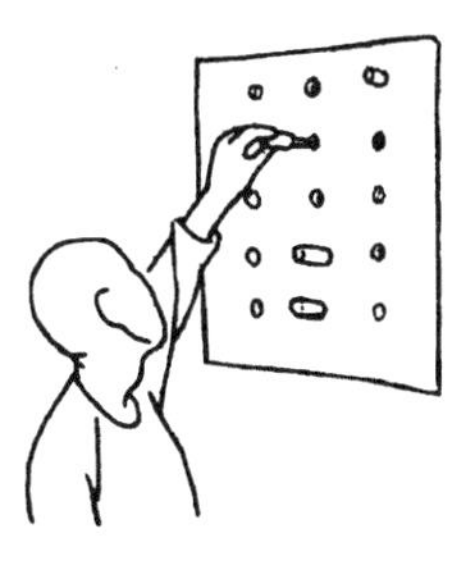

图 8－19　插孔板

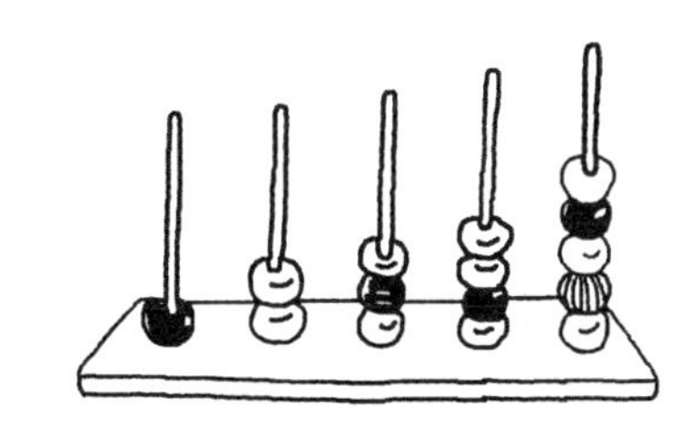

图 8－20　穿珠子

(三) 实用手能力训练

1. 铜板作业活动　根据患者兴趣不同，选择书法字、风景花等，用透明胶布将选好的图案纸固定在铜板材料上，复制到铜板上，用木槌敲打使图案表面凸起。这项工艺活动可以提高手的握持力，手腕控制力和手、眼协调能力。

2. 手工编织作业活动　手工编织简便易行，学习简单的编织方法后就可进行。可以改善手指的灵活性，改善双手的协调能力，提高手、眼的协调能力。通过剪纸和折纸活动有助于改善患者理解力和注意力。

3. 折纸剪纸活动　按参考书的图案和方法，用纸折、剪刀剪成纸工艺品。这项活动可以改善双手的协同作业，使用剪刀有助于手指的屈曲和伸展能力的提高。

4. 木板雕刻作业活动　木板雕刻工艺活动主要是使用双手的动作和视认知的不断配合，可以促进患者的双手协调能力，尤其可促进手指的灵活动作，并且可以改善手、眼的协调能力，对患者手指关节活动范围及手指肌力都会有改善。作业取坐位，需要较长时间完成，有助于改善患者的坐位耐力和培养细致、耐心的操作习惯。

5. 裁剪、缝纫作业活动　裁剪作业适合于女性患者，可以训练手、眼的协调力，手指的灵活性，双手的协同能力和坐位耐力。缝纫连续的动作过程可以改进创造力、决定力，从而改善思维能力。

三、注意事项

(1) 手功能的训练越早开始越好。

(2) 在具体训练项目和方法上应根据患者的手功能状况、兴趣和对职业的期待而选择。

(3) 将主动训练活动与日常生活活动和工作、休闲娱乐联系起来。

(4) 实用手能力训练中要注意患者操作安全。

第二节　空间判断能力的训练

一、训练方法

（一）基本技能训练

可以设计各种需要分辨空间方位的作业让患者练习。

(1) 在患者面前任意摆放四块正方形纸板，让他将这些正方形横向平行、纵向平行、纵向垂直或呈对角线排列。也可将图形换为三角形进行训练。

(2) 将内容相同的几张图卡摆成一行，将其中一张上下颠倒，要求患者找出不同的一张，并回复到与其他一样的位置。如果出现错误，和患者一起讨论原因。

(3) 让患者将一块积木分别放在另一块积木的上方、前方、左侧和右侧。

（二）自身空间定位训练

训练患者进行自身定位，如令患者“坐到我旁边”、“走到桌子后面”、“踩在这条线上”。为了提高患者确定自己在空间中的定位能力，可让患者在容易进去却不易出来的迷宫里进行训练。

（三）功能活动训练

让患者反复练习从一个地点走到另一个指定地点。路线的设计与安排要从简短逐渐过渡到曲折复杂，常走的路线要反复练习。

（四）代偿与环境适应

在空间关系障碍难以改善时，要帮助患者学会用其他方法来代偿已丧失的能力。学会利用地图从家里走到指定商店；通过死记硬背方法记住置身环境的特征。环境适应包括增设路标，采用彩色指引线将患者每天必经的路线作出指示标记，引导患者到达目的地而不迷失方向。

二、注意事项

(1) 基本技能训练要从简单到复杂，选择的图形以患者生活中常见的为主。
(2) 治疗师可以将患者生活和工作常需到达的几条线路列出来，让患者每天训练。
(3) 在训练中对于患者出现的错误要及时纠正。

第三节　事务处理能力的训练

一、训练方法

（一）基本技能训练

(1) 对比与分类：训练患者对不同的物品或事物进行分类，从粗分类到进一步的细分类。如将食品类进一步分为肉、奶制品、蔬菜、水果等。向患者出示成对的有共同点的物品或词组，如玫瑰-菊花、手表-皮尺、床-椅子等，让患者回答每对物品有何共同之处。

(2) 推理：推理训练可以采用图形和数字等非言语性和言语性推理；亦可以用计算机游戏进行推理训练，如挖地雷。

(3) 抽象与概括：可以进行各种谚语分析，如解释谚语“冰冻三尺，非一日之寒”。

（二）思维策略训练

认识解决问题的目标和现有状态之间的差距，设立若干个阶段目标，通过逐个实现而不断逼近目标，直至最终消除差距，解决问题。该策略在问题解决中的思维操作步骤如下。

(1) 认清问题的初始状态和目标状态。
(2) 分解总目标为若干个阶段目标。
(3) 选择方法将初始状态向第 1 个阶段目标推进。
(4) 达到第 1 个阶段目标后，再选择新方法向第 2 个目标推进。
(5) 如果某一方法行不通，就退回原来状态，重新选择方法，直至达到最终目标。

（三）实际问题的训练

给患者提出不同的问题，如迷路了怎么办、看到一幢大楼里冒烟怎么办、家门的钥匙忘在家里了怎么办等，患者可依据上述策略步骤训练自己解决问题的能力。治疗师观察患者的表现并提供不同的帮助，包括分别解决问题的步骤、给予提示、让患者将解决问题的步骤写下来以便增强记忆。

二、注意事项

(1) 进行基本技能训练中所用的物品、事物要接近患者平时的实际生活。

(2) 训练所用的语言、成语、谚语等要符合患者的文化背景和工作环境。

(3) 事务处理能力的训练以小组的形式进行更能提高患者训练的积极性，训练效果会更好。

第四节 计算能力的训练

一、训练方法

让患者进行简单的计算，并做出一个家庭预算，如表 8-1。

表 8-1 计算能力的训练

项　目	举　　例	得分(分)
加法	54＋47	10
减法	67－38	10
乘法	15×8	20
除法	95÷7	20
家庭预算	每月工资用在水电、伙食、衣物、保健、消遣等方面的分配是否合理	40

二、注意事项

(1) 在计算方面，可以先是笔算，每题限时半分钟，以后改为心算，最后将心算的时间缩短。

(2) 家庭预算可以从其合理性和所需时间考虑，逐渐增加难度。

(3) 以上训练得分在 80 分以上才可以增加难度。

第五节 语言沟通能力的训练

语言沟通是职业基本能力的要求之一，对于语言表达困难的患者可以和语言治疗的专业人员进行沟通。职业中不仅要有基本的语言表达，还需有一定的与人交流沟通的技巧。可以运用学习理论的原则，增进患者的语言沟通能力。

一、训练方法

(1) 评定患者的语言沟通能力，以做量度底线为训练计划的制订提供依据，并根据具体需要，确定训练内容。

(2) 教会语言沟通能力的内容包括言语沟通能力和非言语沟通能力。

(3) 创造情境，在交往的活动中培养沟通能力。

创造情境是指由治疗师为患者创设某种具体生动的语言环境或者组织某种活动，让患者在实际的生活场景中进行观察、体验，在治疗师的指导下进行沟通，例如购物、向上级汇报工作、与同事共同完成工作时等不同环境下的语言沟通方式。

(4) 利用多种感官途径，促进患者沟通能力的发展。

没有感知觉的基础，就谈不上思维。语言、情感等较复杂心理过程的发生和发展是从感知觉开始的，因此在沟通训练中有针对性地进行听觉训练，有助于患者语言的发展。听觉训练同时也应在游戏中进行。例如，配对游戏和传话游戏等，使患者在轻松愉快的气氛中提高听觉能力。

(5) 及时强化、适当反馈逐步培养沟通能力。

对患者在情景中语言沟通能力的表现要及时给予评价，指导作出明确和详细的评论，以促进患者的改进。

二、注意事项

(1) 训练应以患者的实际情况为出发点。

(2) 在训练中建立起良好的医患关系。

(3) 要根据患者的能力水平选择训练内容、形式方法。

(4) 根据患者已有的语言增加及扩展语言，以达到发展语言及沟通能力的目标。

小　结

劳动是每个社会成员的权利和义务，残疾人作为人类社会的成员同样也具有劳动就业的权利。但残疾人由于自身条件的限制，劳动就业受到了极大的约束。打破这个约束，让残疾人和健全人平等参加社会劳动就需要社会给予特殊的帮助，加上残疾人自身的努力，这就是通常所说的职业康复。职业康复是使残疾人保持并获得适当的职业，从而促进他们参与或重新参与社会。职业康复作为全面康复的重要组成部分，在残疾人就业与回归社会生活中发挥巨大的作用。职业技能训练是职业康复中的重要内容之一。职业技能训练的主要内容有手指操作能力的训练、计算能力的训练、事务处理能力的训练和语言沟通能力的训练。

在进行手指操作能力的训练之前先进行手功能评定，然后进行手功能的训练，包括手基本动作的训练、综合性手部动作训练和实用手能力训练。综合性手部动作训练可以选择方片组装、镶嵌作业、橡皮泥作业、弹力治疗带锻炼和游戏类活动，训练手的灵活性、协调性和手指肌力。实用手能力训练可以选择铜板作业活动、手工编织作业活动、折纸剪纸活动、木刻雕刻作业活动和裁剪缝纫作业活动等。空间判断能力、计算能力和事务处理能力的训练先进行基本技能训练后以实际工作和生活中的问题为例进行训练。

思 考 题

1. 什么是职业康复？职业能力的训练包括哪些内容？
2. 手功能检查的内容有哪些？
3. 手功能训练的方法有哪些？

4. 空间判断能力的训练有哪几个方面？
5. 如何进行语言沟通能力的训练？

阅读资料

1. 王刚，王彤. 临床作业疗法学. 北京：华夏出版社，2005
2. 唐丹. 作业治疗学. 广州：广州工伤康复中心，2003
3. 于兑生. 运动疗法与作业疗法. 北京：华夏出版社，2002
4. 窦祖林. 作业治疗法. 北京：人民卫生出版社，2008

（盛幼珍）

第九章

辅 助 技 术

学习目标

1. 掌握辅助器具的适配流程、常用辅助器具的应用。
2. 熟悉辅助器具的作用和选配原则。
3. 掌握助行器的概念、种类、作用。
4. 熟悉助行器的适应证、选用原则及结构。
5. 掌握使用轮椅的注意事项。
6. 熟悉使用轮椅的适应证。
7. 了解轮椅应具备的条件、轮椅的种类及特征。

辅助技术(assistive technology, AT)是指通过使用特殊用具或设备,充分利用残存功能,补助或替代身体某一部分受损功能并预防损伤,帮助残疾人在生活中达到最大限度功能独立的技术。我国早在20世纪80年代即提出研究和生产残疾人辅助器具的计划,1992年成立了中国残疾人辅助器具中心,开展残疾人用品用具知识宣传普及、产品研发推广、质量监督等业务。1996年国家技术监督局出版了《残疾人辅助器具分类》的国家标准,并于2002年、2004年两次修订。

第一节 概 述

一、分类

辅助技术主要分为辅助器具和辅助技术服务两大类。

(一) 辅助器具

目前,残疾人辅助器具分类的最新国际标准为国际标准化组织(International Organization for Standardization, ISO)的*Technical Aids for Persons with Disabilities - Classification and Terminology*(ISO 9999:2002 IDT)。我国已等同采用作为国家标准,即《残疾人辅助器具分类和术语》(GB/T 16432 - 2004)。该标准按辅助器具的功能分为11个主类、135个次类和741种辅助器具。

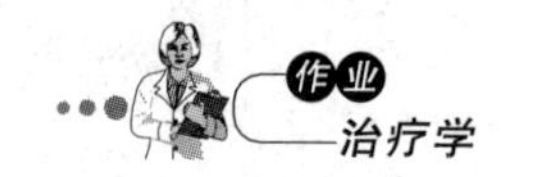

(1) 用于个人医疗的辅助器具(04)。

(2) 技能训练辅助器具(05)。

(3) 矫形器和假肢(06)。

(4) 个人生活自理和防护辅助器具(09)。

(5) 个人移动辅助器具(12)。

(6) 家务管理辅助器具(15)。

(7) 家庭和其他场所使用的家具及其适配件(18)。

(8) 通讯、信息和讯号辅助器具(21)。

(9) 产品和物品管理辅助器具(24)。

(10) 用于环境改善的辅助器具和设备、工具和机器(27)。

(11) 休闲娱乐辅助器具(30)。

注:括号内数字为该类辅助器具的国际编码。

该分类的优点是每一类辅助器具都有自己的6位数字代码,通过代码就能反映各种辅助器具在功能上的联系和区别,有利于统计和管理。

(二) 辅助技术服务

根据美国1998年《辅助科技法》的内容,辅助技术服务包括6个项目。

(1) 对功能障碍者的辅助技术服务需求评估。

(2) 辅助器具的取得:包括采购、租用或其他途径。

(3) 与辅助器具使用有关的服务:如选择、设计、安装、定做、调整、申请、维护、修理、替换。

(4) 整合医疗、介入或服务的辅助器具资源。

(5) 为使用者提供辅助器具使用的训练或技术协助:对身心障碍者家庭成员的训练或技术协助,如果适合也可以包括监护人、服务提供者或法定代理人。

(6) 为相关专业人员提供辅助器具使用的训练或技术协助:为专业人员(包括提供教育和康复服务人员)、雇主或其他提供服务、雇用、或深入涉及身心障碍者主要生活功能的人提供训练或技术协助。

二、作用

辅助技术的应用在一定程度上消除或抵消了残疾人的缺陷和不足,克服了他们自身的功能障碍,因而在某种意义上消除了残疾人重返社会的物理障碍,实现残疾人的平等、参与和共享。辅助技术服务则促进了辅助器具作用的实现。辅助器具的作用包括如下。

(1) 代替和补偿丧失的功能。

(2) 提供保护和支持。

(3) 提高运动功能,减少并发症。

(4) 提高生活自理能力。

(5) 提高学习和交流能力。

(6) 节省体能。

(7) 增加就业机会,减轻社会负担。

(8) 改善心理状态。

(9) 节约资源。

(10) 提高生活质量。

三、选配的基本原则

(1) 没有最好,只有最适合:对每个辅助器具需求者,选配辅助器具不是技术越高越好,功能越全越好,价格越贵越好;重要的是适合自身需求,有益于残余功能的利用和改善。如脊髓损伤者能够使用手动轮椅,则有助于锻炼和增强上肢功能,而不适当地选择电动轮椅,会削弱上肢功能的锻炼。

(2) 不是单纯买卖,而是因人适配:每个残疾人功能缺失的情况不同,对辅助器具的要求也各不相同。因此,要像配义齿和眼镜一样,应经过专业机构服务人员对使用者进行功能评估,选配最合适的辅助器具。

四、辅助器具的适配流程

辅助器具评估适配是在辅助器具服务专业机构中,由医工结合的专业人员组成的团队进行个案评估适配。

观察——个案的残障程度。

询问——个案的病史、生活环境和经济情况。

了解——个案的需求和期望值。

评估——个案的障碍程度、潜在功能。

处方——确定适合个案的辅助器具。

适配——为个案配置适合的辅助器具。

训练——让个案进行适用,并教会正确的使用方法。

评价——对个案配置辅助器具进行最后的效果评价。

跟踪——对个案的使用效果和新的需求进行跟踪服务。

第二节 自 助 具

自助具技术含量较低、制作简单且操作方便,用以辅助患者独立或部分独立完成自理、工作或休闲娱乐等活动。它可以是在原有基础上进行改造的工具,亦可以是为残疾人设计的专用工具。由于偏瘫、截瘫、脑瘫、类风湿关节炎等患者常出现有共同特征的功能障碍,治疗师设计出较成功的自助具,由厂家生产并在市场上销售。

一、进食自助具

1. 筷子　在两根筷子中间安装一根弹簧片,松手后借弹簧的张力而自动分离,适用于手指伸肌无力不能自行释放筷子的患者(图 9-1)。

2. 叉、勺　将叉、勺的手柄加粗,以易于抓握,用于手活动受限、握力不足者。叉、勺两用可以解决频繁更换叉、勺的问题。将叉、勺加装万能袖带,用于手曲屈痉挛、手指变形、握

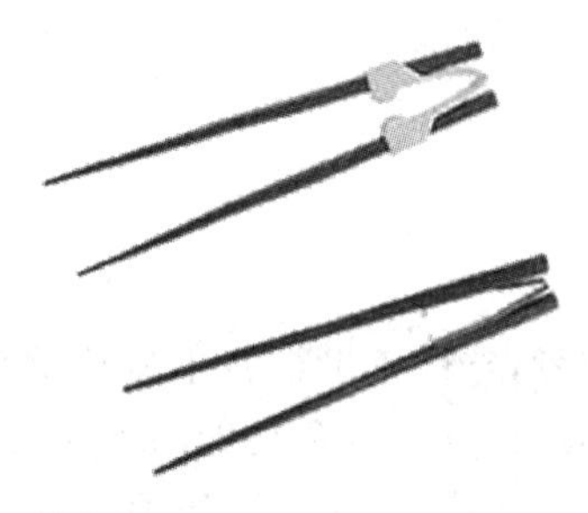
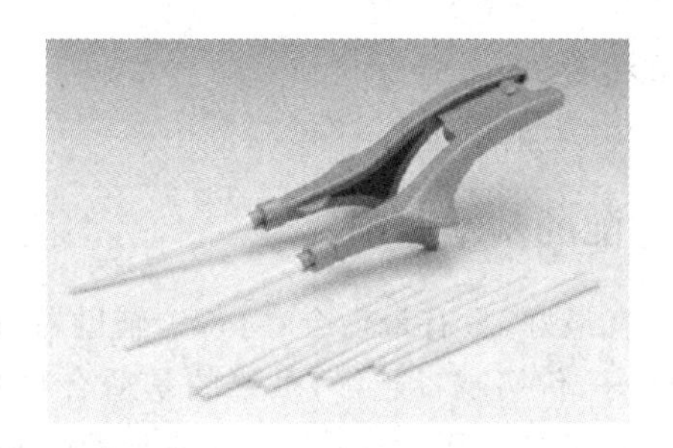

图 9-1 弹簧筷子

力丧失者。叉、勺的手柄呈弯形或加长，用于前臂和腕手关节活动受限，取食或进食困难者。掌持式叉、勺适用于手曲屈痉挛、手指变形、握力丧失者。异型柄叉、勺适用于手关节僵直、变形者使用的异形勺、叉。腕支具式叉、勺适用于前臂功能障碍或垂腕者使用。对于脑瘫患儿可使用边缘平浅，粗柄易握持的叉、勺(图 9-2)。

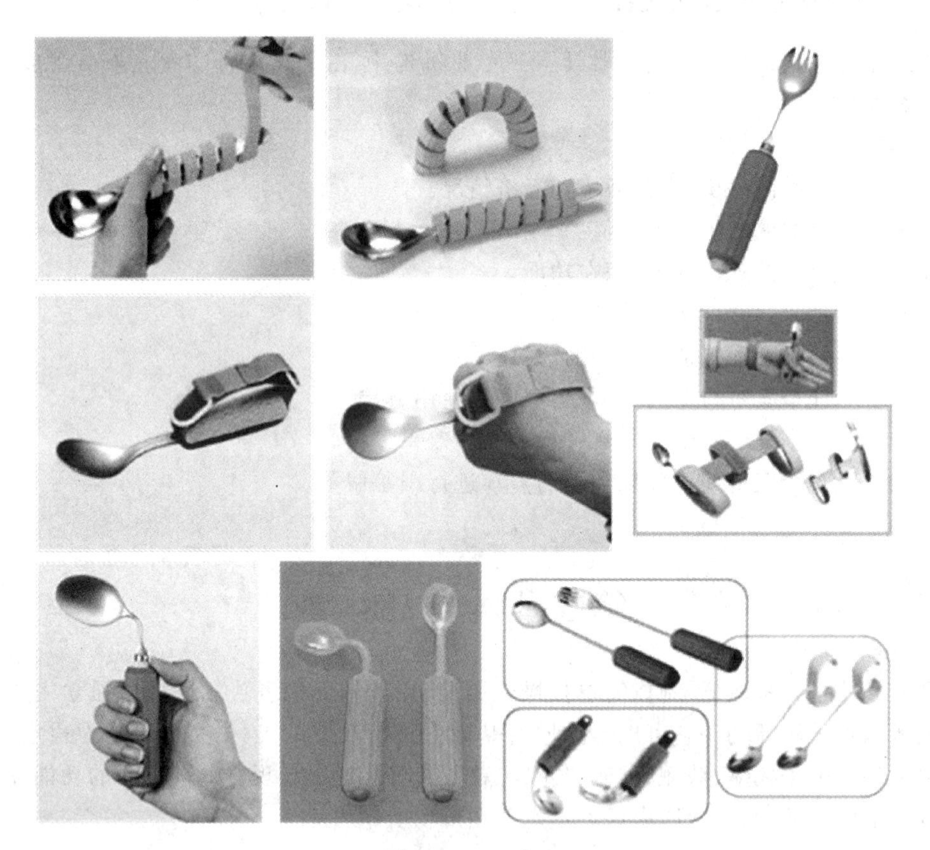

图 9-2 叉、勺

3. 盘、碗 对于上肢震颤及控制功能障碍者，可选用一端边缘较高或装有盘档的盘子，防止用勺取菜时将菜推出盘外。只能单手进餐或控制能力较差者，可选用防撒碗或防滑垫，以防止盘、碗被推倒(图 9-3)。

4. 水杯 对于手握力不足而不能正常持杯者，可使用容易抓握的双把杯或托杯。对于

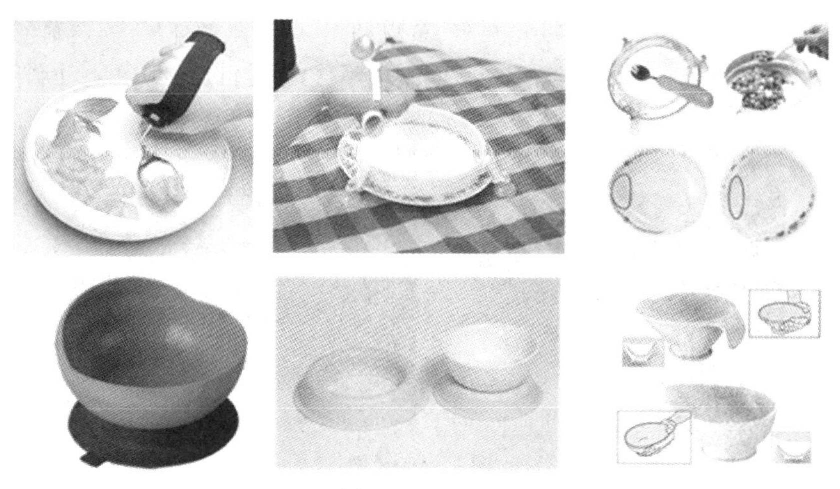

图 9-3　盘、碗

头部活动受限者，可选用斜口水杯，以减少臂、肘或头部活动。对于持杯能力丧失或吞咽困难者，可选用带吸嘴的杯子(图 9-4)。

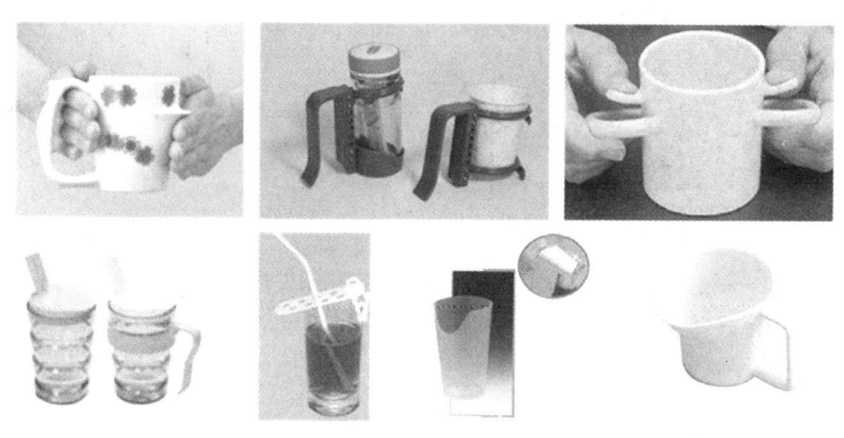

图 9-4　水杯

5. 进食机　对于双臂活动功能障碍，借助其他用餐辅助器具仍不能进食者，可选用自动进食机(图 9-5)。

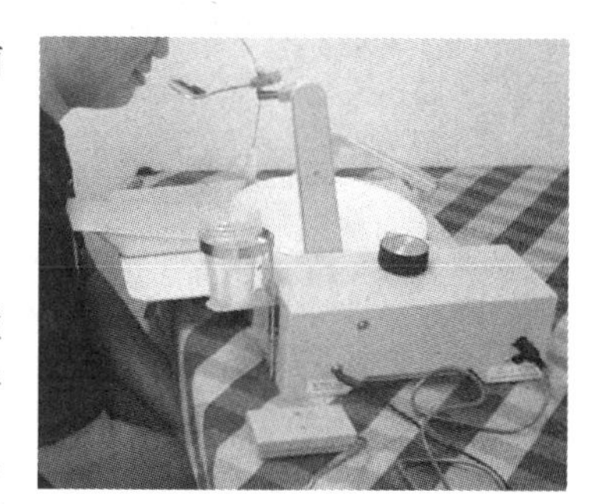

图 9-5　自动进食机

二、梳洗自助具

1. 牙刷　用于上肢功能障碍者使用的牙刷，包括抓握能力较差者使用的粗柄牙刷、无抓握能力使用的手掌套式牙刷等(图 9-6)。偏瘫患者一只手为废用手时，可以设计带负压吸盘的刷子，固定在水池边，一只手就可以很方便地完成刷义齿动作。

2. 梳子　用于上肢功能障碍者使用的梳理用具，包括抓握能力较差者使用的粗柄梳理用具，无抓握能力使用的手掌套式梳理用具(图 9-7)，上肢活动受限者使用的长柄、弯形梳理用具等。

3．剃须刀　手指捏握功能丧失的患者，可以利用2～4指的伸展，固定剃须刀，完成剃须动作。带有"C"形夹的电动剃须刀用于手指功能不佳，不能可靠地使用电动剃须刀的患者（图9-8）。

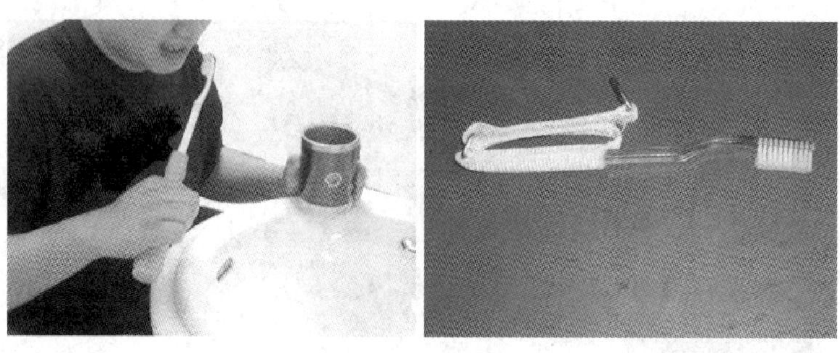

图9-6　牙刷

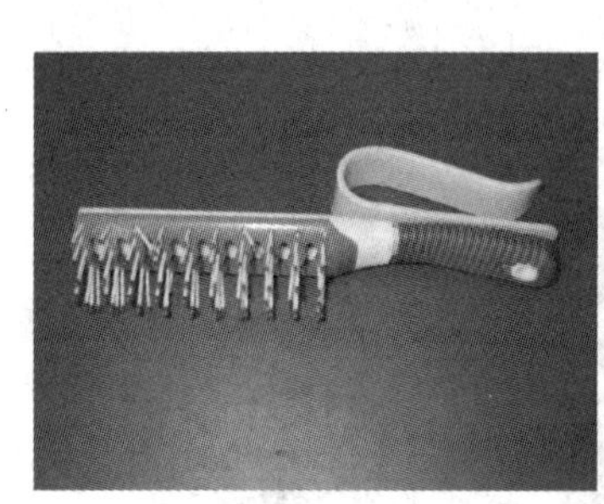

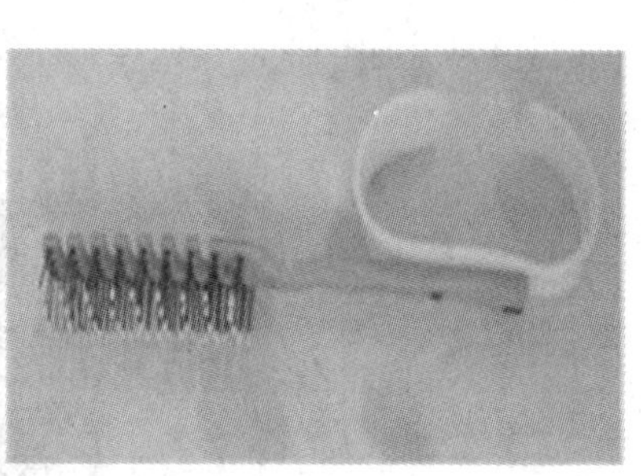

图9-7　梳子

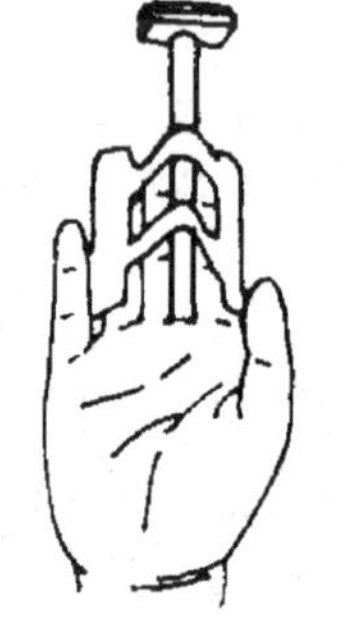

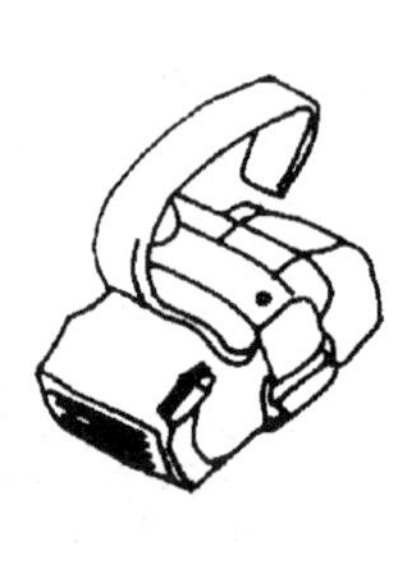

图9-8　剃须刀

4．指甲刀　一侧上肢截肢、偏瘫的患者可以使用台式指甲刀修剪指甲。手部屈曲功能丧失者可用单手台式剪指甲。手抓握能力较差者可使用粗柄指甲锉刀（图9-9）。

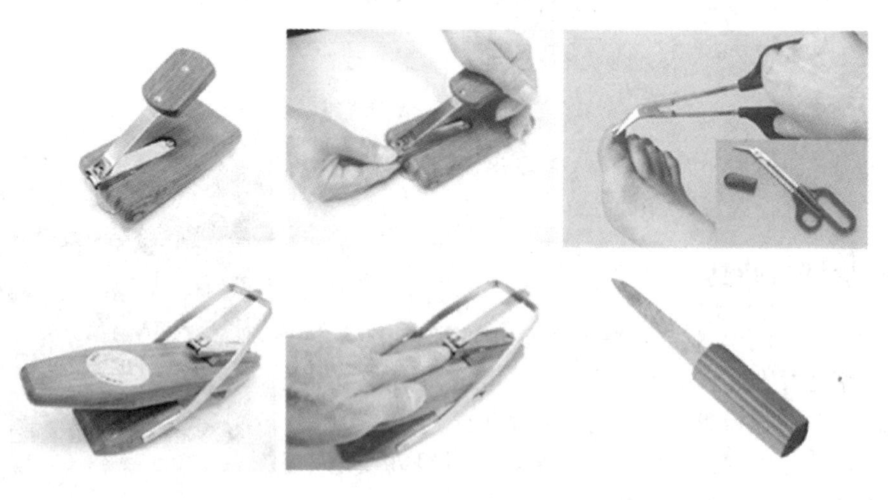

图9-9　指甲刀

三、更衣自助具

1．穿衣棒　对于上肢关节活动受限者，可以利用棒上方的"L"形钩把要穿的衣服拉上，也可以把要脱的衣服推脱。另一端可设计成鞋拔，便于穿脱鞋(图 9-10)。

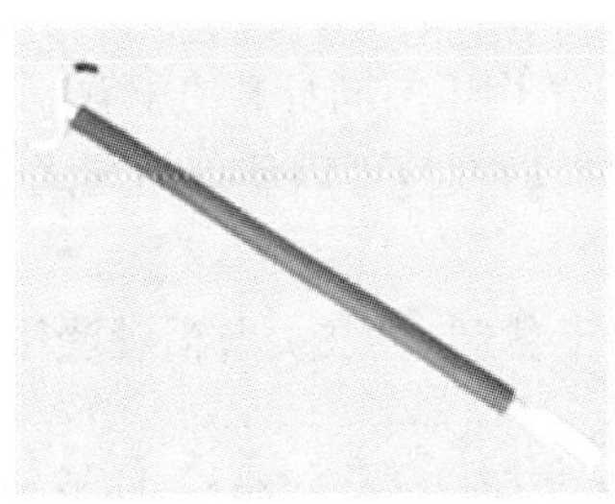
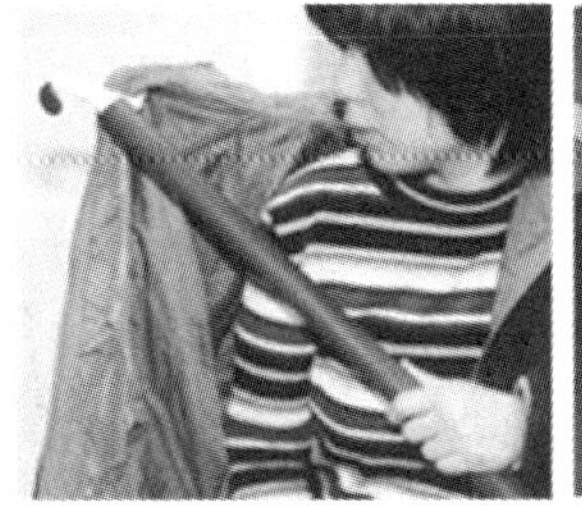
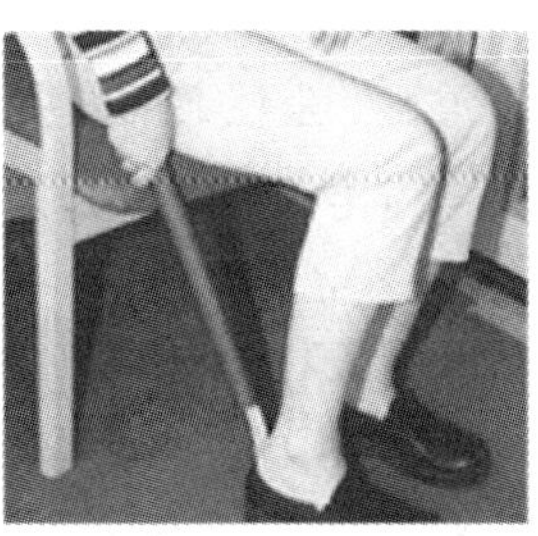

图 9-10 穿衣棒

2. 系扣器 患者因手指屈曲受限、灵巧性和精细功能障碍系纽扣有困难，可以采用系扣器(图 9-11)。手指屈曲受限或握力不足者可将手柄加粗，加长手柄适用于上肢活动受限的患者。

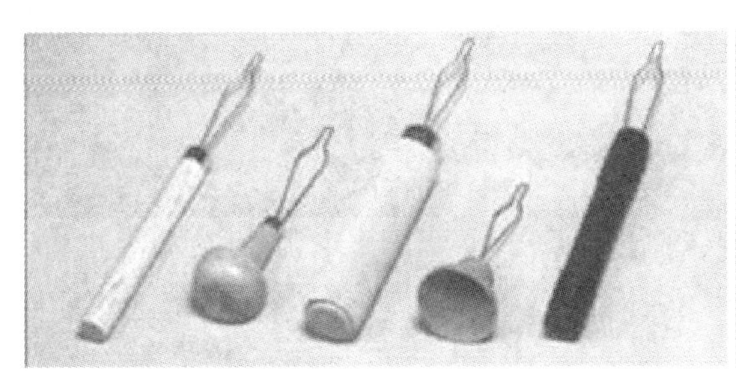
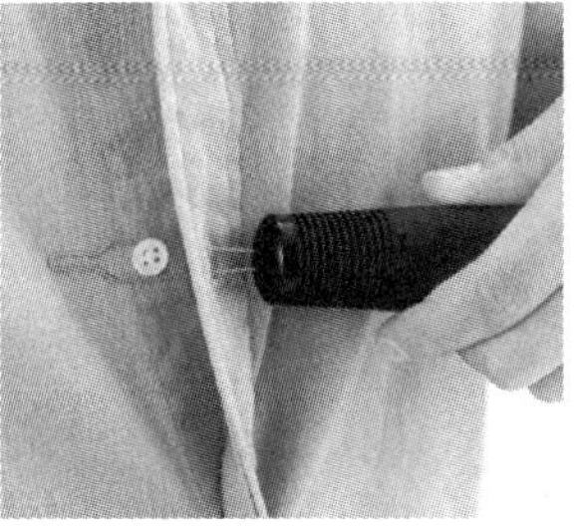

图 9-11 系扣器

3. 拉锁环 为穿入拉锁拉舌孔内的大环，以便手指功能差时将手伸入和拉动拉锁。手指屈曲受限或握力不足者可制作加粗手柄的拉锁钩(图 9-12)。

图 9-12 拉锁钩

4. 穿袜自助具 髋关节活动受限不能完成穿袜动作时，利用穿袜自助具可完成穿袜子的动作(图 9-13)。

5. 长柄鞋拔 用于平衡功能较差或躯干及下肢关节活动范围受限的残疾人或老年人(图 9-14)。

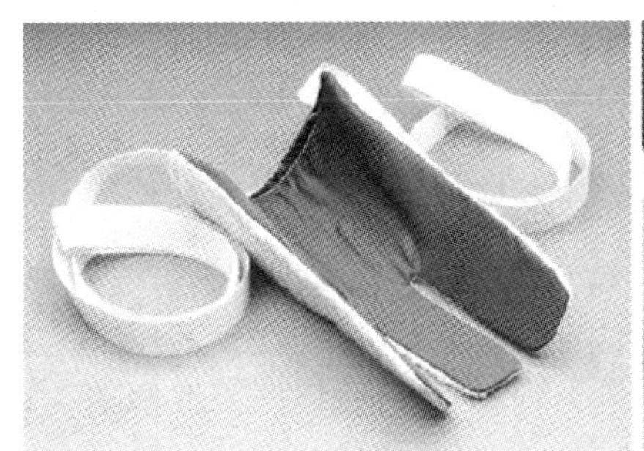
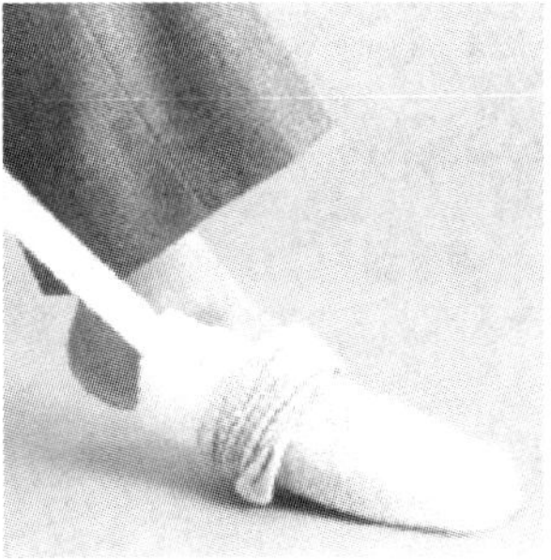

图 9-13 穿袜器

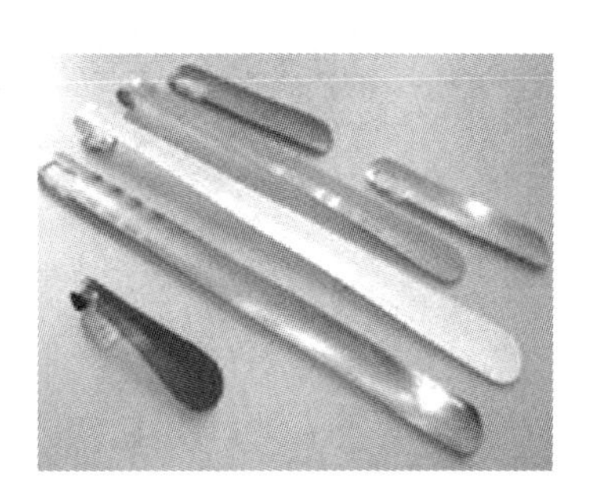

图 9-14 鞋拔

四、如厕自助具

1. 坐便器　坐便器的高度和周围的扶手均可以调节，适用于不同身高的患者(图 9－15)。

2. 助起式坐圈　下肢力弱或年老体弱患者久坐后难以站起，可以使用助起式便器坐圈(图 9－15)。

3. 卫生纸夹持器　可夹持卫生纸擦拭会阴部，适用于截肢、上肢关节活动受限、手指功能低下的患者(图 9－15)。

4. 全自动便器　带冲洗和热风烘干设备的便器可代替人工清洁会阴部的工作(图 9－15)。

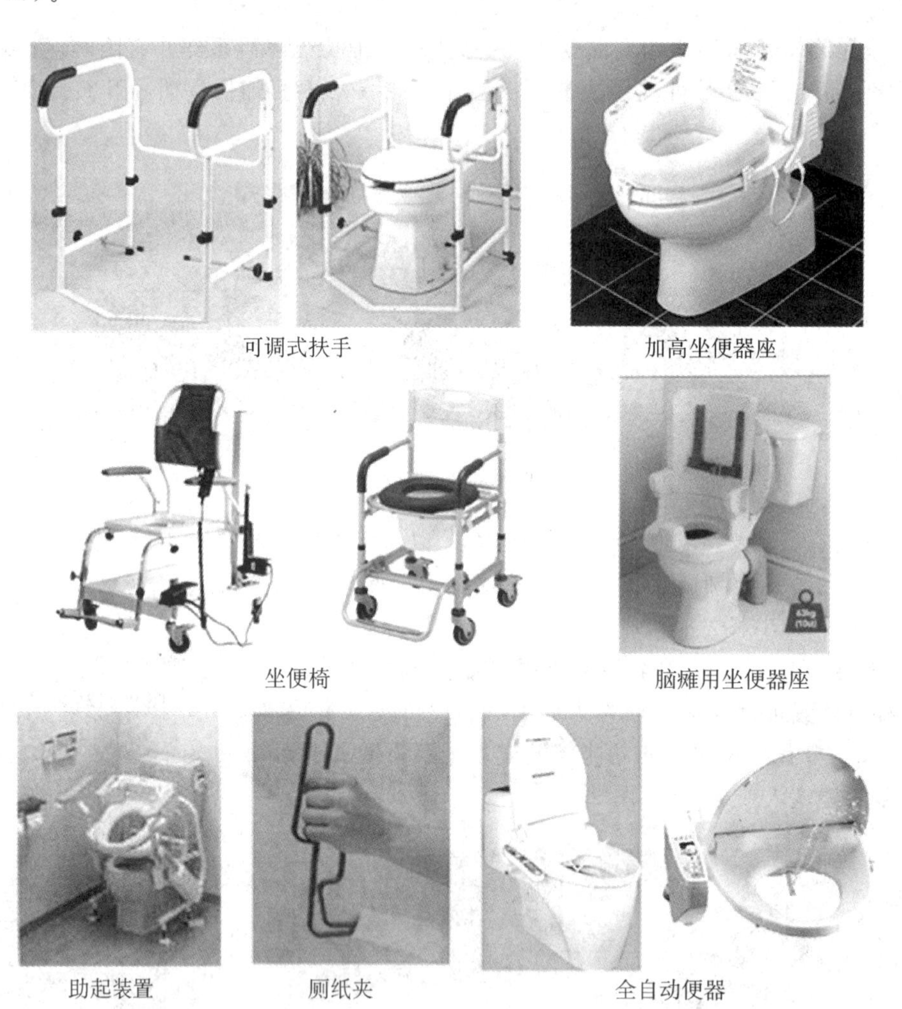

图 9－15　如厕自助具

五、沐浴自助具

1. 淋浴椅　适用于进出浴盆困难者，该椅由塑料和不锈钢制成(图 9－16)。

2. 洗浴刷　包括单侧肢体功能障碍者使用的吸附式清洁刷、上肢活动受限者使用的长柄清洁用具和带套环洗澡巾等(图 9－17)。

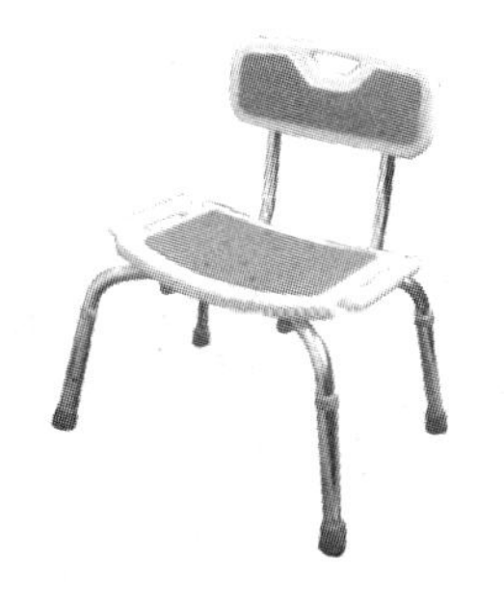
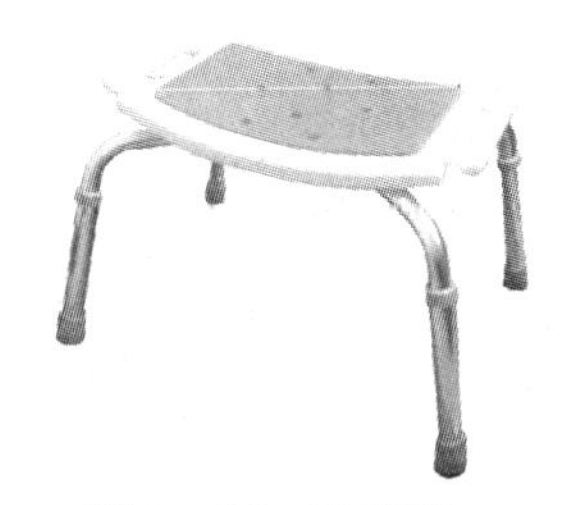
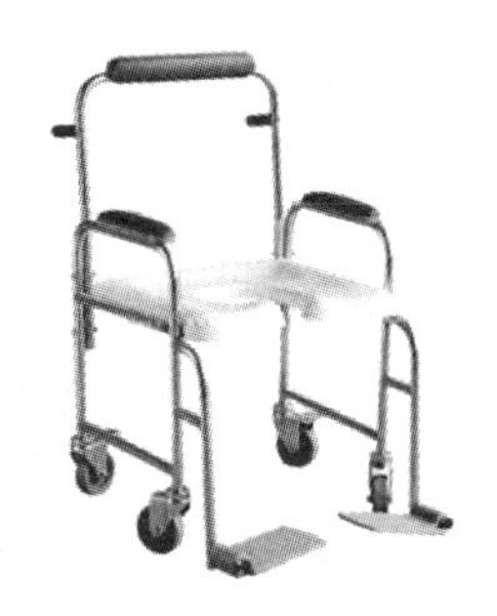

图 9－16 淋浴椅

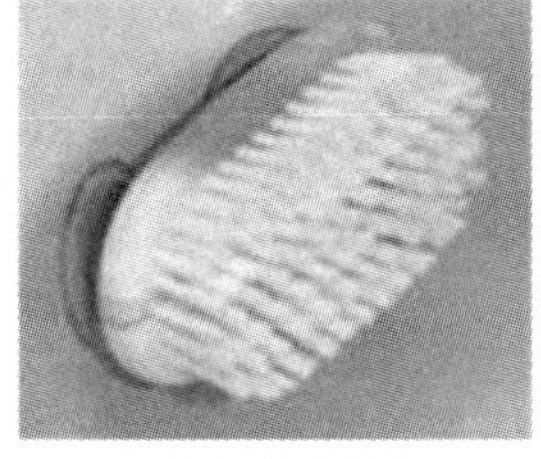
吸附式清洁刷

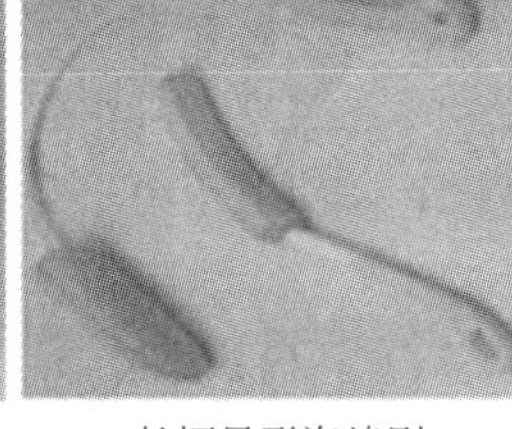
长柄异形海绵刷

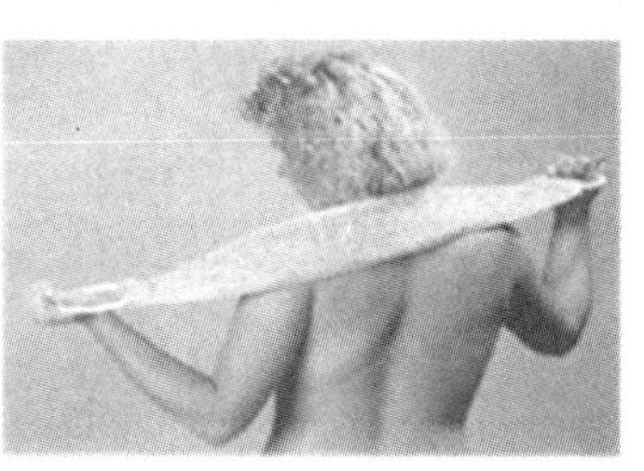
带套环洗澡巾

图 9－17 洗浴刷

3. 皂液器　有按压式和自动感应式两类，适用于手功能差不能握持肥皂者。

4. 浴盆用自助具　如无专用淋浴椅，需在浴池中进行时，池内外均应有充足、牢固的扶手，平台，防滑垫，长柄水龙头，温度报警器等以防不测（图 9－18）。

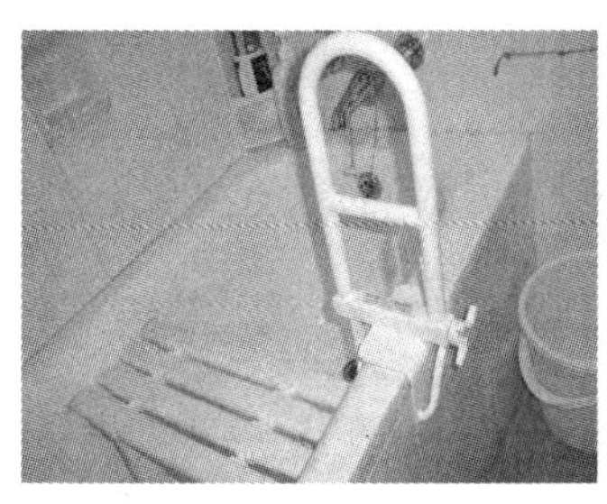
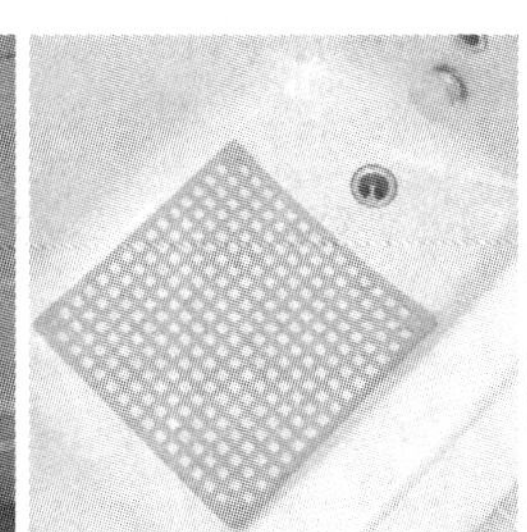
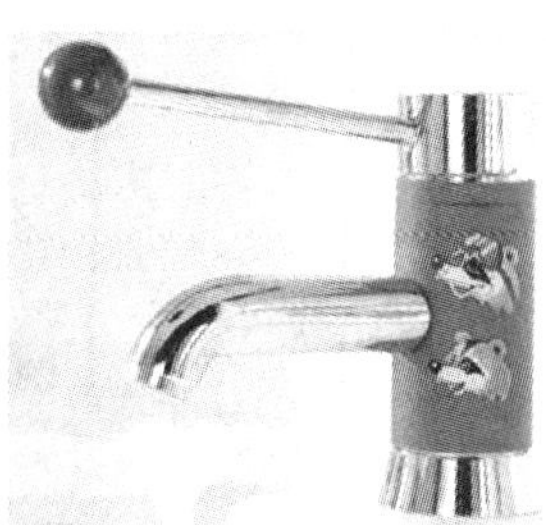

图 9－18 浴盆用自助具

六、阅读自助具

1. 棱片眼镜　戴上此镜后，利用棱镜折射原理，可以看到放于床脚外边的电视，或胸前书架上的书籍（图 9－19），可供长期卧床不起的患者阅读用。

2. 翻页器　用于手指功能不佳的患者（图 9－20）。

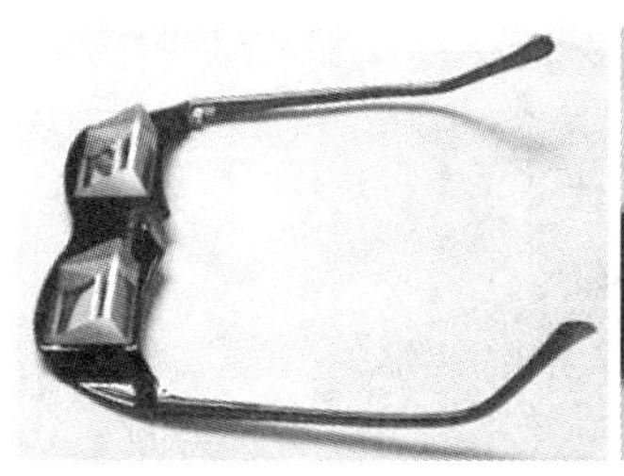
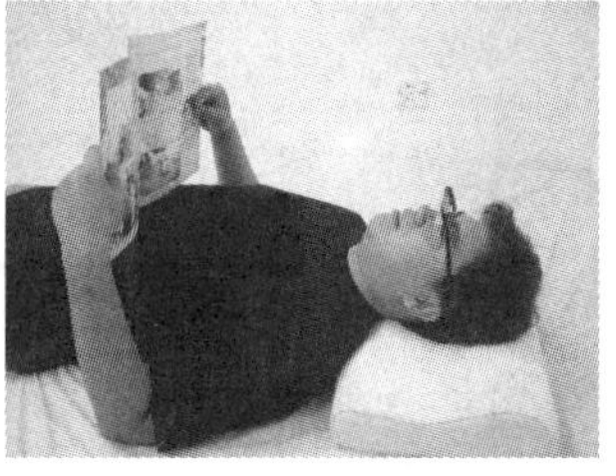

图 9－19 棱片眼镜

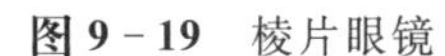

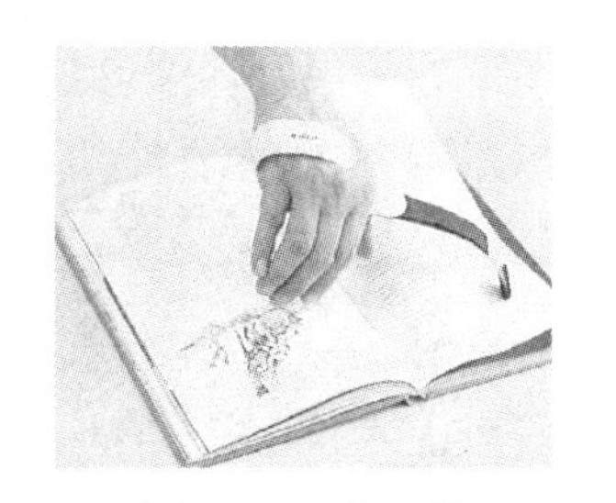

图 9－20 翻页器

3. 阅读书架　床头读书架可以调节方向并且有光源照明，适用于长期卧床患者(图 9－21)。

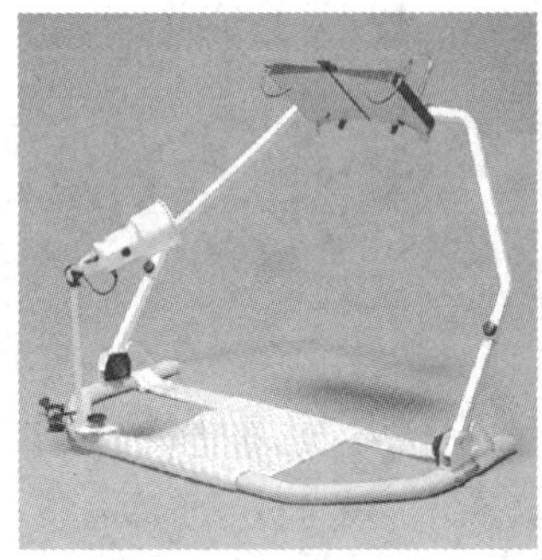
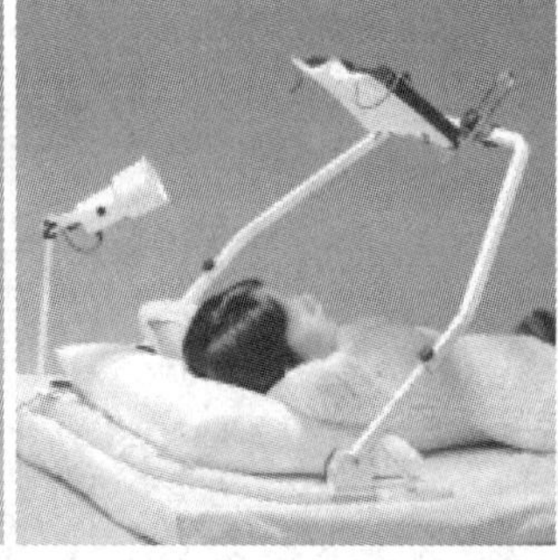
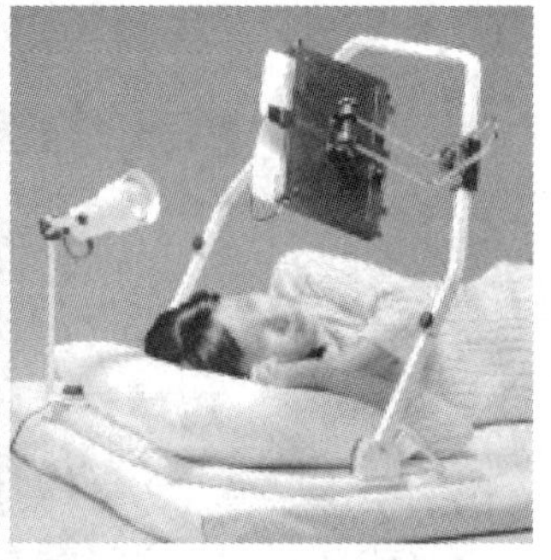

图 9－21　床头读书架

七、书写打字自助具

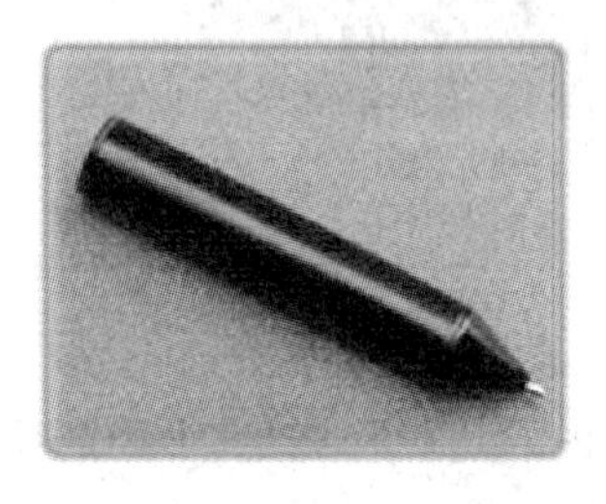

图 9－22　增重圆珠笔

1. 增重笔　用于手部颤抖者书写(图 9－22)。

2. 书写器　可供手抓握能力差和关节变形患者使用的书写器有抓握式书写器、移动式书写器、掌套式书写器和异型书写器(图 9－23)。

3. 打字自助具　手指无力时可用“C”形夹插入橡皮头棒，改用腕力叩键打字(图 9－24)。

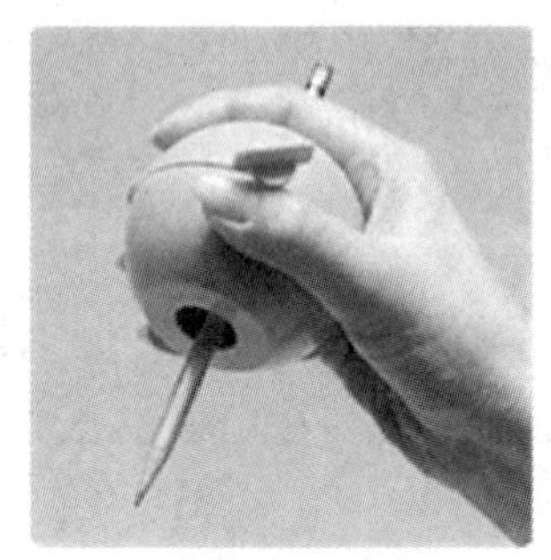

抓握式书写器

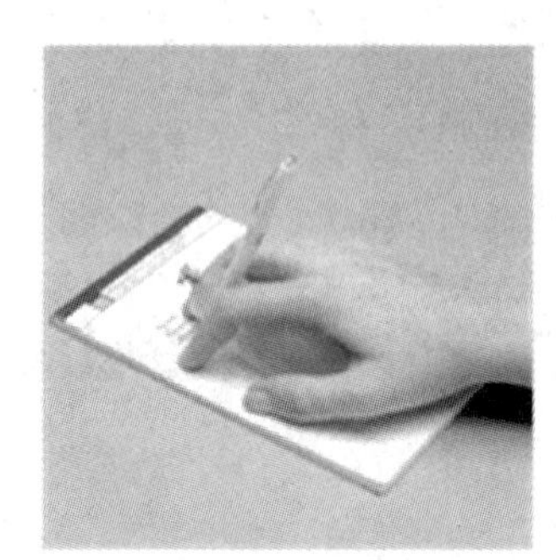

移动式书写器

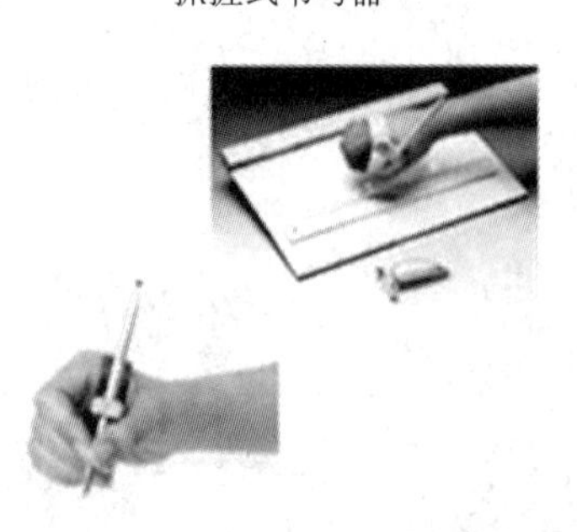

掌套式书写器

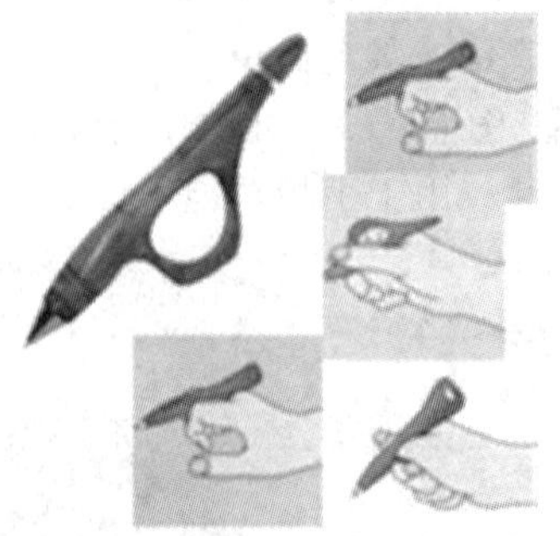

异形书写器

图 9－23　各种书写器

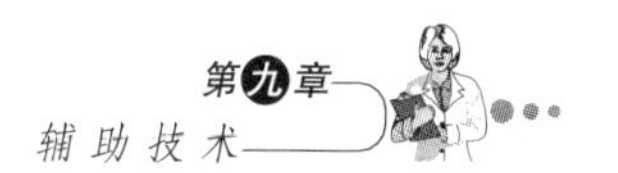

八、通讯自助具

手功能差打电话握不住电话筒把者，可在电话听筒上加上“C”形夹予以解决(图 9－25)。

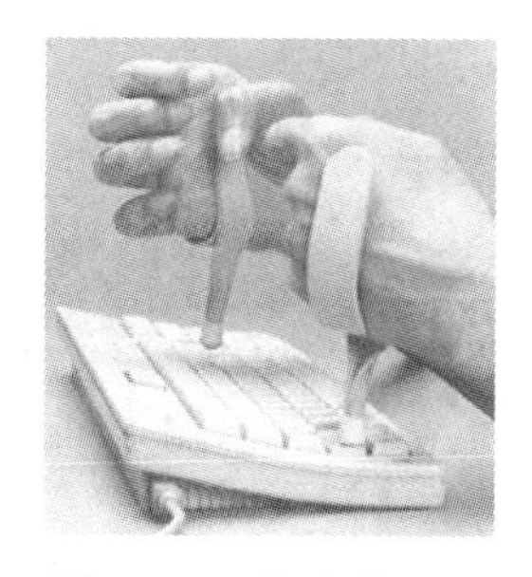

图 9－24　打字自助具

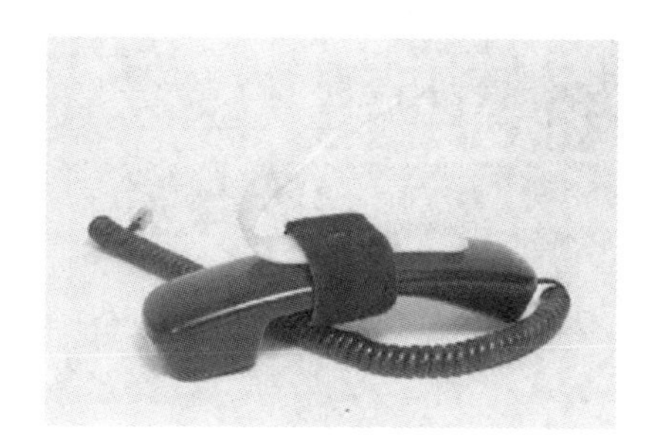

图 9－25　“C”形夹话筒

九、厨房自助具

1. 特制的切板　适用于仅一只手有功能的患者(图 9－26)。

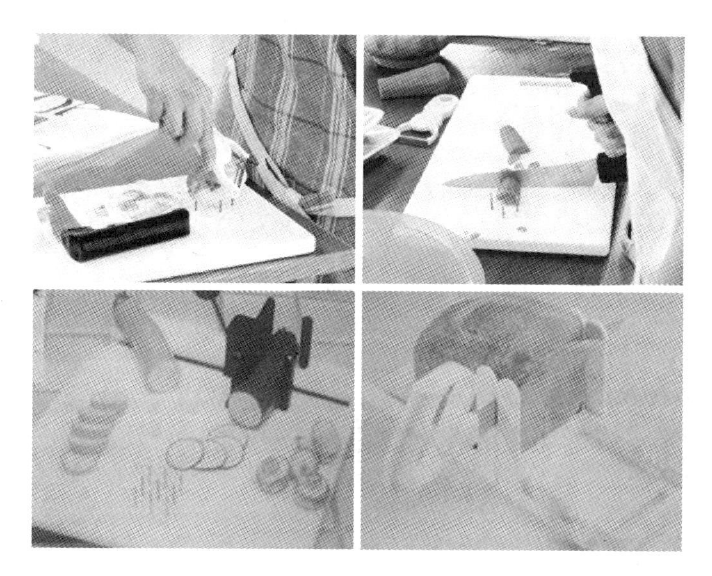

图 9－26　特制的切板

2. 刀　直接操作的刀类有利用垂直的大压力和呈锯齿状等优势来克服切割困难的倒“T”形锯刀，不仅可利用握力，而且可以利用向两边摇动的刀进行切割的“I”形摇切刀，可用手握进行摇切的“L”形刀，可利用手和臂的力量以及刀呈锯齿状的优势，来克服切割困难的锯刀，一头可当叉用，减少频繁更换刀和叉的刀叉合用刀。加长刀手柄的刀适用于上肢活动受限的患者，加粗刀手柄适用于手指屈曲受限或握力不足的患者(图 9－27)。

3. 切菜器　可供患者用一只手将菜加工成丝、泥、片或削皮(图 9－28)。

4. 启盖器　对于手握力不足者可利用启盖器，以较小的力量开启瓶子、罐头等容器盖子(图 9－29)。

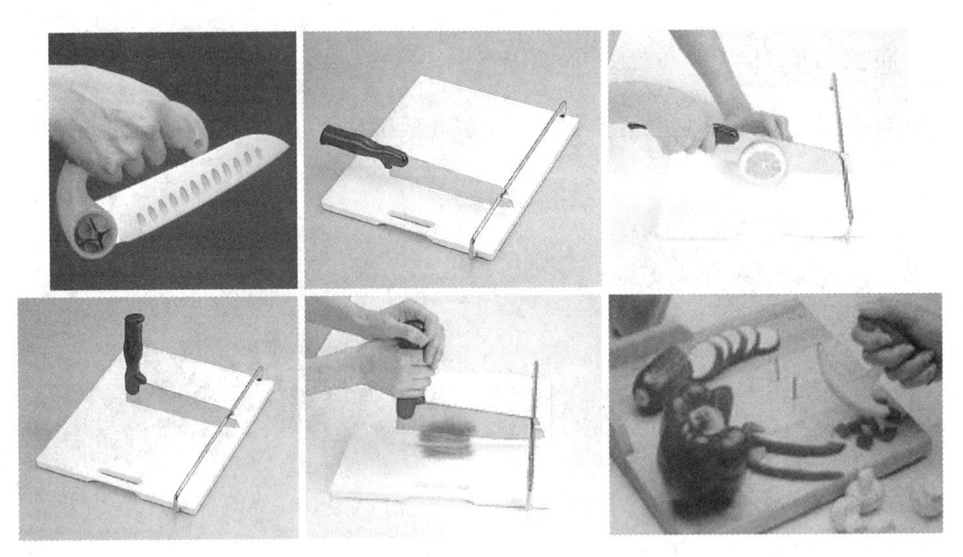

图 9－27　各种特制刀

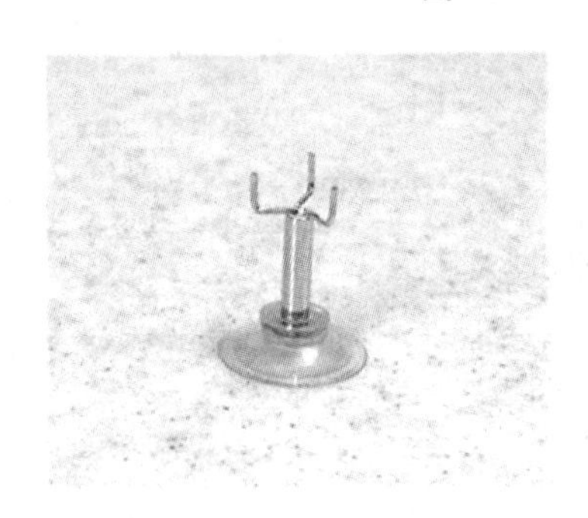

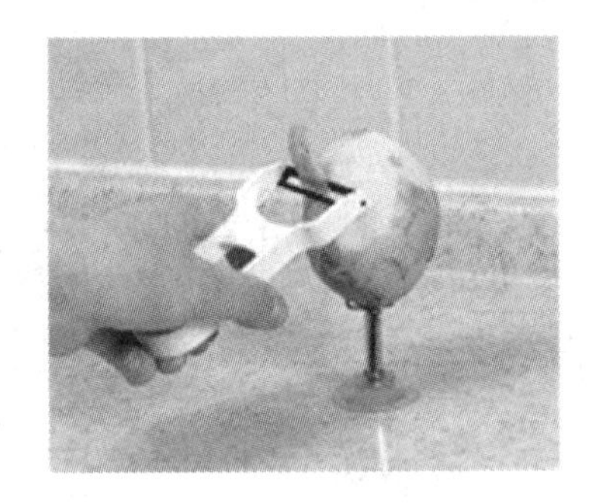

图 9－28　吸盘式固定架、削皮刀

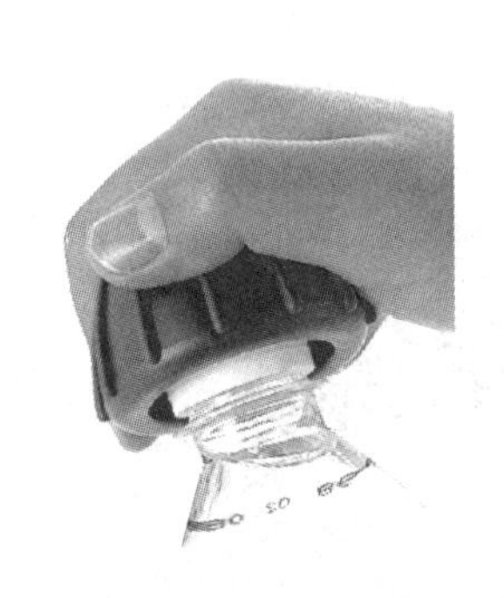

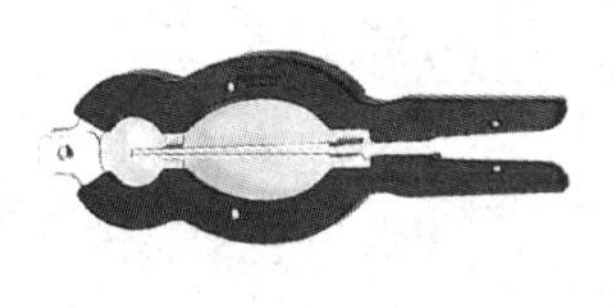

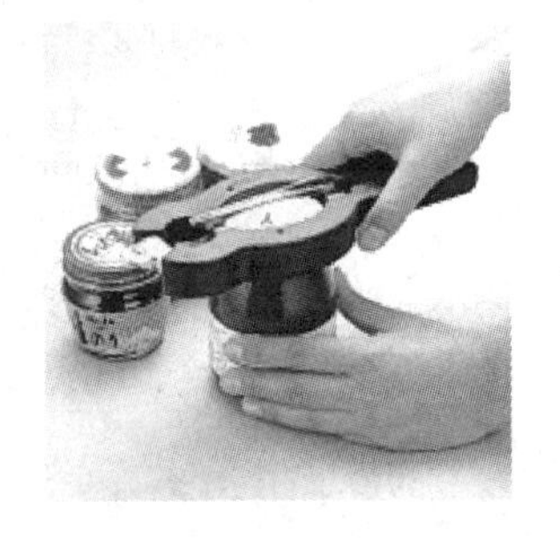

图 9－29　启盖器

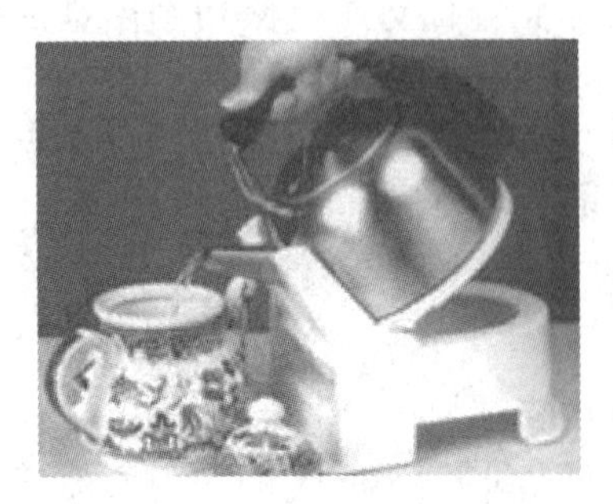

图 9－30　倒水器具

5. 倒水器具　是用于偏瘫或上肢活动功能障碍者倒水的器具(图 9－30)。

6. 洗碗、杯的刷子　下方有吸盘固定，单手持杯、碗即可在刷上清洗。

7. 方便围裙　上口为大"C"形片状弹簧，挂上一侧后，拉开另一侧扣在两侧腰上即可。

8. 包饺子器　购买现成的饺子皮和饺子馅后，将皮放入，再放入馅，上下一合，即能压出饺子花边。

9. 切蛋器　将松花蛋等放入凹槽内，合下上方牵拉有数条细铜丝的切板，蛋即被细铜切成片状(图 9－31)。

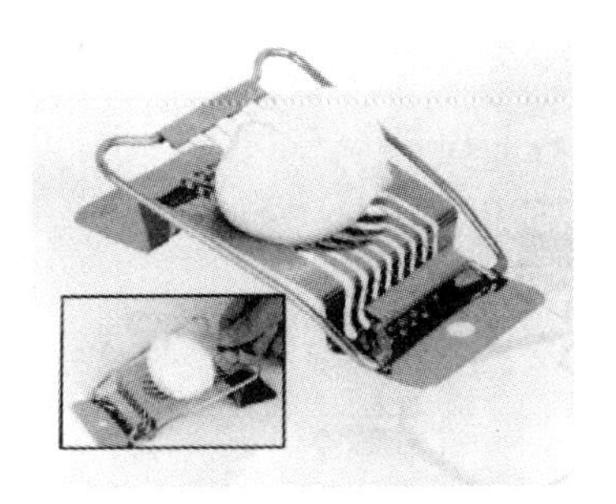

图 9－31　切蛋器

十、家居自助具

1. 钥匙扳手　用钥匙扳手夹住钥匙，以增大力臂，辅助手功能障碍者开关门锁(图 9－32)。

2. 门扳手　辅助手无力者和老年人可利用门扳手开闭房门(图 9－33)。

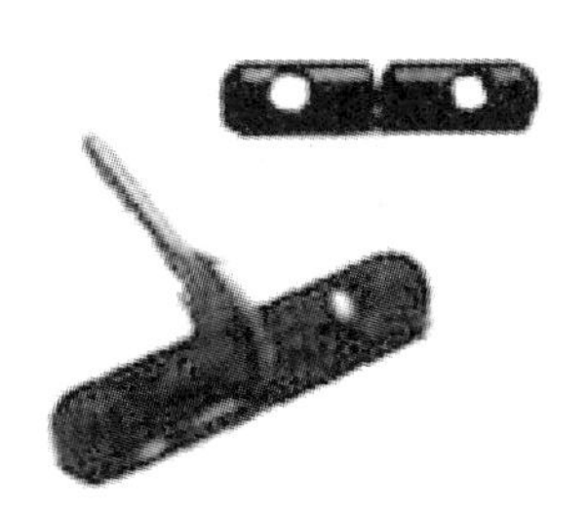

图 9－32　钥匙扳手

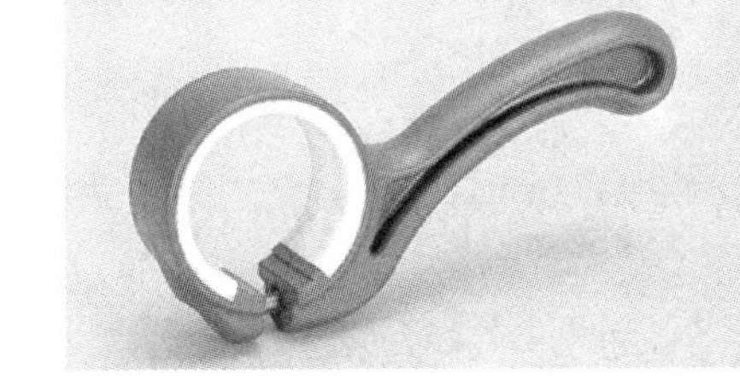

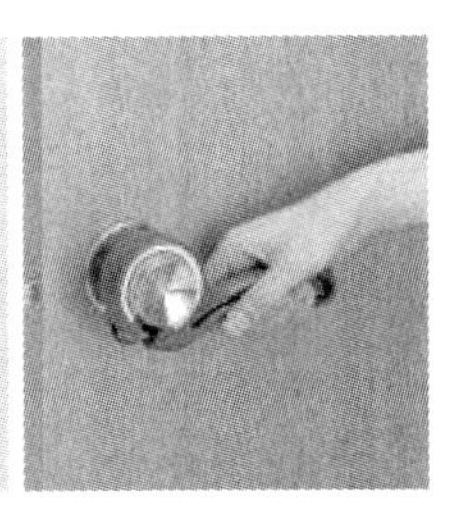

图 9－33　门扳手

3. 取物器　可供移动和站立困难者使用，有手枪式、握把式、锁定式多种类型(图 9－34)。

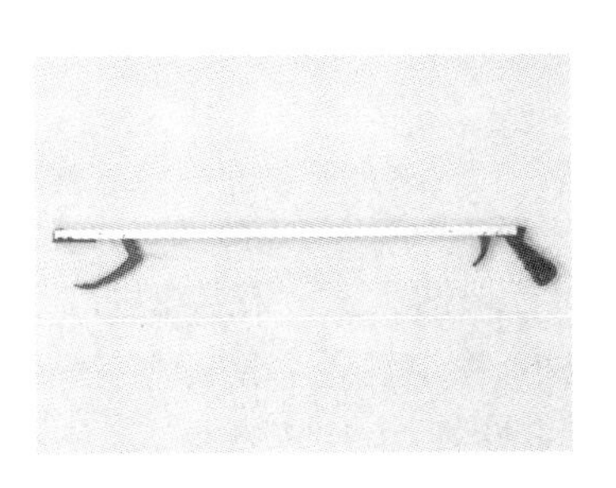

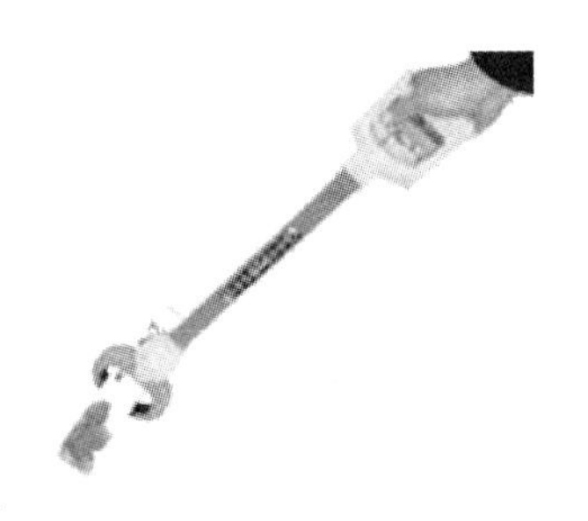

图 9－34　取物器

4. 阀门扳手　锯齿状，能稳定地锁在水龙头等阀门上，用于关节功能障碍者和手无力者(图 9－35)。

5. 剪刀　可供一侧手功能障碍、手关节变形及老年人使用的剪刀有开口剪刀及压力剪刀等(图 9－36)。

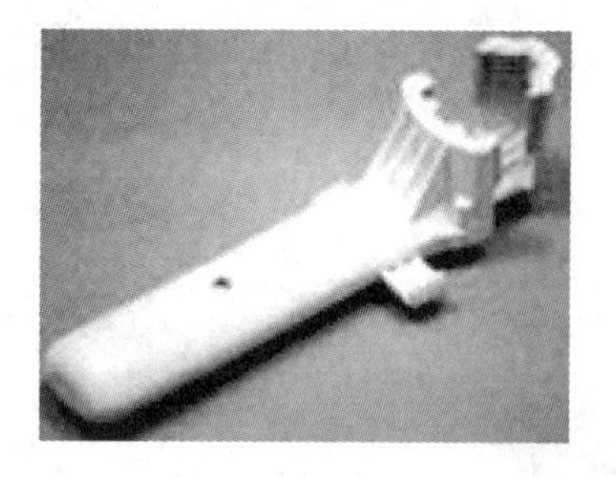
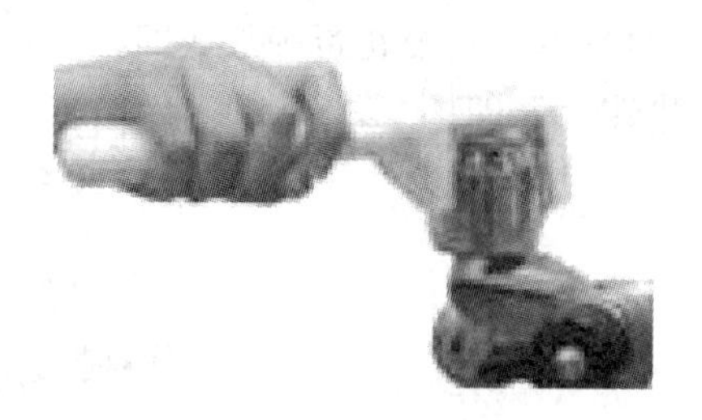

图 9 - 35 阀门扳手

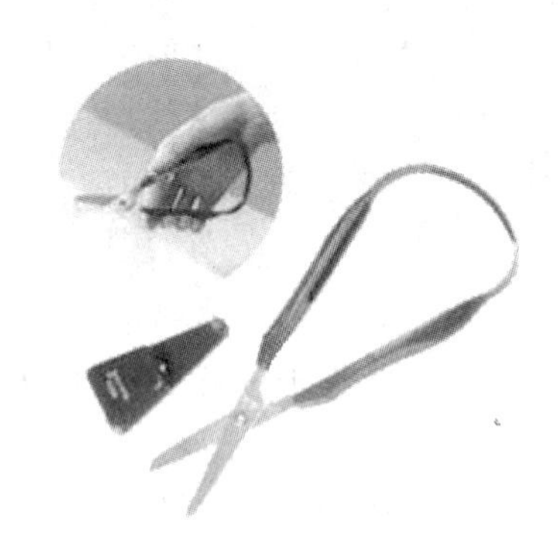
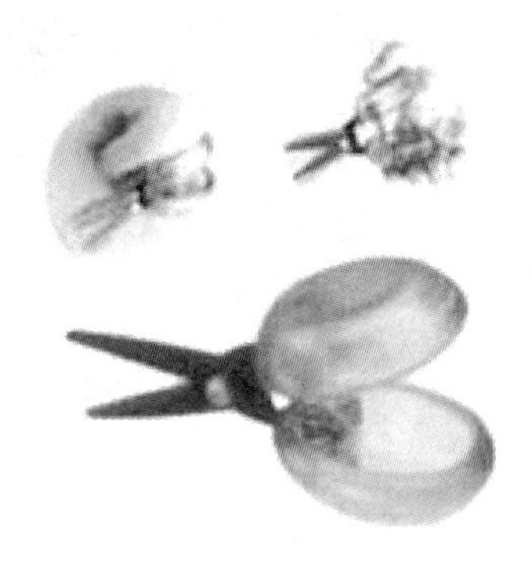

图 9 - 36 剪刀

第三节 助 行 器

站立和独立行走困难是常见的下肢功能障碍，多数患者在步行训练开始时常需要步行辅助器具辅助站立和行走，少数患者甚至需要终身使用步行辅助器具。

一、概念

助行器是指辅助人体支撑体重、保持平衡和行走的器具，主要作用是保持身体平衡、支持体重、缓解疼痛、改善步态、改进步行功能等。

二、种类

根据助行器的结构和功能，可分为杖类助行器和助行架两大类。杖类助行器是一类单个或成对使用的步行辅助器具，小巧、轻便，但支撑面积小、稳定性差。助行架是一类单个使用、由双臂操作的框架式步行辅助器具，支撑面积大、稳定性好，但比较笨重。

（一）杖

具有支撑体重、减轻患肢承重、提高站立行走稳定性和辅助行走的功能，按其结构和功能分为手杖、腋杖、肘杖和前臂杖等。

1. 手杖　为单臂操作助行器，主要有单脚手杖、多脚手杖等。

（1）单脚手杖　只有一个支撑点（图 9 - 37A），适用于下肢功能轻度障碍者、步行不稳者、轻度偏瘫患者和老年人。但要求使用者上肢要有一定的支撑力，手部要有一定的握力。

(2) 多脚手杖，有 3 个或 4 个支撑点(图 9－37B)。由于多脚手杖的支撑面积大，因此稳定性能好，但上下台阶和楼梯不方便，适用于使用单脚手杖不安全者、平衡能力欠佳者等。

2. 腋杖　是一种利用腋窝和手共同支撑的单臂操作助行器具(图 9－37C)。腋拐主要靠手握把手来支撑体重，而腋托主要用于把握方向，可增强身体的平衡性和稳定性，用于下肢无力和下肢不能承重者。使用者可根据自身状况选择适合的高度和把手位置，取直立位，将腋杖置于腋下，与腋窝保持 3～4 cm 距离，腋杖底端支脚垫正好在脚前侧和外侧各 15 cm 处，此时把手的高度应与大转子的位置相同(图 9－38)。

3. 肘杖　具有能卡住前臂的前臂套，以手支撑为主，前臂支撑为辅，类似于腋拐的功能(图 9－37D)。

4. 前臂杖　使用者将前臂固定于臂托上方，利用前臂支撑体重，以达到辅助行走的目的(图 9－37E)。适用于风湿性关节炎患者和因手部无力而无法使用手杖、肘拐和腋拐者。

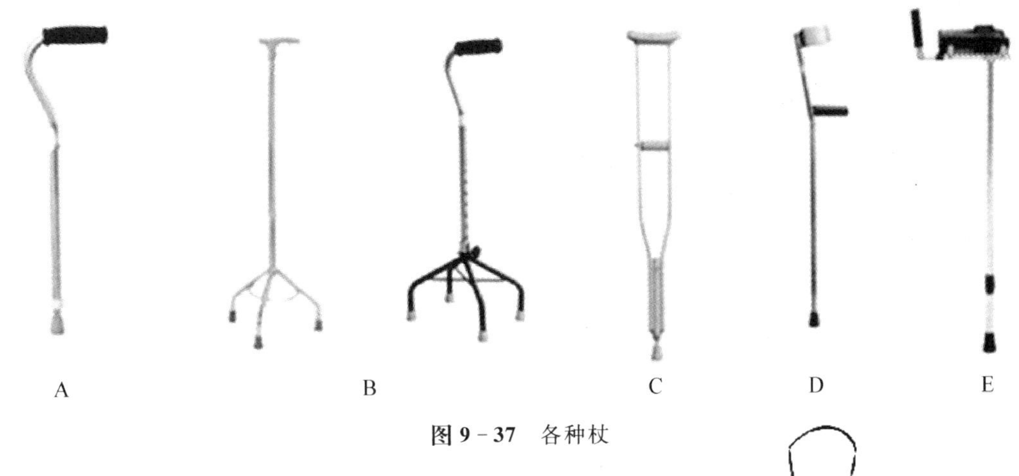

图 9－37　各种杖

(二) 助行架

助行架较拐杖支撑点多，能够更有效地支持体重，减轻下肢的负重，保持身体平衡，提高使用者的站立和行走能力。助行架按结构分类为框式、轮式和平台式等，按支撑方式分为手撑式、手扶式和臂支撑式等。

1. 框式助行架　框架结构，具有很高的稳定性能，需要抬起助行架前行(图 9－39A)。主要用于上肢功能健全、下肢平衡能力较差的步行困难者，如下肢损伤或骨折不能负重者，变形性骨关节炎、膝关节炎、运动失调症、步行困难者以及长期卧床需要进行步行训练者。扶手为阶梯式的框架结构(图 9－39B)，除具有普通框式助行架的功能外，还可以辅助下肢肌力低下患者利用阶梯扶手从坐位到站位。

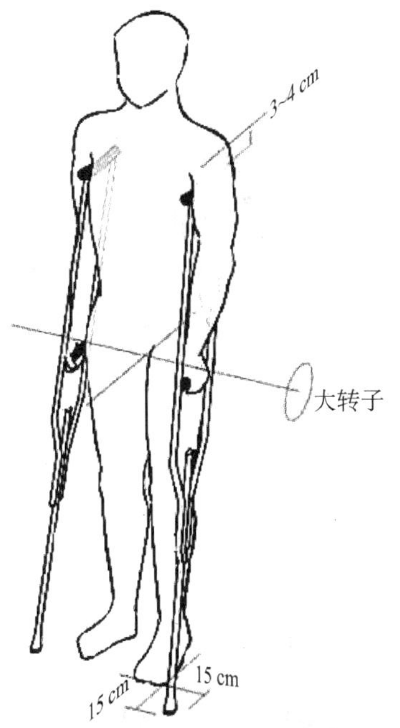

图 9－38　腋杖选配的测量

2. 差动步进式助行架　框架结构，助行架两边装有铰链，差动式前进(图 9－39C)。对于上肢肌力较弱的使用者，不需抬起助行架进行前移，而是靠单侧交替的推动助行架来实现前移。

3. 两轮助行架　前面装有固定脚轮，后面的支脚垫具有一定的摩擦力和防滑性能，具有很好的方向性，但转弯不够方便；使用者可以靠推动助行架前移（图 9－39D）。适用于下肢肌力低下、慢性关节炎、脑血管疾病引起的步行障碍者使用，也可用于长期卧床者的步行训练。

4. 四轮助行架　分为前轮为活动脚轮或四轮均为活动脚轮两种类型（图 9－39E），具有转弯半径小、移动灵活的特点；手闸可分别用于行进中遇有坡道或障碍物时的暂短制动和停止行进时的后轮锁定；设计非常人性化，装有坐垫、储物筐以方便休息或存放物品，特别适用于老年人出行时使用。

5. 平台式助行架　带有臂支撑平台和两个活动脚轮和两个固定脚轮，特点是支撑面积大，稳定性能更好（图 9－39F）。助行架的高度应以身体直立，在肘屈曲近 30°的状态下，将前臂放在平台上为宜，是利用助行架带动身体向前行进的。适用于全身肌力低下者、脑血管疾病引起的步行障碍者、慢性关节炎患者以及长期卧床者的步行训练等。

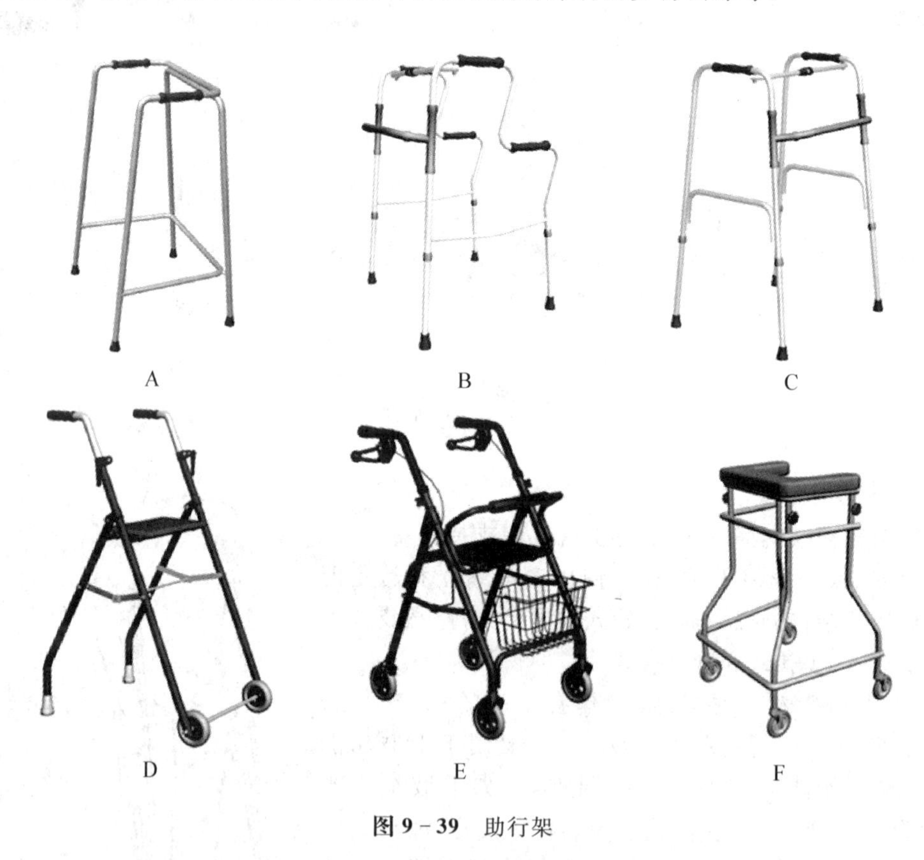

图 9－39　助行架

第四节　轮　　椅

轮椅是使病残者得以自理的一种重要辅助工具。许多残疾者虽然丧失了行走功能，但借助于轮椅,可以自理生活、料理家务,甚至胜任适当的全日工作。除了作为代步工具外,还可通过轮椅锻炼身体,以增强大脑皮质与肌肉收缩的协调关系,改善心血管系统的功能,减少并发症和参与社会活动,提高患者对生活的乐趣和信心。

一、轮椅的参数要点

一辆合适的轮椅可以使乘坐者有行动上的方便,又不会伤害身体。如选择不当,会适得其反。评估轮椅要考虑轮椅的尺寸、种类、各部分的功能3个条件。

(一)轮椅的尺寸

1. 座位宽度　髋部两侧跟侧挡板要留一道空隙。以成年人为例,空隙的标准宽度为5 cm。

2. 轮椅总宽度　轮椅太大,较难穿越狭小的通道。

3. 座位深度　腘窝跟座位前方的边沿要留一道空隙。以成年人为例,空隙的标准宽度为4 cm。

4. 座位及脚踏板的高度　脚踏板要调校得宜,小腿后侧上方跟座位前方边沿要留一道空隙。以成年人为例,空隙的标准宽度为4 cm。脚踏板跟地面要保持适当距离。一般而言,脚踏板要离地5 cm。

5. 扶手高度　高度得宜的扶手,能够舒适地承托身体,保持良好的姿势和令躯干挺直。

6. 靠背高度　高矮视躯干所需要承托水平而定。靠背越矮,躯干和手部的活动范围就越大。以一名躯干功能正常的成年人为例,靠背的标准高度为腋下10 cm。

(二)轮椅的种类

1. 他人推动式轮椅　专为不能够自行推动轮椅,但又要走一段短路程的人乘坐(图9-40A)。它的后轮比较小,轮椅总长度比较短,可以穿越狭窄的通道,转向及推进较为灵活。

2. 自行推动式轮椅　乘坐时要自行转动手轮圈,指挥轮椅转向及推进(图9-40B)。若功能不佳,为易于驱动,可做以下改动:在手轮圈表面加橡胶套等以增加摩擦力;沿手轮圈四周增加推动把手,如水平推把、垂直推把、加粗推把。

3. 电动轮椅　电动轮椅(图9-40C)用于患者的手功能很弱、不能驱动普通轮椅,或虽然能驱动,但行动距离远,体力不能负担时,或身体衰弱根本不宜驱动时。由12 V或24 V蓄电池提供能源,有前轮驱动式和后轮驱动式。前轮驱动的易于跨越障碍物。分有级变速和无级变速两种。刹车机构大多采用马达反转的作用。控制机构有手控、头控、舌控、颊控、颏控、气控、声控等。除手控外,其余各种控制用于四肢瘫患者。

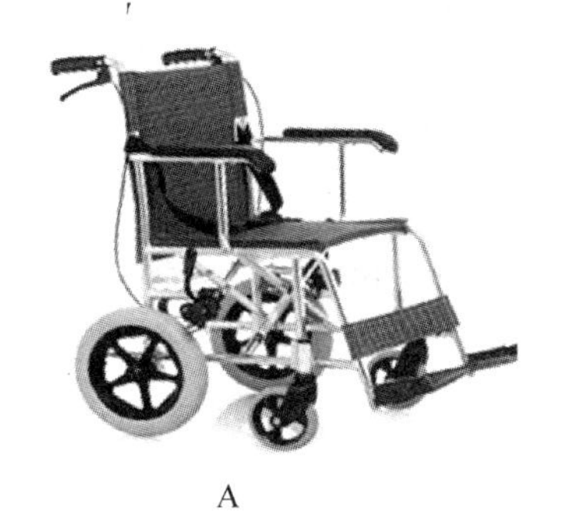
A

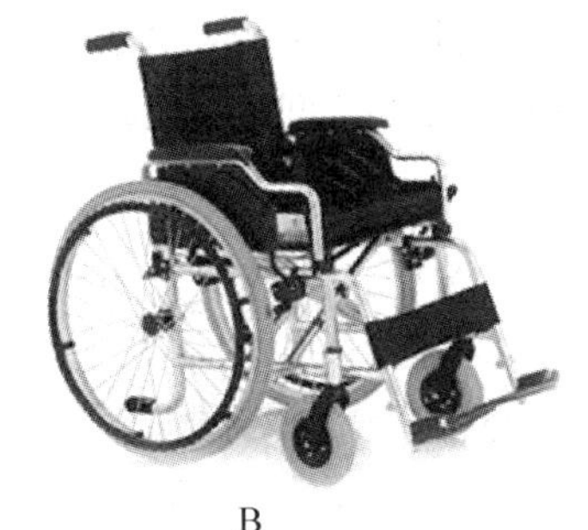
B

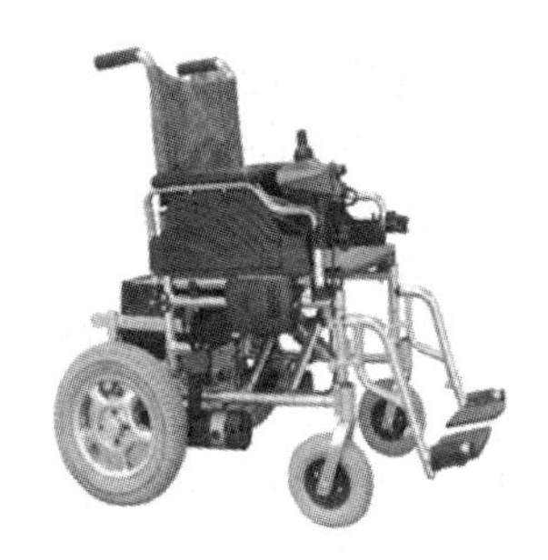
C

图9-40　轮椅

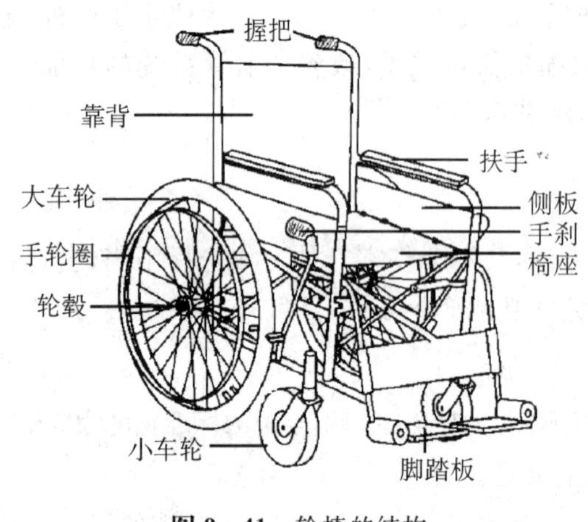

图 9－41 轮椅的结构

（三）轮椅各部分的功能

轮椅是由多个部分组成，有支架、轮胎、刹车、手轮、脚踏板、座位和背垫等（图 9－41）。轮椅的每个部分和之间的关系都要经过评估，以找出最合适的轮椅处方。如轮胎有实心的、有充气内胎和无内胎充气型 3 种。实心型在平地走较快且不易爆破，易推动，但在不平路上振动大，且卡入与轮胎同宽的沟内时不易拔出；有充气内胎的较难推，也易刺破，但振动比实心的小；无内胎充气型因无内胎不会刺破，而且内部也充气，坐起来舒服，但比实心者较难推。

二、轮椅使用的适应证

（1）步行功能减退或丧失者：如截瘫、下肢骨折未愈合、截肢、其他神经肌肉系统疾病引起的双下肢麻痹，严重的下肢关节炎症或疾病等。

（2）非运动系统本身疾病，但步行对全身状态不利时：如心功能衰竭、其他疾病引起的全身衰竭。

（3）中枢神经疾病使独立步行有危险者：如有痴呆、空间失认等智力和认知功能障碍者，严重的帕金森病或脑性瘫痪难以步行者。

三、轮椅使用的技巧

（一）手动轮椅

（1）平地行驶：注意速度、方向的及时调整；做转移动作前要刹住轮椅。

（2）上下路旁石阶：自行使用者应尽量利用路边缘石坡道上下路旁台阶（图 9－42），要使用没有斜石的路旁石阶，需在可行的条件下进行上下石阶的训练后方可独立外出，以确保安全。

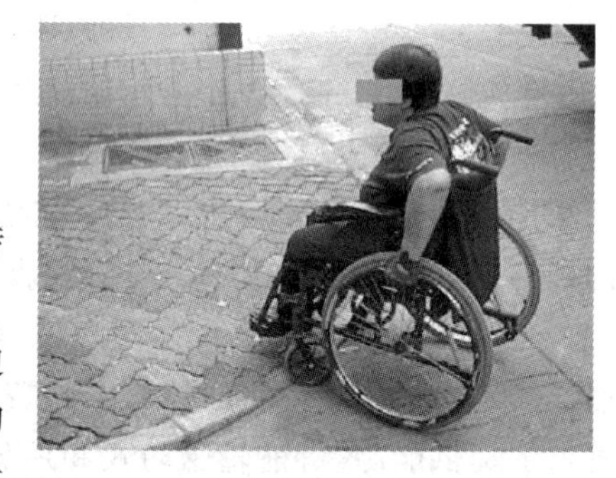

图 9－42 利用路边下斜石上下路旁台阶

（3）过马路：留心路面交通变化，遵守交通灯指示。以最短的时间横过马路，以免阻碍交通。在人多的地方穿行或在不平坦的地面行走时，应减慢速度。

（4）使用电梯：使用的电梯要有足够空间，应以安全的车速进出电梯。

（二）电动轮椅

（1）平地行驶：留意路面情况，遇有人多或路面不平的地方，应减慢车速。过马路前应在路边等候。留心路面交通变化，切勿冒险横过马路（图 9－43）。遵守交通灯指示。以安全速度在最短的时间横过马路，以免阻碍交通或引起危险。

（2）重新启动轮椅前：应检查所行车速，避免因车速太快引致意外。

（3）上下路旁石阶：上下路旁台阶使用者应尽量利用路边下斜石上下路旁石阶，要使用没有斜石的路旁台阶，需在可行的条件下进行上下石阶的训练后方可外出，以确保安全。

（4）使用斜坡：登上斜坡时，电动轮椅不停向前，控制杆尽量推前，转弯时则向左或右移动。上斜坡途中停下后，应慢慢启动轮椅。必要时前俯上身，以免前轮离地。下斜坡时，切勿让电动轮椅超越平地速度，应慢驶而下。发生失控现象时应立即将手移离控制杆，刹停轮椅。当轮椅重新启动及加速后，应保持安全速度下斜，不要使下斜速度过快。

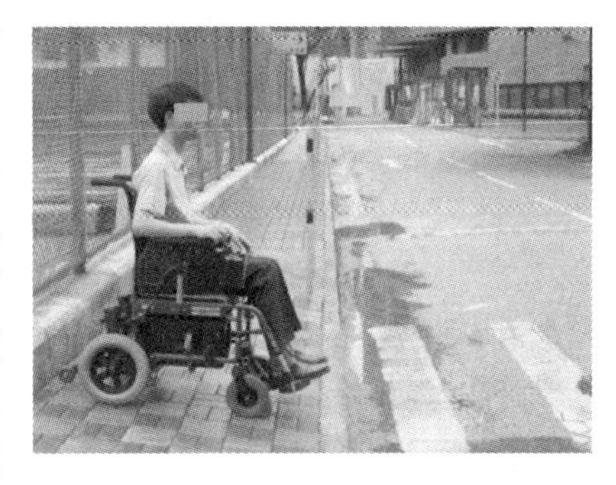

图 9－43 使用电动轮椅横过马路

（5）使用电梯：使用的电梯要有足够空间，应以较慢的安全车速进出电梯。

四、轮椅使用的注意事项

（1）根据患者的不同年龄、不同体型、不同疾病来正确选择适合患者使用的轮椅。高位截瘫乘坐轮椅者必须有专人保护。

（2）使用前全面检查轮椅各个部件的性能，保障使用安全和顺利。

（3）保证患者乘坐轮椅的姿势正确，使身体坐于轮椅的椅座中间，两侧有一定的活动空间，身体尽量向后靠，保持稳定性。对身体不能保持平衡者，应系安全带。

（4）为避免发生压疮，应保持轮椅座面的清洁、柔软、干燥、舒适。定时进行臀部的减压，每 30 分钟抬臀一次，每次 3～5 秒。

（5）患者能够正确使用轮椅的技巧及轮椅转移的技能。

小　结

辅助技术是指通过使用特殊用具或设备，从而充分利用残存功能，补助或替代身体某部分受损功能并预防损伤，帮助残疾人在生活中达到最大限度功能独立的技术。辅助技术的应用在一定程度上消除或抵消了残疾人的缺陷和不足，克服了他们自身的功能障碍，因而在某种意义上消除了残疾人重返社会的物理障碍，实现残疾人的平等、参与和共享。辅助技术服务则促进了辅助器具作用的实现。自助具技术含量较低、制作简单并且操作方便，用以辅助患者独立或部分独立完成自理、工作或休闲娱乐等活动。它可以是在原有的基础上改造工具，亦可以是为残疾人设计的专用工具。本章对常用的、比较成熟的自助具做了分类介绍。站立和独立行走困难是常见的下肢功能障碍，多数患者在步行训练开始时常需要步行辅助器具辅助站立和行走，少数患者甚至需要终身使用步行辅助器具。许多残疾者虽然丧失了行走功能，但借助于轮椅可以自理生活、料理家务，甚至胜任适当的全日工作。本章对步行辅助器具及轮椅做了介绍。

思 考 题

1. 简述辅助器具的作用。
2. 简述辅助器具的适配流程。
3. 列举进食类自助具，并说明其适应证。

4. 简述杖类助行器的种类及其适应证。

5. 简述使用轮椅的注意事项。

阅读资料

1. 缪鸿石.康复医学理论与实践.上海:上海科学技术出版社,2000

2. 窦祖林.作业治疗学.北京:人民卫生出版社,2008

3. 汪家琮.日常生活技能与环境改造.北京:华夏出版社,2005

4. 于兑生.运动疗法与作业疗法.北京:华夏出版社,2002

5. 残疾人辅助器具分类和术语.北京:中国标准出版社,2004

6. 中华人民共和国国家质量监督检验检疫总局,中国国家标准化管理委员会.残疾人辅助器具分类和术语 GB/T16432-2004/ISO9999.北京:中国标准出版社,2002

7. 卓大宏.中国康复医学.第2版.北京:华夏出版社,2003

【实验四】 轮椅训练

[实验目的]

1. 熟悉轮椅的基本结构及性能。

2. 掌握正确选择轮椅的要点。

3. 掌握操作轮椅的技巧。

[实验场地]

作业治疗实验实训室、街道等。

[实验器材]

轮椅、实用步行练习装置。

[实验步骤]

1. 观察轮椅的基本结构及了解各部位性能(参考第九章第四节)。

2. 打开和收起　打开轮椅时,双手掌分别放在轮椅两边的横杆上(扶手下方),同时向下用力即可打开。收起时先将脚踏板翻起,然后,双手握住坐垫的两端,同时向上提拉。

3. 独自驱动轮椅

(1) 在平地上驱动轮椅:在平地上推动轮椅时,臀部坐稳,身躯保持平衡,头仰起,向前。双臂向后,肘关节稍屈,手抓轮环后部,双臂向前,伸肘。此时身体略向前倾,多次重复,由于上身产生的前冲力使手臂力量增强。

轮椅在平地上倒退:双臂在轮把之间绕过椅背,伸肘置双手于手轮上。倾身向后,压低双肩,使手臂能用足够的力气将车轮向后推动。对于不能将轮椅推上斜坡者,亦可运用这一方法使轮椅倒上斜坡。偏瘫患者患肢与健侧协调运动推动轮椅行进。

(2) 在斜坡上驱动轮椅:上坡时身体前倾。双手分别置于手轮顶部之后,腕关节背伸、肩关节屈曲并内收向前推动车轮。通过转换车轮方向,使之与斜坡相交,还能使轮椅在斜坡上立足。下坡时伸展头部和肩部,并应用手制动,可将双手置于车轮前方或在维持腕关节背伸时将一掌骨顶在手轮下方进行制动。

(3) 转换轮椅方向:以转向左侧为例,左手置于手轮后方;左臂略向外侧旋转,从而将身体重量通过左手传递至车轮内侧；用左手将左侧车轮向后转动，在正常姿势下同时用右手将右侧车轮转向前方。

(4) 大轮平衡技术：头稍后仰，上身挺直，两臂后伸，肘微屈，手抓紧手轮，拇指放在轮胎上。先将手轮轻轻向后拉，随后快速向前推，小车轮离地。调整身体和手轮以维持平衡，即当轮椅前倾时上身后仰，同时向前推手轮；当轮椅后仰时上身前倾，同时向后拉手轮。

(5) 驱动轮椅上下台阶：使轮椅面对台阶并离开台阶数厘米远；利用大轮平衡技术抬起小车轮，并置于台阶上；小车轮倒退到台阶边缘，将双手置于手轮的适当位置；用力向前推动轮椅到台阶上。下台阶时先将轮椅退到台阶边缘；在控制下转动大车轮下降，最后使小车轮落下。

4. 他人驱动轮椅

(1) 推轮椅上下台阶：推轮椅上台阶或马路沿石有两种方法：一种方法是面向台阶，用脚踩下倾倒杆使轮椅向后倾斜，把小车轮放在台阶上，继续向前方推动，使大车轮靠近台阶，再上抬大车轮即可；另一种方法是把轮椅背向台阶，推轮椅者抬起小车轮，将轮椅退到台阶下，双手同时用力上提即可。

推轮椅下台阶或马路沿石也有两种方法：一是面朝前方，先使轮椅后倾，然后边向后拉动轮椅边使大车轮缓慢落到地面，再缓慢放下小车轮；另一种方法是面朝后，即推轮椅者先下台阶，把轮椅倒退到台阶边缘，使大车轮缓慢倾斜从台阶上落下，再抬起小车轮向后方移动，使小车轮落到地面，然后转过方向前进。

(2) 推轮椅上下坡道：在推轮椅上坡时一定要朝前方直行；下坡时最好让乘坐者面朝后，并控制好大车轮的速度，特别是在较陡的坡道。若坡道的斜度较小，也可以让患者面朝前。此时推轮椅者要握紧手推把，控制大车轮的速度。

(3) 推轮椅上下楼梯：推轮椅上下楼梯时最好两人完成。上楼梯时先把轮椅推至楼梯口，背向楼梯；后倾轮椅使大车轮接触到第1级楼梯，上方的帮助者握紧手推把，另一人面对患者，双手分别握住两侧扶手前部的下方，两人同时用力使轮椅在楼梯上逐级滚动；下楼梯时将轮椅正对楼梯，后倾轮椅至平衡点并向前推到楼梯边缘，与上楼梯时同样控制轮椅，同时用力使轮椅逐级滑落。

[注意事项]

(1) 轮椅的额定载重量为100 kg，当使用者体重超过100 kg时，小心使用或联系厂家特殊订做。

(2) 使用者自行推动轮椅行驶时，保持匀速行驶，且行驶速度保持在3～5 km/h。

(3) 轮椅行驶时适宜在平整的地面进行。当前面遇到障碍物时，应绕道避开行驶，以防止出现轮椅倾倒危险。

(4) 使用者在使用过程中切勿在脚踏板上站立，以防造成轮椅翻倒。

(5) 当轮椅在倾斜地面上行驶时，应在使用者身体良好下进行，且地面倾斜角度小于10°。当倾斜角度＞10°时，必须由他人在背后推动行驶。

(6) 在倾斜路面使用轮椅时，切勿将轮椅倾倒和突然转换方向。下坡时不能突然紧急刹车，以防造成向前倾倒的危险。

（李　渤）

第十章

环境改造

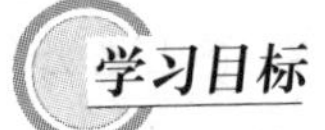

1. 熟悉住房建筑的改造标准。
2. 了解公共建筑的改造标准。

环境改造就是通过对环境的适当调整，使环境能够适应残疾人的生活、学习或工作需要。通过建立无障碍设施，消除环境对残疾人造成的各种障碍，为残疾人参与社会活动创造基本条件。

第一节　环境改造的历史与现状

一、欧、美等发达国家和地区环境改造的历史回顾

国际上对于物质环境无障碍的研究可以追溯到20世纪30年代初，当时在瑞典、丹麦等国家就建有专供残疾人使用的设施。

美国是世界上第1个制定“无障碍标准”的国家，各种无障碍设施既有全方位的布局，又与建筑艺术协调统一，同时给残疾人、老年人带来了方便与安全，堪称世界一流水平。1961年，美国国家标准协会制定了第1个无障碍设计标准。1968年和1973年，美国国会分别通过了《建筑无障碍条例》和《康复法》，提出为了使残疾人平等参与社会生活，在公共建筑、交通设施及住宅中实施无障碍设计的要求，并规定联邦政府投资的所有项目必须实施无障碍设计。现在新建道路和建筑物基本上做到无障碍建设，改造也能考虑无障碍，尤其以残疾人居住的建筑最为突出，针对使用者的特殊要求，采取了更多措施，包括建筑设施的灵活调整等，以使残疾人通行安全和使用方便。

日本政府制定奖励措施，采用补助金、减免税、低利融资等奖励办法来促进无障碍建设。1996年建立住宅金融公库，由国家建设省掌握，促使房地产商考虑无障碍设施建设，符合政府“节能和适合老年人居住”这两个条件的，就能获得国家的低息贷款。目前日本为残疾人、老年人增设的无障碍设施比较普及，在一些公共设施中，尤其是商店，是按商业建筑面积大小实现不同等级的无障碍设计，建筑面积＞1 500 m^2 的大中型商业建筑，要为残疾人、老年人提供专用停车场、厕所、电梯等设施。在机场、电力火车站、电力火车以及道路等地方和设备，无障碍设施已经非常系统和完善。

二、我国环境改造的现状

我国无障碍设施的建设是从无障碍设计规范的提出与制定开始的。1989 年，建设部、民政部、中国残疾人联合会制发了《方便残疾人使用的城市道路和建筑物设计规范》。在执行过程中，随着“以人为本”的理念逐步深入融入城市建设中，人们进一步认识到，无障碍环境建设不仅是残疾人平等参与社会生活的基本物质保障，同时也有利于众多的老年人、妇女、儿童、伤病人及携带重物者，无障碍环境是全社会的共同需求。因此，2001 年 6 月，建设部、民政部、中国残疾人联合会修订制发了《城市道路和建筑物无障碍设计规范(JGJ50－2001)》，作为新的行业标准。并在所发布通知(建标[2001]126)中强调指出，该规范的 24 项条文为强制性条文，必须执行。该规范是进行道路和建筑设计必须遵守的共同规则，从 2002 年 8 月 1 日起施行。全国城市各类新建、扩建和改建的城市道路、房屋建筑和居住小区，都必须严格按照此规范，同时进行无障碍设施的设计、施工、验收，从而确保使用者能安全、方便地使用城市道路和建筑物，提高人民社会生活质量。

10 多年来，随着经济发展和社会进步，我国的无障碍设施建设取得了一定的成绩。在城市道路中，为方便盲人行走修建了盲道，为方便乘轮椅残疾人修建了缘石坡道。建筑物方面，大型公共建筑中修建了许多方便乘轮椅残疾人和老年人从室外进入到室内的坡道，以及方便使用的无障碍设施(楼梯、电梯、电话、洗手间、扶手、轮椅位、客房等)。但总的来看，设计规范还没有得到较好执行，与残疾人的需求和发达国家及地区的情况相比，我国的无障碍设施建设还较为落后，有较大差距。

第二节 环境改造的实施

环境改造的基本要求就是建立无障碍环境，包括物质环境、信息和交流的无障碍。物质环境无障碍主要要求：城市道路及公共建筑物和居住区的规划、设计、建设应方便残疾人通行和使用。信息和交流的无障碍主要要求：公共传媒应使听力言语和视力残疾者能够无障碍地获得信息，进行交流。公共环境的改造属于政府行为，有统一标准；而个人环境的改造，由于其特殊性，每个人的具体需求不一样，无法规定或设计统一标准。但对于有日常生活活动(ADL)障碍的残疾人，需要面对的是回归家庭的问题，首先需要解决的是家庭住房的无障碍改造问题。本节重点介绍住房改造的主要内容，对于公共环境的无障碍改造只作扼要的简单介绍。

一、住房建筑改造

由于不同疾病患者的 ADL 自理程度及住房条件差别很大，下面提供的住房改造标准仅供实施时参考。

1. 门厅　如果门厅与室外地面高度差在 2 cm 之内，一般不需要进行特别改造，只需将门槛拆除即可。如果患者能拄拐杖行走，也可以保留门槛或将门槛高度进行适当调整。如果高度差在 2～10 cm，根据患者移动能力和移动方式决定改造方案。对于拄拐杖者可以不需做特别改造，但对于坐轮椅者则需要在门口建坡道。

2. 卧室　卧室与客厅有高度差时，可以安装室内坡道设法消除落差(图 10－1)。应保证最低限度的通风保暖条件。床面应与轮椅座椅高度一样，以方便患者完成转移动作。必要时还可以在床边适当位置安装扶手(图 10-2)，供患者做起立动作或转移动作时使用。

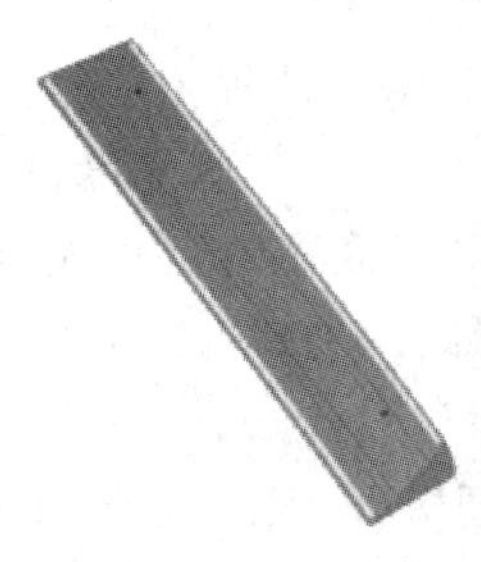

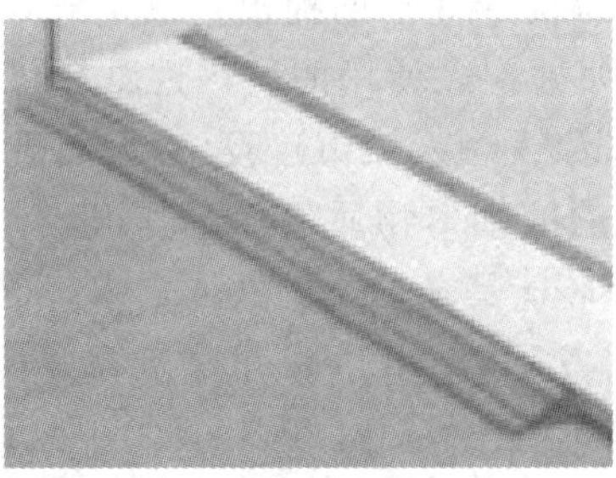

图 10-1 室内坡道

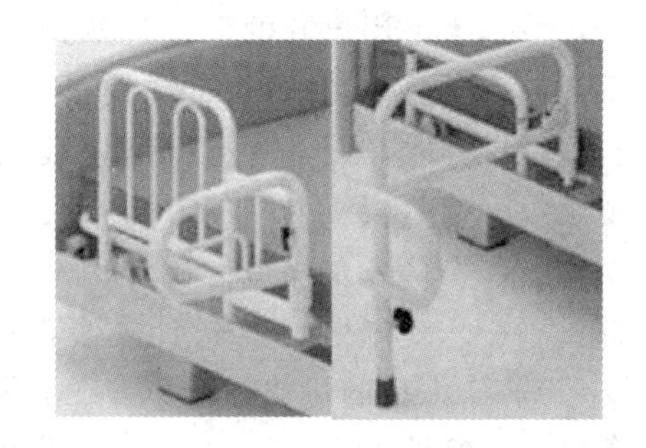

图 10-2 床护栏

3. *厨房* 厨房灶台、洗菜池的高度要调低，下方应留有足够的腿膝空间供轮椅进入，使患者坐在轮椅上能方便操作。水龙头开关要求改造为长柄、易开关，容易够得着。炉灶应设安全防火、自动灭火及燃气报警装置。

4. *厕所* 宜靠近卧室。由于一般住房的厕所面积较小，轮椅进出非常困难。最低要求是，家庭厕所的宽度不能<0.80 m，厕所门口与坐便器间距离不<1.20 m。便器四周要适当安装抓握柱和扶手，以便抓紧和提供承托(图 10-3)。

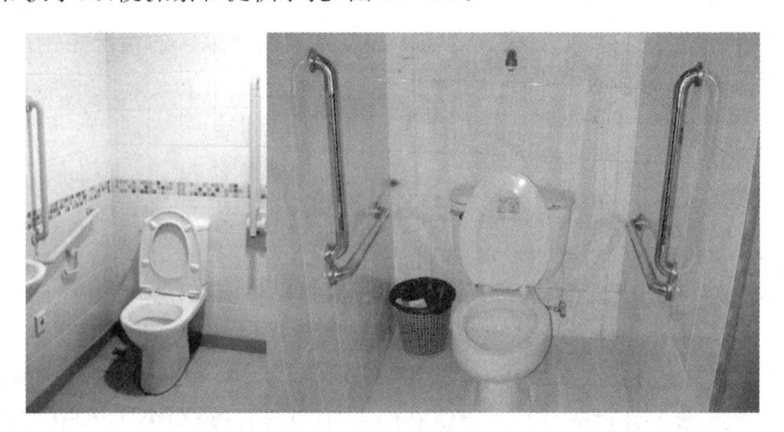

图 10-3 厕所扶手

5. *浴室* 浴室内的轮椅活动面积不能<1.20 m×0.80 m，在浴盆或淋浴邻近的墙面上应安装安全抓握柱和扶手(图 10-4)。必要时还可以安装浴盆升降椅及转移用平台(图 10-5)。

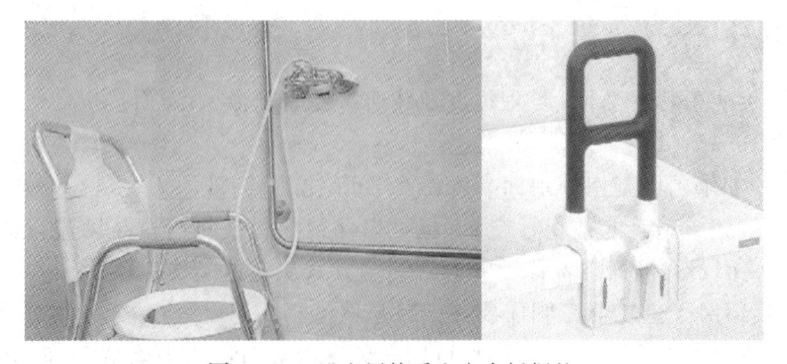

图 10-4 浴室用扶手和安全抓握柱

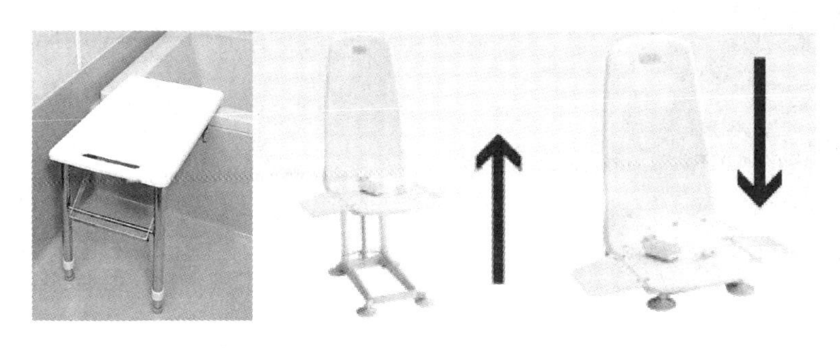

图 10-5 转移用平台及浴盆升降椅

6. 洗手池　洗手盆的高度对能够走动或是坐轮椅的残疾人，各有不同的标准。池底最低处离地面高度>68 cm，以便乘轮椅者腿部能伸入池下(图 10-6)。

7. 门窗　门扇应首先采用推拉门，其次是折叠门或平开门；门扇开启最小净宽度 0.80 m(图 10-7)，门把手一侧墙面的最小宽度若<0.40 m，门须靠贴墙的一边开合(图 10-8)。门把手要离地 0.95～1.15 m，可采用杠杆式门把手、垂直式抓握柱，方便门窗开合(图 10-9)。

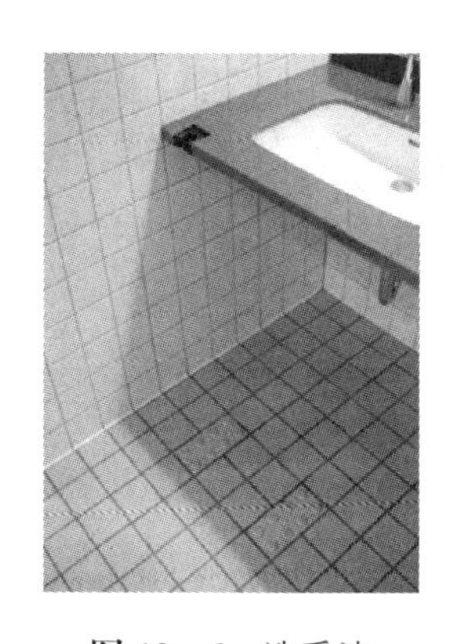

图 10-6 洗手池

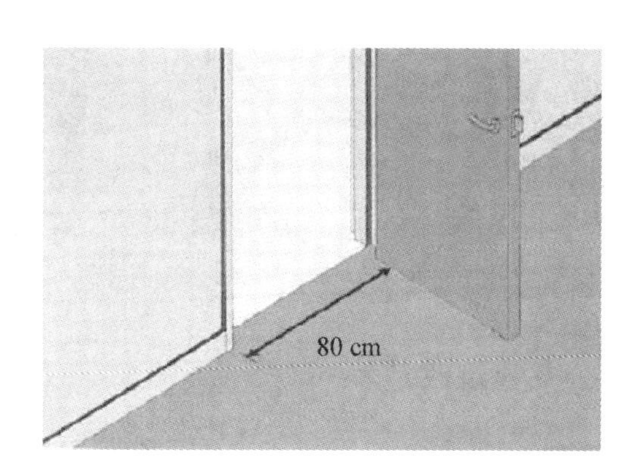

图 10-7 门扇开启宽度

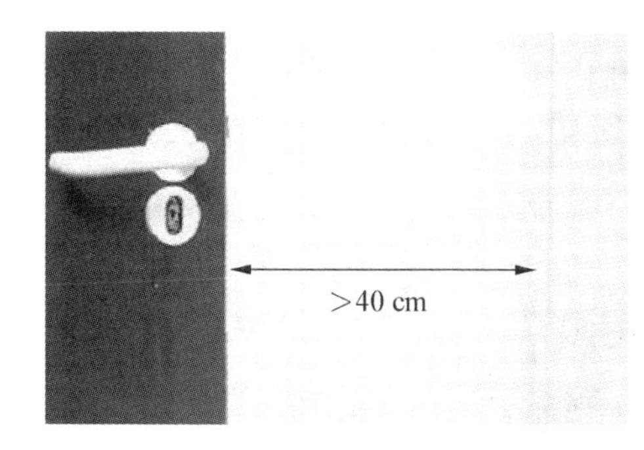

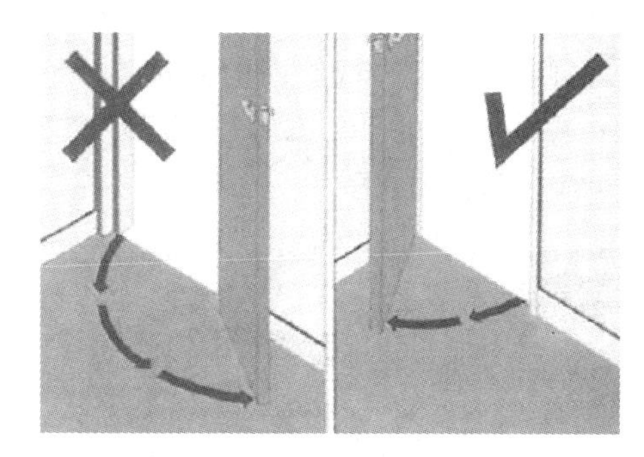

图 10-8 门开合方向

8. 过道　户内门厅轮椅通行宽度不应<1.50 m；通往卧室、起居室(厅)、厨房、卫生间、贮藏室的过道宽度不应<1.20 m，墙体阳角部位宜做成圆角或切角；在过道一侧或两侧应设高 0.80～0.85 m 的扶手(图 10-10)。

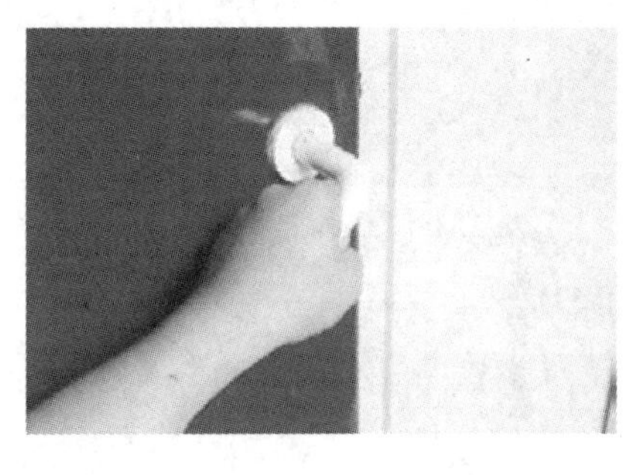

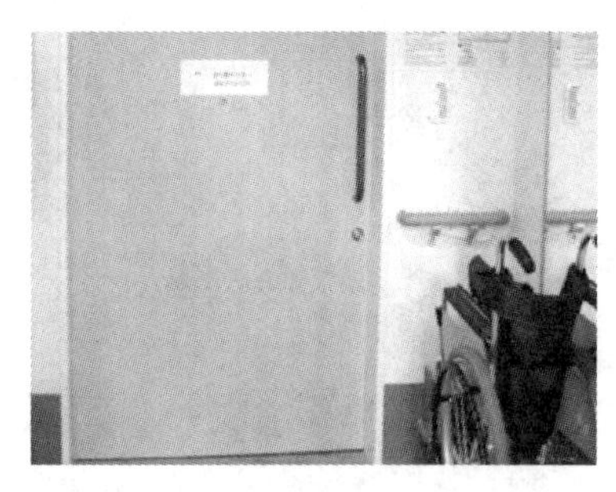

图 10－9　门把手设计

9. 阳台　阳台深度不应＜1.50 m，阳台与居室地面高差不应＞1.5 cm，并以斜面过渡；阳台应设可升降的晒衣物设施。

10. 电气设备　照明开关高度要适中，最好是触手可及，宜安装于离地 0.50～1.10 m 的地方(图 10－11)。起居室、卧室插座高度应为 0.40 m，厨房、卫生间插座高度宜为 0.70～0.80 m。

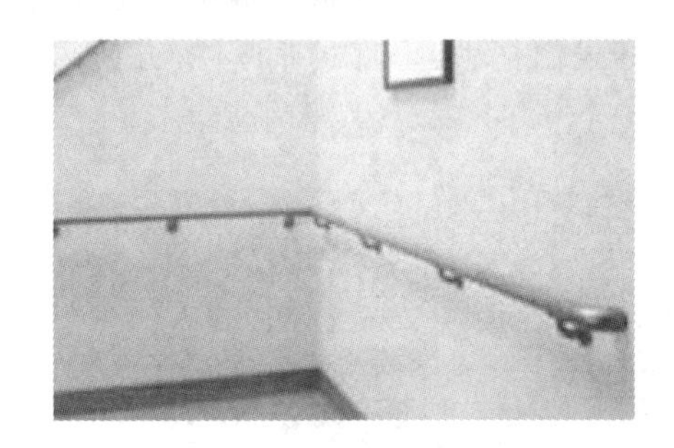

图 10－10　过道连续扶手

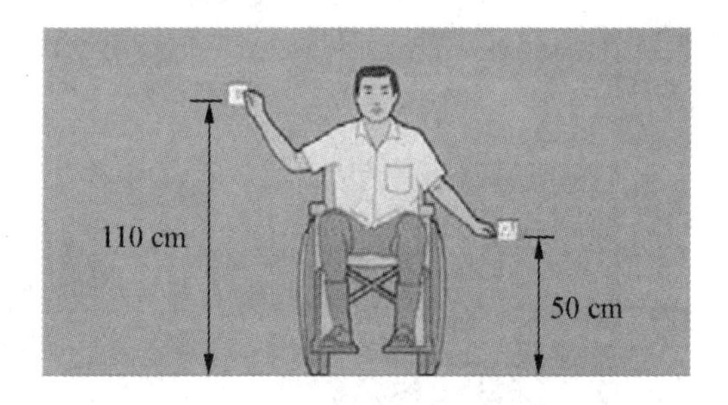

图 10－11　电气设备安装高度

二、公共建筑改造

1. 坡道　在道路边缘需超越的石阶之处，应将台阶改为坡道，以便行走困难的人拄拐、摇轮椅或手摇三轮车通过。

2. 出入口斜坡　为方便使用轮椅的患者，出入口应为斜坡，最大坡度为 1∶20，宽度＞1.50 m；两侧路缘要有 5 cm 高的突起围栏以防轮子滑出；坡表面应用防滑材料；门内外应有＞1.50 m×1.50 m 的平台部分以便摇轮椅者转身关门。坡道两侧应设扶手，坡道与休息平台的扶手应保持连贯(图 10－12)。

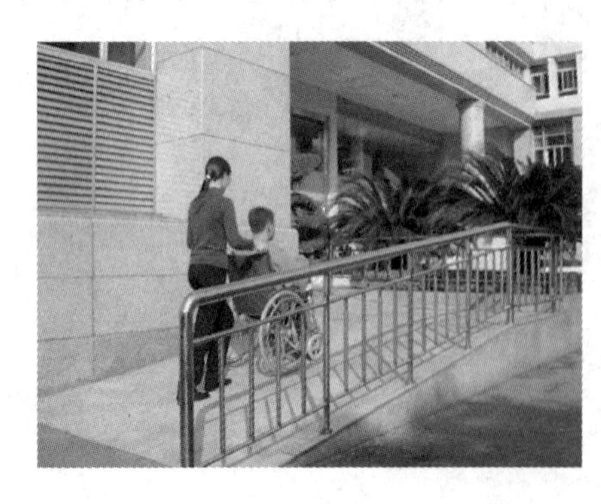

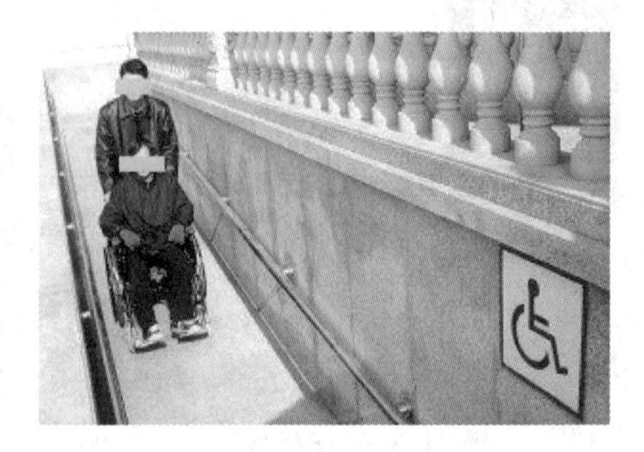

图 10－12　出入口斜坡

3. 通道　公用场所的通道宽度至少为 1.80 m,以便两个轮椅能迎面通过;一般通道宽＞1.20 m即可。通道墙壁距地面 0.35 m 范围应安装轮椅挡板,防止轮椅碰撞。供轮椅出入的门至少宽度为 0.85 m。通道两侧安装扶手,以利行走困难者扶持。扶手离地面宽度为 0.65～0.85 m。

4. 楼梯　楼梯级面的宽度至少要有 22.5 cm,每级高度不得＞17.5 cm。不附设平台的楼梯,每段楼梯的梯级数目不得多于 16 级。楼梯的防滑级边要用对比色,级边不宜凸出,切角形级面上下会比较容易(图 10-13)。楼梯至少一边要安装扶手。

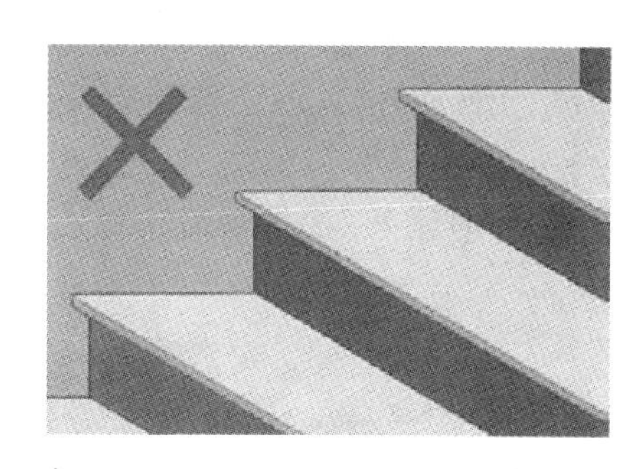
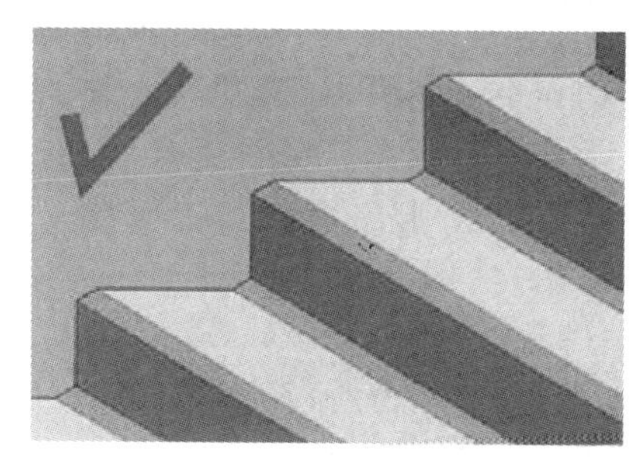

图 10-13　切角型级面

5. 扶手　坡道与楼梯的扶手跟墙壁的距离,至少要有 3 cm,但不得超过 5 cm。扶手支架至扶手净顶部的净高应该为 7 cm。扶手顶部与级边、地板或楼梯平面道的高度至少要有 0.85 m,但不得超过 0.95 m。扶手要在楼梯首尾两级或斜道两端,向外做平线式延伸,长度至少要有 0.30 m(图 10-14)。在扶手的起点与终点应设盲文说明牌。

6. 电梯　电梯门净宽度至少要有 0.80 m,轿厢面积不＜1.40 m×1.10 m。轿厢正面和侧面应设扶手,侧面应设高 0.90～1.10 m 带盲文的选层按钮(图 10-15)。电梯迎门面的墙上配有镜子,以便乘轮椅者看到自己完成进门、关门情况。轿厢上下运行及到达应有清晰显示和报层音响。

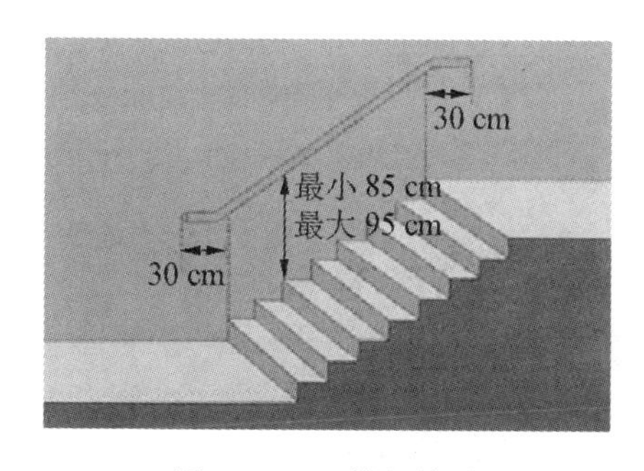

图 10-14　梯级扶手

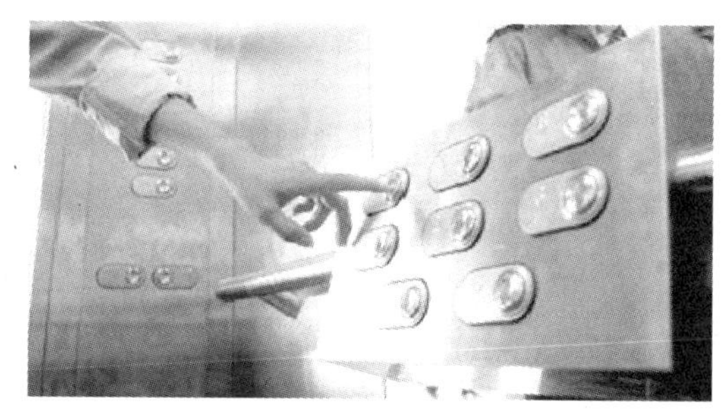

图 10-15　选层按钮

7. 升降平台　建筑入口、大厅、通道等地面高差处,进行无障碍建设或改造有困难时,应选用升降平台取代轮椅坡道;升降平台的面积不应＜1.20 m×0.90 m,平台应设扶手或挡板及启动按钮(图 10-16)。

8. 厕所　厕所隔间门应向外开。地面应防滑和不积水。通道宽度不应＜1.50 m。厕位面积不应＜1.80 m×1.40 m。坐便器高0.45 m,两侧应设高 0.70 m 水平抓杆,在墙面一侧设1.40 m的垂直抓杆。

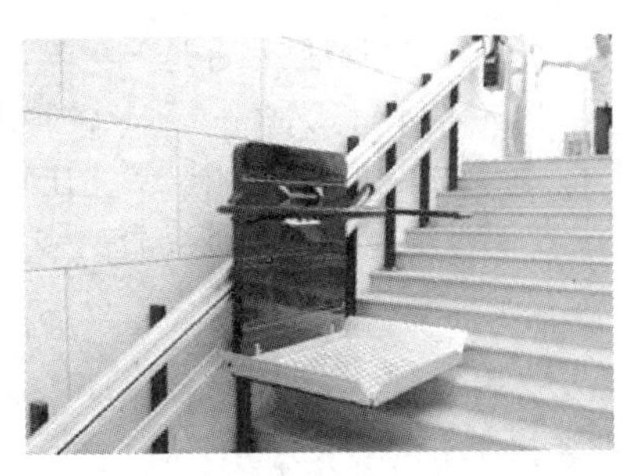
图 10-16 轮椅升降平台

9. 浴室 浴室隔间门应向外开。靠近浴位处应留有轮椅回转面积 1.50 m×1.50 m。浴室隔间内轮椅回转面积不<1.20 m×0.8 m。浴盆一端设 0.40 m的洗浴坐台。在淋浴室喷头下方,应设可移动或墙挂折叠式安全坐椅。在浴盆和淋浴邻近的墙壁上,应安装安全抓杆。

10. 轮椅席 报告厅、影剧院及体育馆等应设轮椅席位置(图 10-17),并应设在便于疏散的出入口附近。轮椅席面积不<1.10 m×0.80 m。地面应平坦、无倾斜坡度,在边缘处应设高 0.88 m 的栏杆或栏板。

11. 柜台 公众服务柜台,最少应有一个柜台的高度距离地面不超过 0.75 m (图 10-18)。

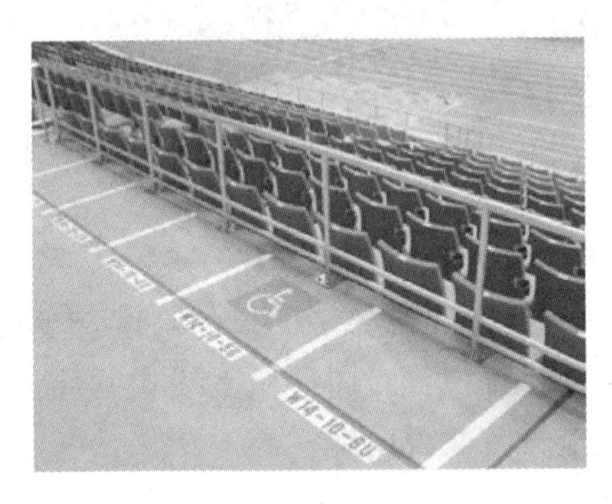
图 10-17 体育馆轮椅席

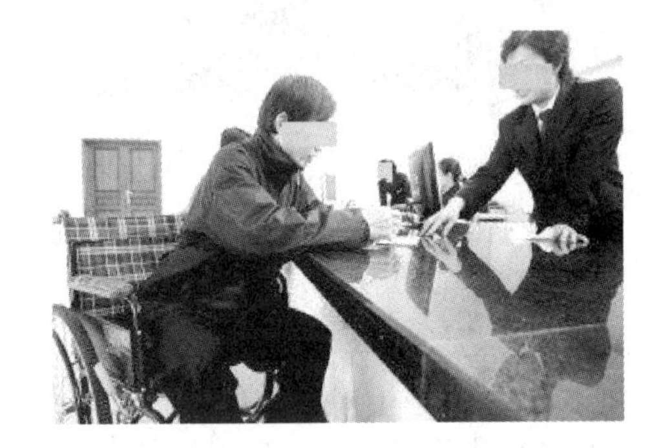
图 10-18 柜台

12. 车位 距建筑入口及车库最近的停车位置,应划为残疾人专用停车车位(图 10-19)。地面应平整、坚固和不积水,地面坡度不应>1∶50,应涂有停车线、轮椅线和障碍标志。停车车位的一侧,应设宽度不<1.20 m 的轮椅通道,轮椅通道与人行通道地面有高差时,应设宽 1.00 m 的轮椅坡道。

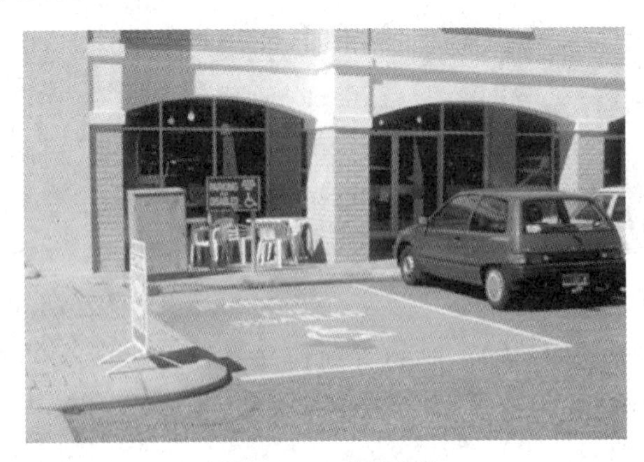
图 10-19 专用车位

13. 标识 用标准图像及文字说明一项设施及指出其方向的标识可方便残疾人处理日常事务(图 10-20)。

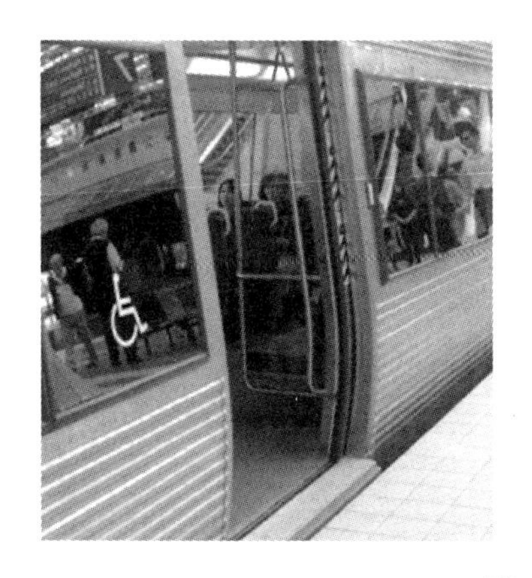

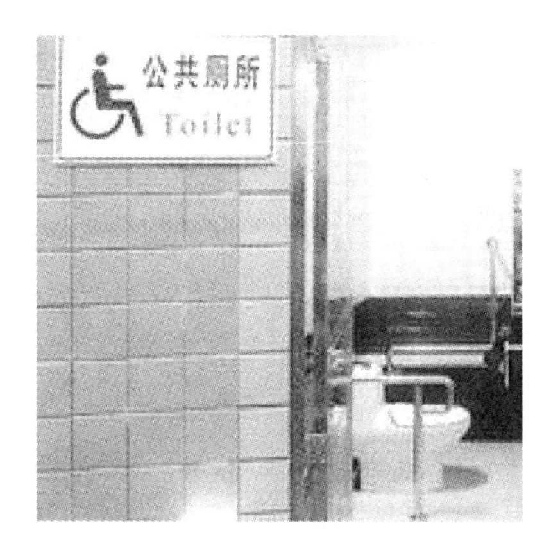

图 10-20　标识

小　结

环境改造是通过对环境的适当调整，使环境能够适应残疾人的生活、学习或工作需要。通过建立无障碍设施，消除环境对残疾人造成的各种障碍，为残疾人参与社会活动创造基本条件。环境改造的基本要求就是建立无障碍环境，包括物质环境、信息和交流环境。无障碍物质环境是指城市道路、公共建筑物和居住区的规划、设计、建设，应方便残疾人、老年人、伤病人、儿童和其他人员通行和使用，如城市道路应满足坐轮椅者、拄拐杖者通行和方便视力残疾人通行；建筑物应在出入口、地面、电梯、扶手、厕所、房间、柜台等处使用相应设施方便残疾人通行。无障碍信息和交流环境是指公共传媒应使听力言语和视力残疾者能无障碍地获得信息，进行交流，如影视作品、电视节目的字幕和解说、电视手语、盲人有声读物等。本章重点介绍住房改造的主要内容，对公共环境的无障碍改造只作扼要的简单介绍。

思 考 题

1. 描述物质环境无障碍要求主要有哪些?
2. 简述公共场所通道的设计要求。
3. 男性，45 岁，司机。车祸后致颈 2 神经以下感觉与运动功能完全丧失，日常生活需在轮椅中进行，请对患者的家居环境改造提出建议。

阅读资料

1. 缪鸿石. 康复医学理论与实践. 上海：上海科学技术出版社，2000
2. 汪家琮. 日常生活技能与环境改造. 北京：华夏出版社，2005
3. 窦祖林. 作业治疗学. 北京：人民卫生出版社，2008
4. 中华人民共和国建设部，中华人民共和国民政部，中国残疾人联合会. JGJ50-2001 城市道路和建筑物无障碍设计规范. 北京：中国建筑工业出版社，2001

（李　渤）

第十一章
压力治疗

学习目标

1. 掌握压力治疗应用原则、适应证与禁忌证、实施方法、应用注意事项。
2. 熟悉压力垫和支架的作用。
3. 熟悉增生性瘢痕的临床特点。
4. 熟悉不同深度烧伤瘢痕增生情况。
5. 熟悉压力治疗的作用及其机制、并发症及处理。

压力治疗(pressure therapy，compression therapy)是作业治疗常用的重要技术之一。国内最早于20世纪80年代开始应用压力治疗控制烧伤后瘢痕，并取得显著疗效。压力治疗又称加压疗法，是指通过对人体体表施加适当压力，以预防或抑制皮肤瘢痕增生、防止肢体肿胀的治疗方法，是经医学证实的防治增生性瘢痕最为有效的方法之一，常用于控制瘢痕增生、防止水肿和促进截肢残端塑形。

第一节 压 力 衣

烧伤、烫伤、挤压伤等原因所致皮肤瘢痕增生，瘢痕挛缩致关节活动功能严重受限在门诊很常见。超声波、音频等理疗，外用瘢痕敌、药膏及局部药物注射等效果不佳。躯干烧伤虽不如肢体烧伤和面部烧伤常见，但往往面积较大，需进行加压治疗。躯干大体呈椭圆形，加之软组织丰富，压力治疗效果不如肢体治疗效果好。根据烧伤部位可使用压力衣(图11-1)。

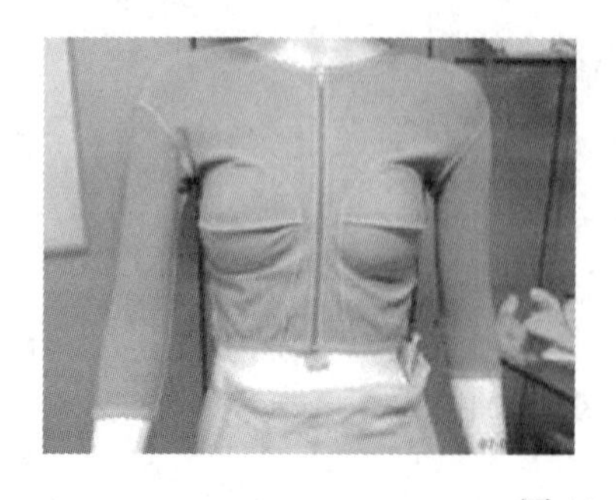
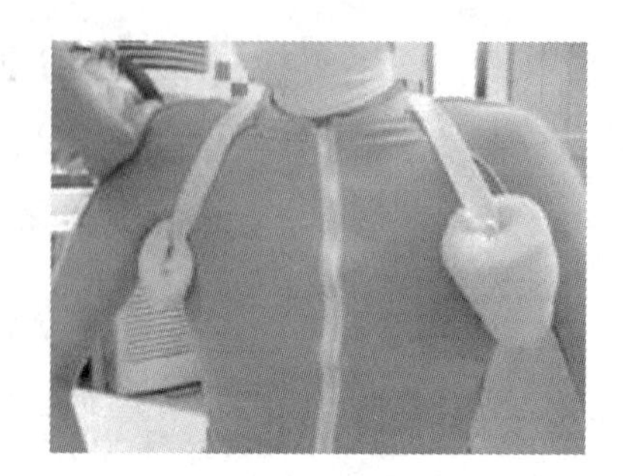

图11-1 压力衣

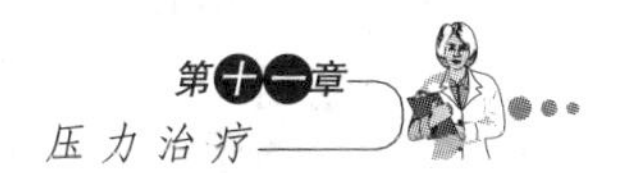

一、种类

绷带加压法有如下。

(1) 弹力绷带加压法(图 11-2)。

(2) 自粘绷带加压法(图 11-3)。

(3) 筒状绷带加压法(图 11-4)。

(4) 硅酮弹力绷带法。

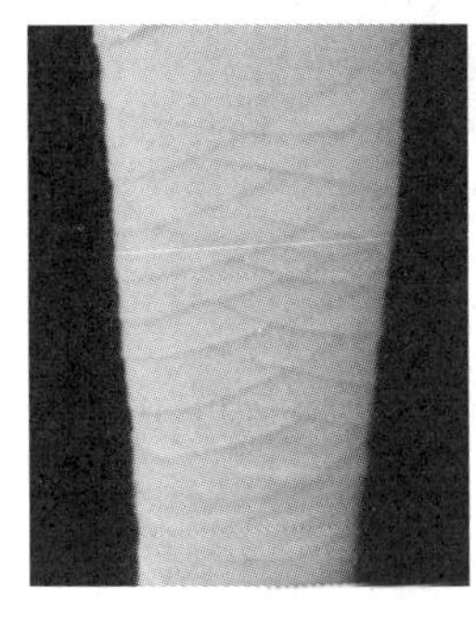

图 11-2 弹力绷带加压法

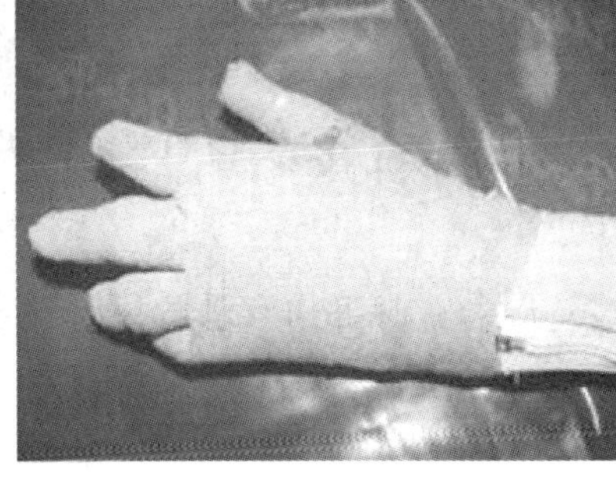

图 11-3 自粘绷带加压法

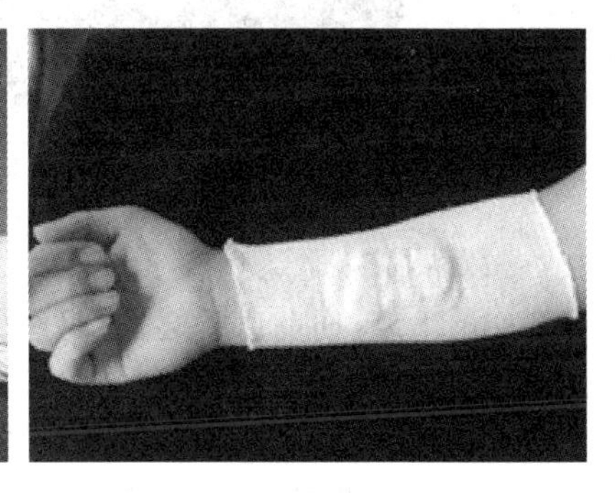

图 11-4 筒状绷带加压法

二、作用及其机制

(一) 压力治疗的作用

1. 控制瘢痕增生　压力治疗可有效预防和治疗增生性瘢痕。

2. 控制水肿　可促进血液和淋巴回流,减轻水肿。

3. 促进肢体塑形　可促进截肢残端塑形,利于假肢的装配和使用。

4. 预防关节挛缩和畸形　通过控制瘢痕增生,可预防和治疗因增生性瘢痕所致的挛缩和畸形。

5. 预防深静脉血栓　压力治疗可预防长期卧床者的下肢深静脉血栓形成。

6. 防治下肢静脉曲张　可预防从事久坐或久站工作人群下肢静脉曲张的发生。

(二) 作用机制

1. 增生性瘢痕对功能的影响

(1) 疼痛、瘙痒等症状。

(2) 运动功能障碍:关节运动范围(ROM)受限、关节挛缩、肌力下降。

(3) 日常生活活动(ADL)影响。

(4) 容貌改变。

(5) 心理影响。

(6) 职业能力障碍。

(7) 社交障碍。

2. 瘢痕的临床特点

(1) 增生性瘢痕,临床特点可概括为 3R:Red(红)、Raised(凸)和 Rigid(硬)(图 11-5)。

(2) 成熟瘢痕，临床特点可概括为3P：Pale(苍白)、Planar(平坦)和Pliable(柔软)(图11-6)。

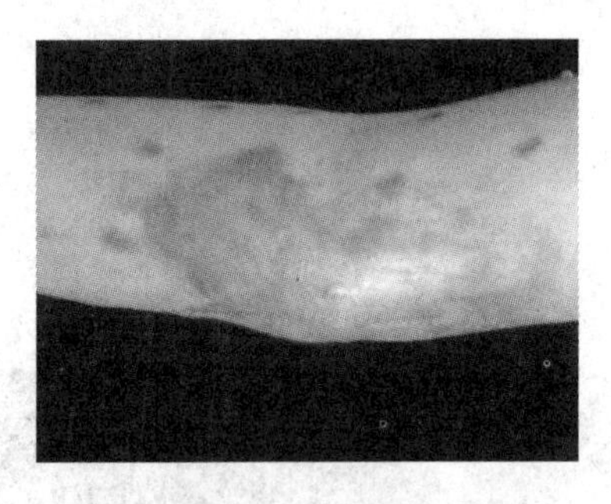

图11-5 增生性瘢痕

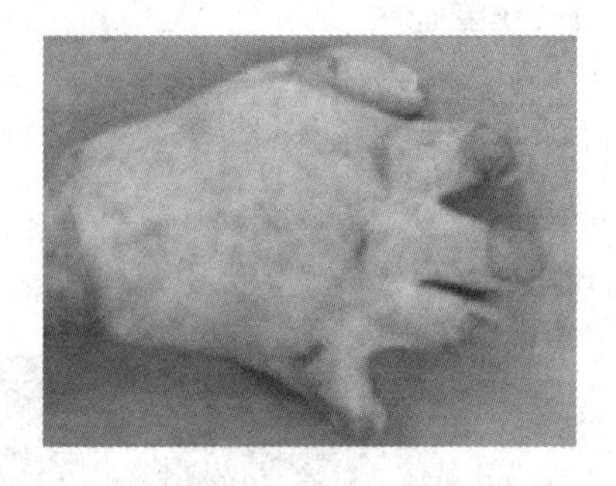

图11-6 成熟瘢痕

3. 不同深度烧伤瘢痕增生情况

(1) Ⅰ度：伤及角质层、透明层、颗粒层，有时可伤及棘状层，但生发层健在，再生活跃，3～5天脱屑痊愈，不留瘢痕。

(2) 浅Ⅱ度：伤及整个表皮直到生发层。由于生发层部分损伤，上皮的再生有赖于残存生发层及皮肤附件。1～2周愈合，无瘢痕，有色素沉着。

(3) 深Ⅱ度：包括乳头层以下的真皮损伤，但仍残留部分真皮，可再生上皮，创面可自行愈合。3～4周愈合，形成一定肉芽组织，留瘢痕。

(4) Ⅲ度：全层皮肤以下的损伤，植皮和周围皮肤长入。3～5周焦痂自行分离，出现肉芽组织。范围大者需植皮，愈合后往往留有瘢痕或因瘢痕增生挛缩而致畸形。

4. 加压后瘢痕的变化

(1) 瘢痕过度增生所致的痛、痒等临床症状明显减轻，瘢痕软化，功能显著改善。

(2) 组织学观察：胶原纤维变细，排列规则。

(3) 透射电镜检查：成纤维细胞减少，线粒体空泡化，内皮细胞核破碎，胶原纤维呈细束状。

(4) 扫描电镜：不见胶原纤维结节状结构。

(5) 伴随组织学的变化，临床症状、体征和功能状态亦得到相应改善。

三、不良反应及处理

1. 皮肤损伤　在压力衣下加一层纱垫，抽出其中液体，涂以甲紫(龙胆紫)。只有破损严重或创面感染时才解除压力。

2. 过敏　加一层棉纱布进行预防，过敏严重者需考虑其他方法。

3. 瘙痒加重　无须特殊处理，瘙痒可在压力作用下减轻。

4. 肢端水肿　近端加压力时，远端亦应加压治疗。

5. 发育障碍　以预防为主。使用压力垫和压力支架保护易损坏部位，如鼻部、耳部、手部等。

四、适应证与禁忌证

(一) 适应证

(1) 增生性瘢痕。

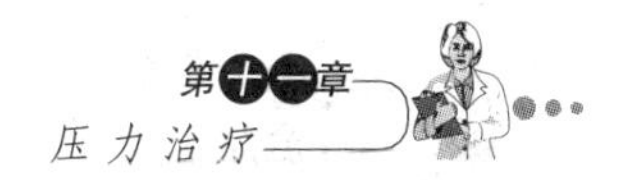

(2) 水肿。

(3) 截肢。

(4) 预防性治疗:烧伤者预防增生性瘢痕及其所致的挛缩,长期卧床者预防下肢深静脉血栓的形成,久坐或久站工作者预防下肢血栓和静脉曲张发生。

(二) 禁忌证

(1) 治疗部位有感染性创面。

(2) 脉管炎急性发作(图 11-7)。

(3) 下肢深静脉血栓和静脉曲张(图 11-8)。

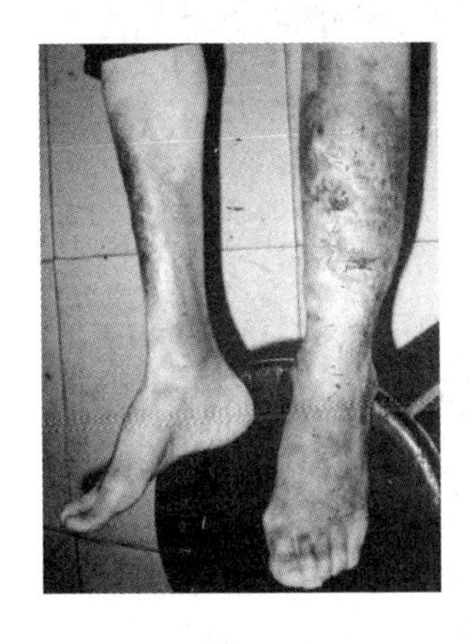

图 11-7 脉管炎急性发作

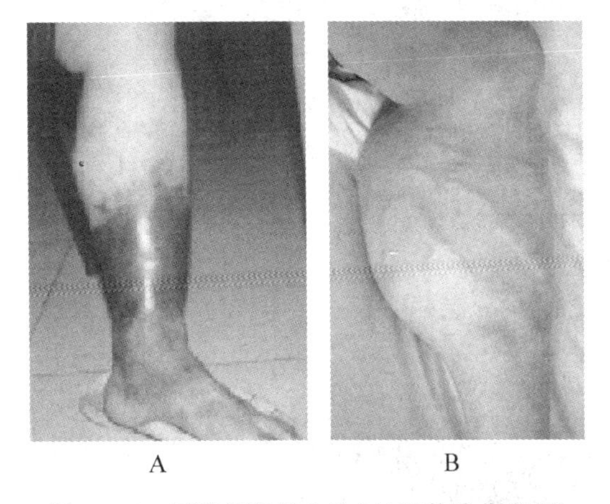

图 11-8 下肢深静脉血栓(A)和静脉曲张(B)

五、应用原则

(一) 早期应用

(1) 21 天以上愈合的烧伤必须预防性加压。

(2) 压力应保持在 24～25 mmHg,接近皮肤微血管末端的压力(有效压力范围为 10～40 mmHg)。

(二) 长期使用

每天应保证 23 小时以上有效压力,持续加压至瘢痕成熟,应用时间一般 1～2 年,甚至 3～4 年。

六、材料与制作方法

(一) 常用工具及设备

压力治疗常用工具和设备包括缝纫机(图 11-9)、加热炉、剪刀、裁纸刀、直尺、软尺、记号笔、恒温水箱(图 11-10)、热风枪(图 11-11)等。

1. 缝纫机　用于缝制压力衣和固定带,常用直线和"之"字形缝线的缝纫机,普通和电动均可。

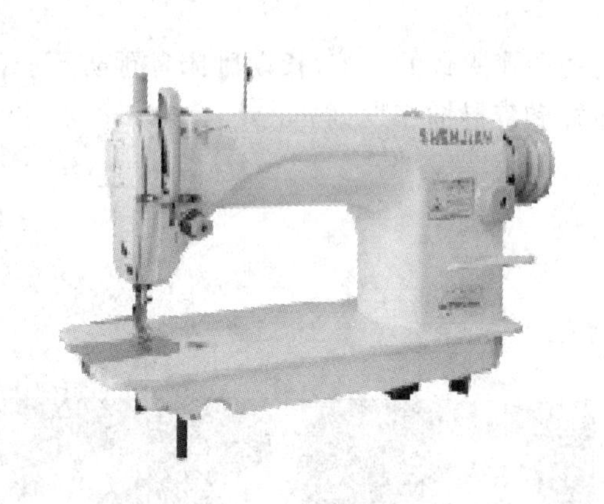

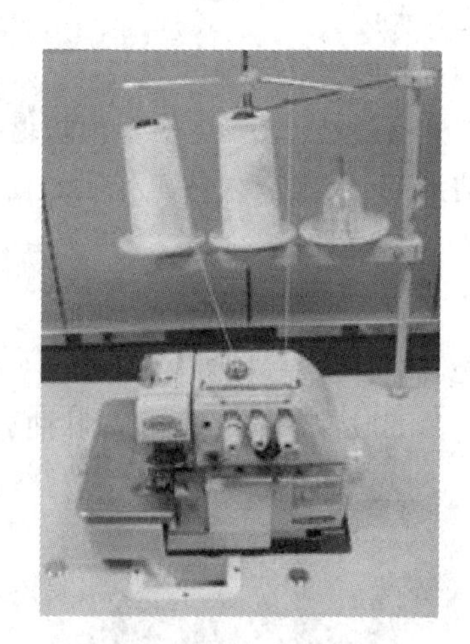

图 11-9　缝纫机

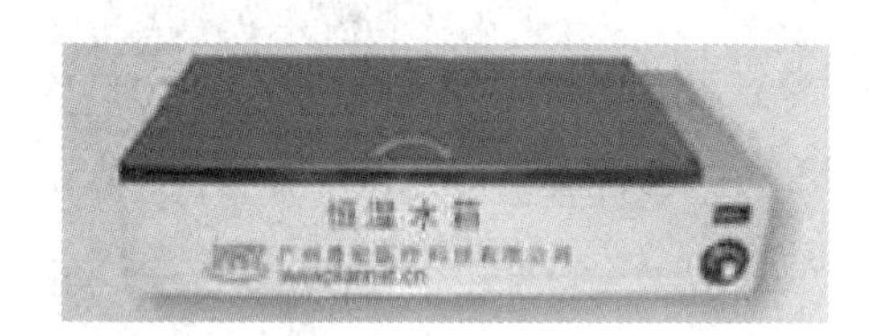

图 11-10　恒温水箱

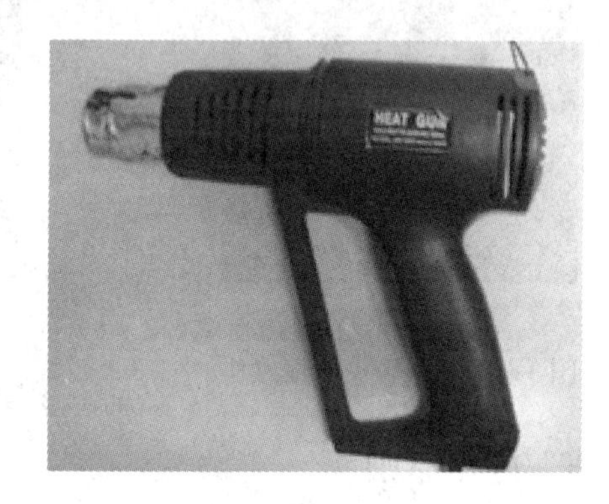

图 11-11　热风枪

2. *加热炉*　用于压力垫的加热塑型，温度可达 140℃左右。如无加热炉也可用电熨斗或热风枪代替。

3. *刀*　包括剪刀、剪线刀、裁纸刀。剪刀主要用于剪压力布、魔术贴、弹力带和低温热塑板材等；剪线刀用于剪缝线；裁纸刀主要用于在压力垫上割出缺口以保证合身和不影响活动。

4. *尺*　包括软尺、直尺。软尺用于测量肢体的围度，直尺用来画图。

图 11-12　压力布

（二）常用材料

1. *绷带加压法材料*　弹力绷带、自粘绷带、筒状绷带、硅酮弹力绷带、纱布等。

2. *压力衣制作材料*　压力布(图 11-12)、拉链、魔术贴、线等。

（三）制作步骤

尽管身体不同部位所需要的压力衣样式、种类不同，但其制作过程基本类似，大致有如下几个步骤：测量、计算及画图、裁剪、缝制、试穿、测压、调整及修改、交付使用、随访(图 11－13)。

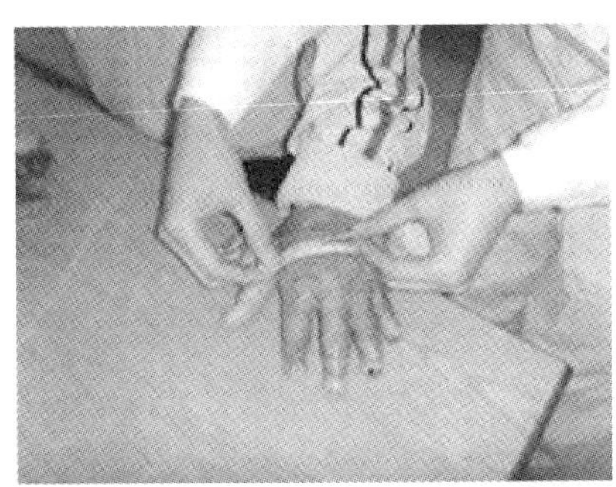
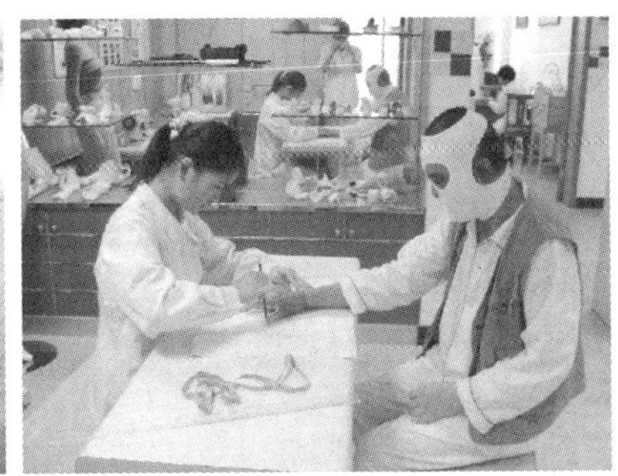
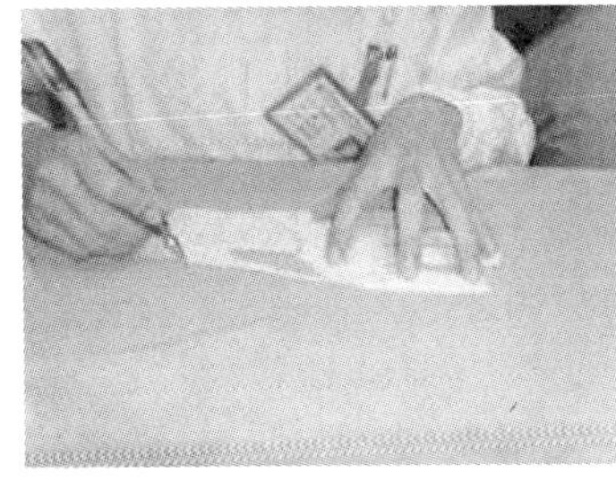
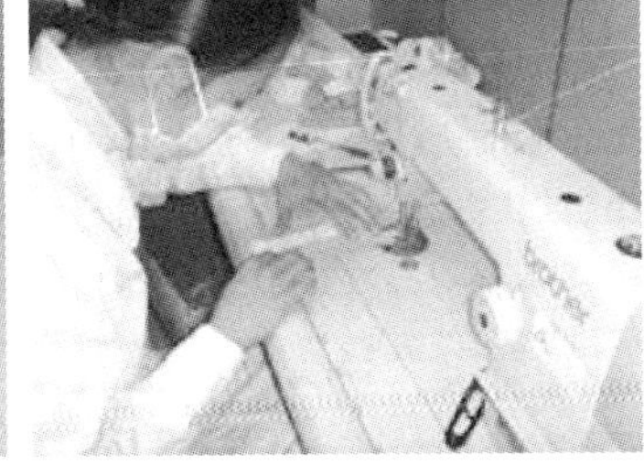
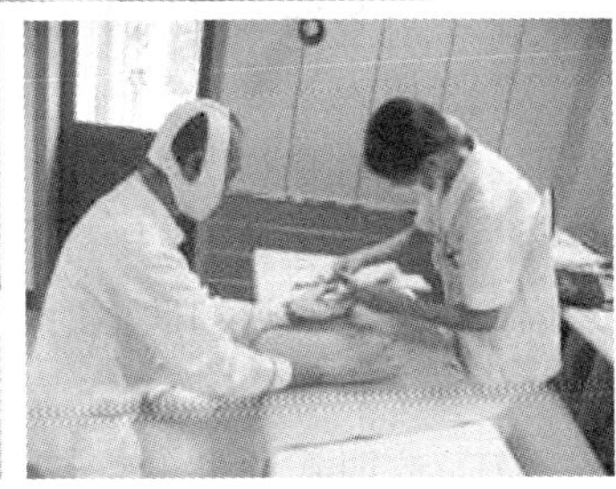

图 11－13 制作步骤

1. 测量尺寸 压力衣需要量身订做,测量甚为重要。用皮尺准确测量瘢痕部位的肢体周径,压力衣覆盖部位的长、宽等。测量长度时,两手握住皮尺两端,将皮尺拉直即可。测量周径时,皮尺不能拉得太紧,用记号笔在测量部位作出相应的标记。如在下肢需制作裤袜式压力衣时,首先让患者取仰卧位,选择腹股沟横纹、臀沟、大腿中部、膝部、腓肠肌隆起、踝部、足中间、足趾部作为标志进行测量,保证裤袜的适合度。

2. 裁剪纸样 根据测量实际值,先用纸裁剪成纸样。在纸样制作过程中,特别注意折返处与身体几何形状吻合,如足跟、虎口等部位。若需增加压力,可在凹陷处加垫。为了避免无瘢痕的凸起处过分受压,可在相应部位挖洞。纸样剪裁好后再做适当调整。

3. 取料 根据前述压力确定方法,计算需要的合成弹力纤维布的尺寸。当然要留有余地,供锁边缝制用。对于初学者应该按部就班地做,在实践中积累经验。

4. 缝制 材料取舍适当后,紧接着是锁边及缝制,需要锁边机及手控或电控衣车。人体常用的制成品有面罩、头套、手套、夹克-拉格伦(Jacket－Raglan)式长袖、裤袜、三角短裤、背心等。

5. 穿着 压力衣做好后,应让患者试穿,检查是否合身,必要时再做调整。试穿时应询问受试者有无受压感,是否影响原关节活动范围,局部皮肤组织的血运情况。应教会患者正确穿戴方法。需要压力垫者,告诉患者两者如何配套使用。应明确告诉患者压力衣所起的作用。即使用强力压力套或压力衣,坚持"早、紧、久"的原则。患者每天 24 小时都穿上压力衣,长期压着增生的瘢痕使之软化,成功率可达七成。一般用于烧伤而有大面积瘢痕者,治疗时间在半年至 2 年;但经常穿着压力衣,既不舒服,又不方便,在夏天更会令人汗流浃背,所以不易接受。

为了方便患者清洁、洗涤,常规至少同一规格做两套,交替使用。穿戴一段时间后,由于张力逐渐降低,应给予更换。整个瘢痕的治疗是加压—维持—减压的过程。即当瘢痕逐渐成熟并萎缩时可降低压力百分比,减轻对瘢痕组织的压力。

七、注意事项

（一）设计制作

(1) 压力衣大小应超出瘢痕 5 cm 左右。

(2) 关节附近压力衣应有足够长度防滑脱。

(3) 避免太多的接缝。

(4) 使用不易过敏材料。

（二）穿戴

(1) 未愈合的伤口穿压力衣之前，应用敷料覆盖。

(2) 穿压力衣之前可用油膏和止痒霜剂、洗剂擦洗，以预防瘢痕瘙痒和皮肤破损等。

(3) 放置衬垫预防水疱，只有在破损后的伤口感染时才停止使用，否则应持续穿戴压力衣。如果发生了水疱，应保持干净并用非黏性无菌垫盖住。

(4) 在洗澡和涂润肤油时，可除去压力衣，但应在半小时内穿回。

(5) 每个患者配给 2～3 套压力衣，每天替换、清洗。

(6) 穿脱时避免过度拉紧压力衣。

（三）保养

(1) 压力衣应每天清洗以保证足够的压力。

(2) 清洗前最好浸泡 1 小时，然后清洗。

(3) 压力衣应采用中性肥皂液于温水中洗涤、漂净，忌过分拧绞或洗衣机洗涤。

(4) 如必须用洗衣机洗涤时应将压力衣装于麻织品袋内，避免损坏压力衣。

(5) 压力衣应于室温下自然风干，切勿用熨斗熨干或直接曝晒于日光下。

(6) 晾干时压力衣应平放而不要挂起。

(7) 定期复诊，检查压力衣的压力与治疗效果。当压力衣变松时，应及时进行压力衣收紧处理或更换新的压力衣。

第二节　压　力　垫

压力垫是指加于压力衣或绷带于皮肤表面之间，用以改变瘢痕表面的曲度或填充凹陷部位，以集中压力在所需要部位的物品（图 11－14）。常用海绵、塑胶海绵、弱力胶、硅酮啫喱等材料根据肢体形状制作而成。由于人体形状不规则，为了保持凹面，甚至平面瘢痕均匀受压，需在穿压力衣时配置压力垫。压力垫常用的材料有泡沫、塑型胶、合成树脂、合成橡胶、垫塑板等。

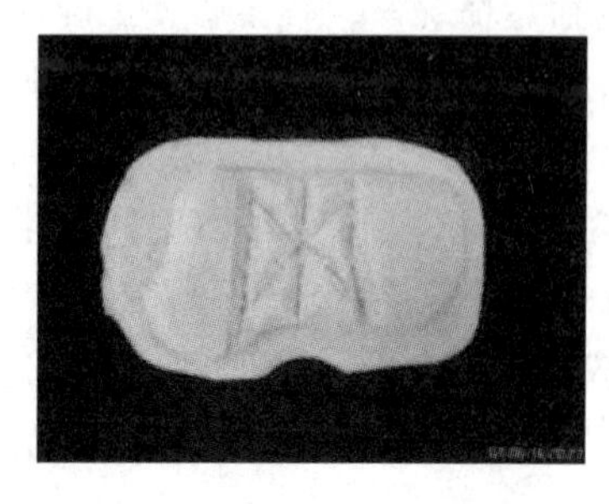

图 11－14　压力垫

一、适用范围及作用

压力垫较适合大面积的瘢痕，预防关节由于瘢痕增生所制的挛缩、控制水肿及控制残端。其作用是填充凹陷部

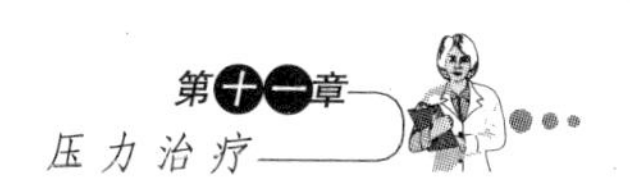

位、增加或减小瘢痕表面的曲度、建立曲度，以集中压力在所需要的部位。利用压力衣及压力垫直接加压于瘢痕上。在颈部、腋下、眼部周围或其他不易直接加压的部位，可使用压力垫配合压力衣使用。如压力衣配合硅胶片使用将达到更好疗效。对刚愈合的新伤口，有更好预防瘢痕产生和防止瘢痕增生的效果。伤口一愈合就应开始使用压力治疗，这样可以有效预防瘢痕。当然瘢痕的种类很多，形成及愈合机制复杂，建议患者先去专科医院瘢痕门诊咨询后，在医生的指导下将几种方法科学地联合使用，效果会更好。

（一）适应证

1. 增生性瘢痕　适用于各种原因所致的瘢痕，包括外科手术后的瘢痕和烧伤后的增生性瘢痕。

2. 水肿　适用于各种原因所致肢体水肿，如偏瘫肢体的肿胀、淋巴回流障碍的肢体肿胀、下肢静脉曲张性水肿、手术后的下肢肿胀等。

3. 截肢　用于截肢残端塑形，防止残端肥大皮瓣对假肢应用的影响。

4. 预防性治疗

(1) 烧伤：预防烧伤后 21 天以上愈合的创面发展成增生性瘢痕及预防瘢痕所致的关节挛缩和畸形。

(2) 长期卧床者：预防下肢深静脉血栓的形成。

(3) 久坐或久站工作者：预防下肢静脉曲张的发生。

（二）最佳压力的确定

压力用于瘢痕组织处应有助于新形成的瘢痕组织软化，压力太大影响局部血液循环，压力太小对预防瘢痕增生不起作用，因此选择最佳压力至关重要。

按照几何学原理，压力与曲率有关。在一定张力情况下（不同弹力纤维，其张力是恒定的），曲率越大，压力越高。人体大致划分为球体（头部、臀部、乳房）与柱状体（四肢、躯干）两种，但人体表面并非标准的几何体，因此理论上计算的压力在实际工作中很少应用。一般视所用压力衣、垫所产生的张力情况，以应力（strain）百分比（$n\%$）表示。身体不同部位、不同人群、制作不同样式的压力衣、垫所要求的应力百分比不同。香港职业治疗师协会推荐了一份身体不同部位应力百分比表，制作者通过查表即可获知。如成人在额、枕部面罩所需应力为 5%～10%，头套则为 15%～20%，而儿童在头部则不能施压，应力为零。

很显然要实现预定的应力，取料制作时所需要的尺寸应比实际测量的尺寸要小，其关系可用下式表示。

$$L = X/(1 + n\%)$$

式中：X＝实际测量值；L＝产生一定应力所需要的计算值。例如，制作一个头套，在两眉弓处所测头的周径为 34 cm，按 15%的应力计算，实际需要的头套周径约 29.6 cm。

总之，压力衣、垫所需最佳压力由所用材料，瘢痕所处的部位，质地，制作的样式，患者的年龄，制作者的经验等多种因素决定。

二、材料与制作方法

压力垫制作材料：泡沫、合成树脂、海绵、塑胶海绵、弱力胶、硅酮啫喱、透明塑料、弹力带、胶水等（表 11－1）。

表 11－1　制作压力垫材料的性能及特点

品名	特　点	质地	使用率	适合度	应　用
泡沫	易成型，但无足够硬度	软	很常用	＋＋	充填间隙新鲜皮肤
合成树脂	易成型，但透气差	中等	最常用	＋＋	广泛应用于轮廓较少的部位
弹性胶	呈液态，光滑	软	很常用	＋＋＋	面部，多轮廓部位
热塑板	质韧	硬	常用	＋	凸起部位，保持原轮廓形状部位

三、分类

（一）头面部压力垫

头面部压力垫见图 11－15。

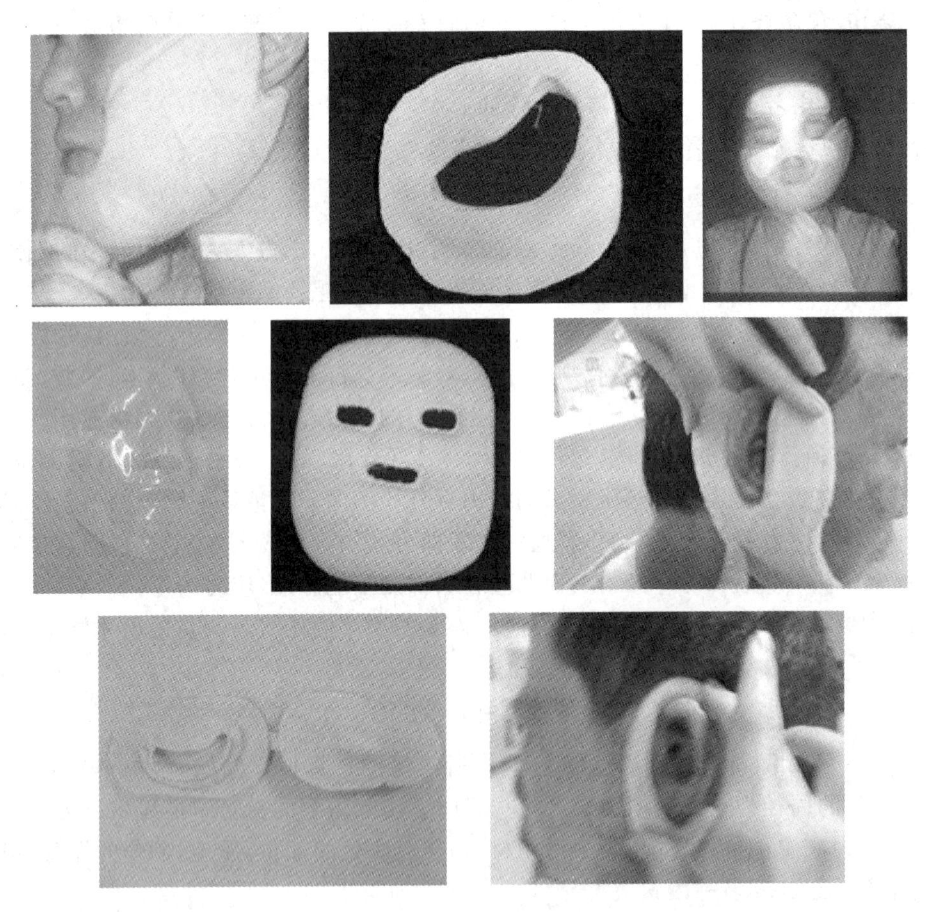

图 11－15　头面部压力垫

1. 面部压力垫　用于增加面部瘢痕的压力，减轻鼻部、眼部的压力。
2. 鼻部压力垫　主要用于鼻翼两侧，增加局部压力。

3. 下颌部压力垫　用于增加局部的压力。

4. 耳部压力垫　用于防止耳郭部位瘢痕的增生。

5. 压力面罩　提供全面部均匀的压力，尤其是眼周、口周等部位提供有效的压力。

6. 颈部压力垫　用于增加颈部瘢痕的压力。

（二）躯干压力垫（图 11－16）

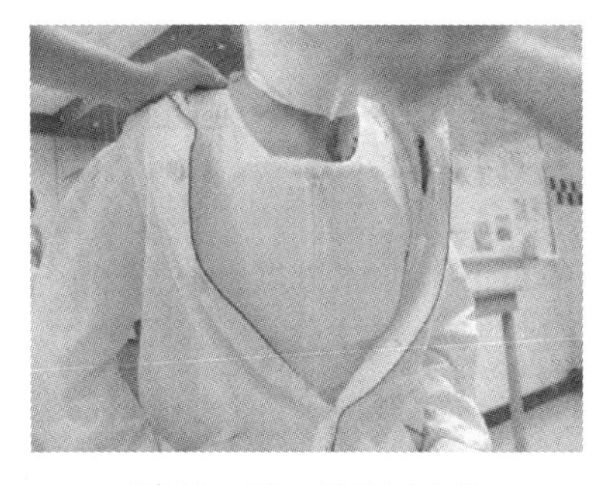

图 11－16　躯干压力垫

1. 胸部压力垫　用于增加局部压力。

2. 腹部压力垫　与胸部压力垫基本相同。

3. 背部压力垫　与胸部压力垫基本相同。

4. 腋部压力垫　因肩关节活动影响腋部压力，压力垫需有固定带。

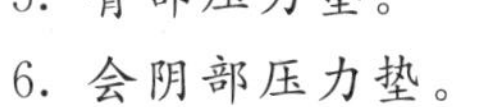

5. 臀部压力垫。

6. 会阴部压力垫。

（三）上、下肢压力垫

上、下肢任何部位均可制作压力垫，根据使用部位命名，如足背部压力垫，根据需要进行调整（图 11－17）。

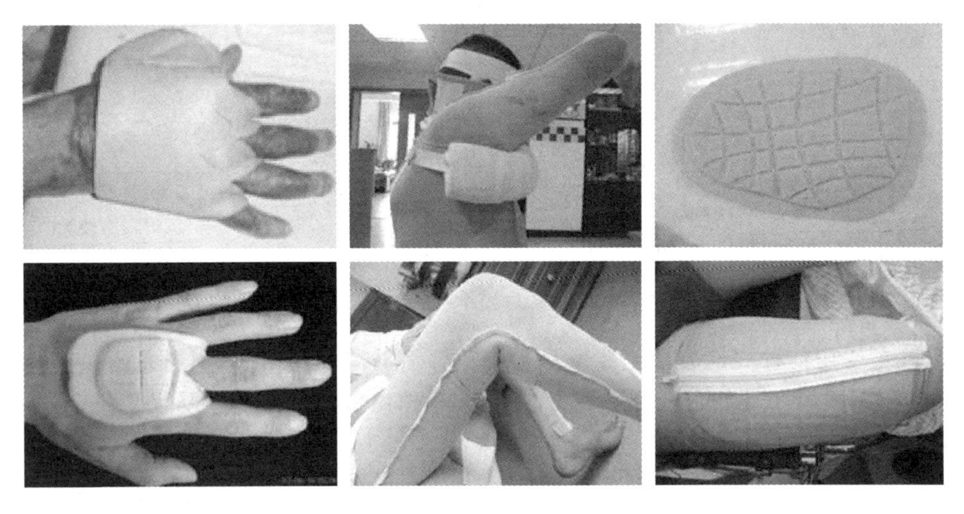

图 11－17　上、下肢压力垫

四、制作注意事项

压力垫制作方法比较简单，选择合适的材料，制成不同的形状。在制作过程中，应注意下述几个问题。

1. 压力垫必须完整地覆盖整个瘢痕　对于大瘢痕区，使用整块垫。对于相隔较远的散在瘢痕，可使用碎片。对于增生性瘢痕，要盖住边缘外 3～4 mm。对于瘢痕疙瘩，为了避免向外生长应盖住边缘 5～6 mm。

2. 身体凸、凹面问题　曲率半径很小的骨性突起应避免太多的压力，如尺、桡骨茎突。对于凹面应将其充填，并确信压力垫完全与瘢痕接触。按常规在其顶部建起垫子，使瘢痕真

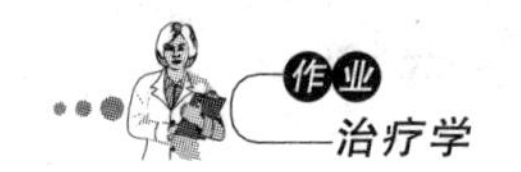

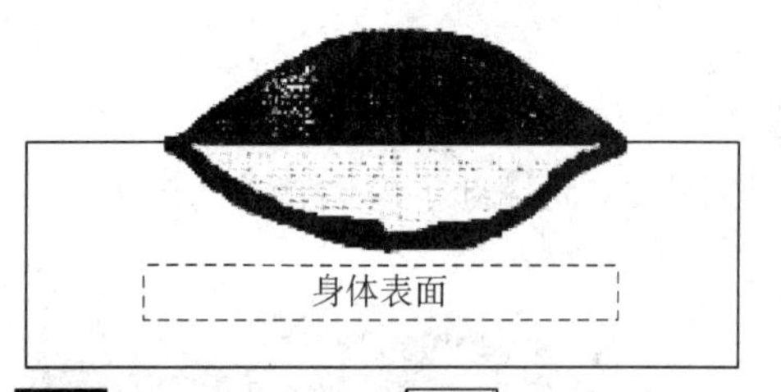

图 11－18　凹面瘢痕压力垫放置示意图

正受压(图 11－18)。

3. *适合度与韧度*　压力垫与体表维持完整接触的能力称为适合度,而韧度是指维持形状与抵抗疲劳的能力。后者是压力垫的重要特点,并被认为是能否对瘢痕产生足够压力的标志。两者是对立统一体,不同材料在此方面各有所长,应综合应用。柔软的材料有较好的适合度,多用于快速反应、位于关节附近、活动较多部位的增生性瘢痕。质韧材料对于远离运动区的瘢痕疙瘩效果较好。笔者单位选用泡沫、热塑板较多。

4. *动力因素*　对于跨过活动关节的压力垫应考虑不妨碍关节活动。例如在肘关节屈侧放置压力垫,应剪一个"V"形切口,以便屈曲时不受阻,在伸侧应垂直剪开,以便牵拉伸肘时活动不受限(图 11－19)。

5. *边缘斜度*　采用斜度不同的边缘,对瘢痕压迫的效果不同。斜度小的边缘处压力最大,适用于放置压力衣开口处,因为在该处压力衣产生的压力较弱,衣、垫有互补作用。边缘斜度大的垫下压力是均匀的,由于边缘处压力衣接触不到皮肤,避免了正常皮肤组织受压(图 11－20)

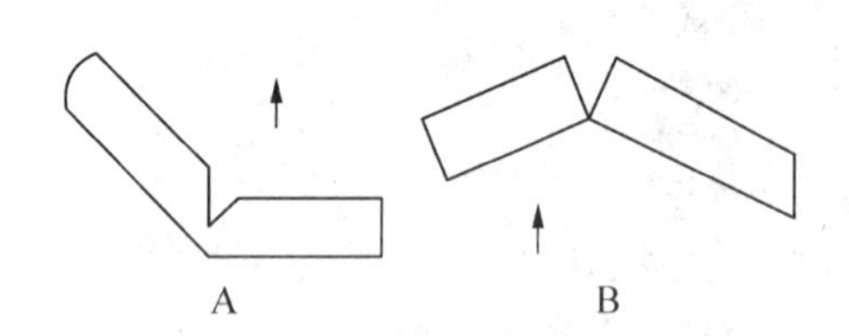

图 11－19　跨关节压力垫制作示意图

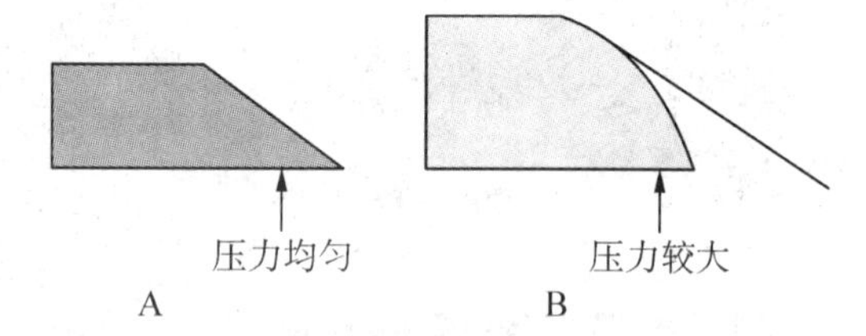

图 11－20　不同斜度下的压力垫边缘压力示意图

6. *固定*　用何种固定方法主要由压力垫放置何处决定,如背部用尼龙搭扣;而在需要活动的关节周围,则需要扣带或弹性绷带。其次,根据患者的喜好及接受水平决定。常用的固定方法有尼龙搭扣、扣带、外用弹力带等。

五、制作步骤

(1) 根据需加压的部位和形状,确定所需压力垫。
(2) 用透明塑料画出瘢痕的形状,并确定压力垫的大小和形状。
(3) 将确定好的形状画于压力垫材料上。
(4) 通过加热塑形或打磨出所需形状。
(5) 如用于关节部位,则需在表面用刀割出缺口以保证关节的正常活动。

六、应用举例

烧伤、烫伤及化学伤(硫酸)均可导致头面部创伤,从而产生增生性瘢痕。瘢痕可以是整个面部、一侧面部、上面部或下面部等不同部位。面部瘢痕比较难处理,因为面部轮廓凹凸不平。肌肉厚薄不均匀,加之呼吸及饮食活动可使轮廓随时变化,因此对于瘢痕部位施以有效压力颇为困难。需要压力衣、垫巧妙结合才能防治增生性瘢痕屈曲挛缩所致的畸形，维持面部功能及容貌。现列举面部几个关键部位压力衣、罩、垫制作要求。

1. 头套　呈猴脸面罩状，对于大面积面部或局部瘢痕均适用。若口、眼周围无瘢痕，应挖洞，其周围锁边加固，保证口、眼功能不受影响。

2. 压力罩　凸起部分如鼻子应用压力罩撑起，防止压力衣长时间穿戴后鼻梁压扁，成为扁平鼻。一般使用热塑板(厚 1 mm)制作。

3. 压力垫　对于眼眶、鼻翼两侧瘢痕，为使凹入部分均匀受压，可使用压力垫。一般用纤维树脂材料制作。

第三节　支　　架

用硬的热塑材料或其他材料制成支架，置于压力衣下面，可用于保持肢体的正常形态，以预防使用压力以引起的畸形。常用于保护面部、耳朵、鼻部、手、颈部等部位，避免因压力作用而使上述部位发生畸形或影响正常功能。支架常用较硬的热塑材料制成，制作方法和过程同矫形器一致。

1. 鼻部支架　用于保护鼻部避免因局部过大压力而塌陷(图 11－21)。

2. 耳部支架　用于防止耳部变形和避免耳郭粘连于头部(图11－22)。

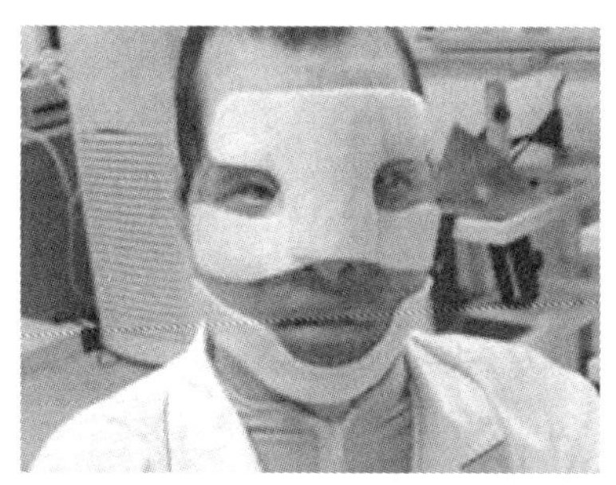

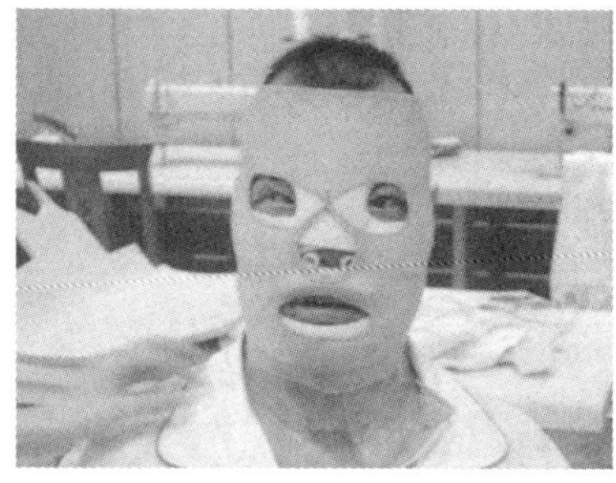

图 11－21　鼻部及下颌部支架

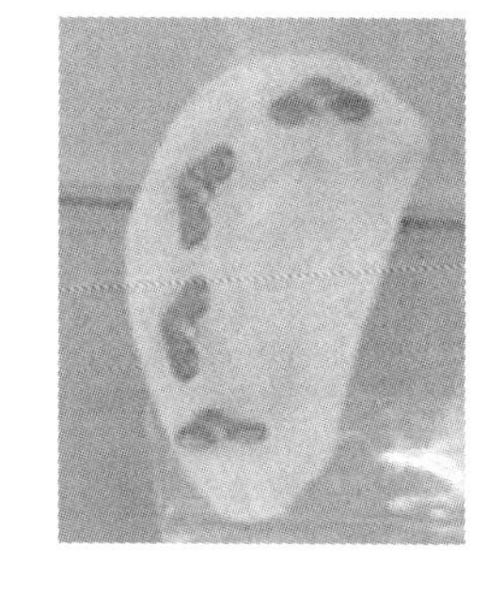

图 11－22　耳部支架

3. 下颌部支架　用于保护下颌部，避免因局部过大压力而变形(图 11－23)。

4. 口部支架　用于预防和治疗小口畸形。

5. 手部支架　用于保护手弓，避免压力治疗影响手的功能活动(图 11－24)。

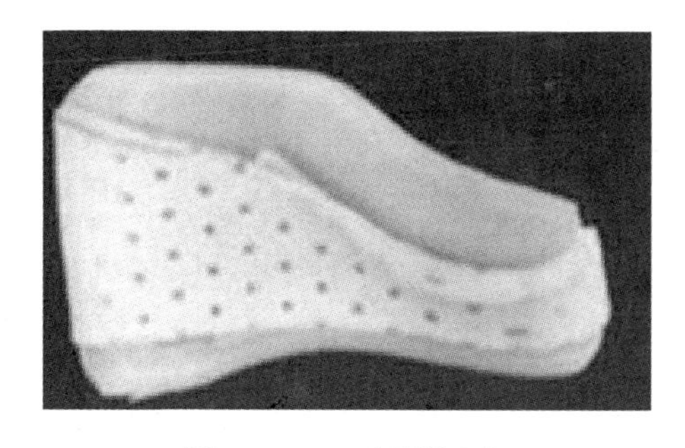

图 11－23　下颌部支架

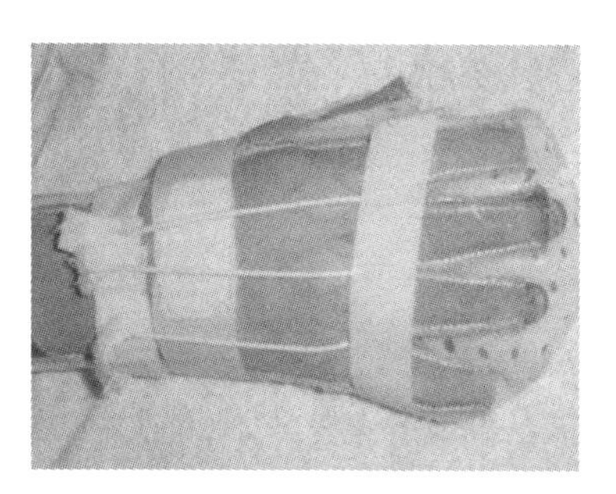

图 11－24　手部支架

小　　结

压力疗法具有相当悠久的历史，早在1607年Fabricine就提出持续对手瘢痕加压可促进手功能的恢复；1968年Larson等开始应用压力疗法治疗烧伤后瘢痕，取得了良好的临床效果。从此压力疗法作为一种简单、有效的瘢痕治疗方法，开始被人们广泛应用。压力疗法防治烧伤后瘢痕简便易行、确实有效。压力疗法应早期应用，要有足够的、适当的压力，并持续加压3～6个月。近年来支架和矫形器受到越来越多的重视，使压力疗法也可以应用于传统不宜加压的部位。

思　考　题

1. 患者在使用压力衣时需要注意哪些？
2. 是否所有烫伤的患者都能使用压力治疗？
3. 压力衣、压力裤、压力垫、压力手套使用广泛吗？
4. 掌握所有压力装置使用方法及注意事项。
5. 压力治疗在康复领域运用广泛吗？

阅读资料

1. 窦祖林主编.作业治疗学.北京：人民卫生出版社，2008
2. 燕铁斌、窦祖林.实用瘫痪康复.北京：人民卫生出版社，1999

（刘　敏）

图书在版编目(CIP)数据

作业治疗学/刘梅花主编. —上海：复旦大学出版社，2009.7(2021.9重印)
卫生职业教育康复治疗技术专业教材
ISBN 978-7-309-06684-5

Ⅰ. 作…　Ⅱ. 刘…　Ⅲ. 康复医学-职业教育-教材　Ⅳ. R49

中国版本图书馆 CIP 数据核字(2009)第 089668 号

作业治疗学
刘梅花　主编
责任编辑/王龙妹

复旦大学出版社有限公司出版发行
上海市国权路 579 号　邮编：200433
网址：fupnet@fudanpress.com　http://www.fudanpress.com
门市零售：86-21-65102580　团体订购：86-21-65104505
出版部电话：86-21-65642845
浙江临安曙光印务有限公司

开本 787×1092　1/16　印张 11　字数 268 千
2021 年 9 月第 1 版第 7 次印刷
印数 12 601—13 700

ISBN 978-7-309-06684-5/R·1094
定价：21.00 元